ALUCINÓGENOS
EM SAÚDE MENTAL

EDITORES
Rafael Guimarães dos Santos
Jaime Eduardo Cecilio Hallak

ALUCINÓGENOS EM SAÚDE MENTAL

DAS PESQUISAS BÁSICAS AOS ESTUDOS CLÍNICOS

PGSMC FMRP-USP
manole editora

Produção editorial: Sônia Midori Fujiyoshi
Projeto gráfico: Departamento Editorial da Editora Manole
Diagramação e ilustrações do miolo: R. G. Passo
Capa: Ricardo Yoshiaki Nitta Rodrigues
Imagem da capa: Freepik

CIP-BRASIL. CATALOGAÇÃO NA PUBLICAÇÃO
SINDICATO NACIONAL DOS EDITORES DE LIVROS, RJ

A469

Alucinógenos em saúde mental : das pesquisas básicas aos estudos clínicos / Rafael Guimarães dos Santos/ Jaime Eduardo Cecilio Hallak ; [autores Bianca Villanova ... et al.].- 1. ed. - Barueri [SP] : Manole, 2024.

Inclui índice
ISBN 9788520456330

1. Alucinógenos - Saúde mental. I. Santos, Rafael Guimarães dos. II. Hallak, Jaime Eduardo Cecilio. III. Villanova, Bianca.

CDD: 615.7883
24-93958 CDU: 615.214:616

Gabriela Faray Ferreira Lopes - Bibliotecária - CRB-7/6643

1ª edição – 2024

Editora Manole Ltda.
Alameda Rio Negro, 967 – cj. 717
Alphaville – Barueri – SP – Brasil
CEP: 06454-000
Fone: (11) 4196-6000
www.manole.com.br | https://atendimento.manole.com.br/

Impresso no Brasil
Printed in Brazil

Editores

Rafael Guimarães dos Santos
Graduação em Biologia pelo Centro Universitário de Brasília, Mestrado em Psicologia pela Universidade de Brasília, Doutorado em Farmacologia pela Universitat Autònoma de Barcelona, Espanha, e Pós-doutorado pela Universidade de São Paulo (USP). Professor Doutor no Departamento de Neurociências e Ciências do Comportamento da Faculdade de Medicina de Ribeirão Preto da Universidade de São Paulo (FMRP-USP). Pesquisador do Instituto Nacional de Ciência e Tecnologia Translacional em Medicina (INCT TM) do CNPq/Fapesp e Co-coordenador do Phantastica Lab (Laboratório de Estudos com Alucinógenos Psicodélicos em Saúde Mental) e do Ápice (Ambulatório de Psiquiatria Inovadora e Experimental do Hospital das Clínicas da FMRP-USP).

Jaime Eduardo Cecilio Hallak
Graduação em Medicina pela Faculdade de Medicina do Triângulo Mineiro, Mestrado e Doutorado em Saúde Mental pela Faculdade de Medicina de Ribeirão Preto da Universidade de São Paulo (FMRP-USP) e Pós-doutorado pela Universidade de Manchester, Inglaterra. Professor Titular no Departamento de Neurociências e Ciências do Comportamento da FMRP-USP e Chefe da Divisão de Psiquiatria do mesmo departamento. Coordenador do Instituto Nacional de Ciência e Tecnologia Translacional em Medicina (INCT TM) do CNPq/Fapesp e Co-coordenador do Phantastica Lab (Laboratório de Estudos com Alucinógenos Psicodélicos em Saúde Mental) e do Ápice (Ambulatório de Psiquiatria Inovadora e Experimental do Hospital das Clínicas da FMRP-USP).

Autores

Bianca Villanova

Graduada em Fisioterapia pela Universidade Estadual do Oeste do Paraná. Mestranda do Programa de Pós-graduação em Saúde Mental do Departamento de Neurociência e Ciências do Comportamento na Faculdade de Medicina da Universidade de São Paulo, onde realiza pesquisa sobre os efeitos da ayahuasca na dor induzida experimentalmente.

Draulio B. Araujo

Bacharelado em Física. Mestrado em Física Aplicada. Doutorado em Física Aplicada à Medicina e Biologia. Pós-doutorado em Radiologia, quando ingressou no Departamento de Física da Universidade de São Paulo (USP) como Professor Assistente, tornando-se Professor Associado. Atua como Professor Titular no Instituto do Cérebro da Universidade Federal do Rio Grande do Norte (UFRN). Foi bolsista Fulbright no Departamento de Ciências Psicológicas e do Cérebro da Universidade da Califórnia, Santa Bárbara, EUA. Pesquisa psicodélicos desde 2006, quando seu grupo utilizou neuroimagem funcional para avaliar as bases neurais dos efeitos da ayahuasca. Coordenou o primeiro estudo randomizado controlado por placebo avaliando os efeitos de um psicodélico clássico (ayahuasca) em pacientes com depressão. Lidera ensaios clínicos para testar a segurança, a tolerabilidade e os efeitos da DMT isolada em populações saudáveis e clínicas. Colabora também em projetos de pesquisa com LSD e cetamina.

Emmanuelle Schindler

Diretora Médica do Headache Center of Excellence no Veterans Affairs (VA) Connecticut Healthcare System e Professora Assistente de Neurologia na Yale

School of Medicine. Anteriormente, estudou a neurofarmacologia dos psicodélicos nos aspectos de ligação a receptores, sinalização intracelular e comportamento. Seu histórico em neurofarmacologia orientou suas investigações sobre o potencial dos psicodélicos como medicamentos seguros e eficazes para cefaleias. Realizou os primeiros ensaios controlados de psilocibina em cefaleia em salvas, enxaqueca e cefaleia pós-traumática.

Fernanda Palhano-Fontes

Engenheira elétrica pela Universidade Federal do Rio Grande do Norte e pela École National Supérieure d'Électrotechnique, d'Électronique, d'Informatique, ENSEEIHT, Toulouse, França. Mestrado e Doutorado em Neurociências pelo Instituto do Cérebro da Universidade Federal do Rio Grande do Norte. Durante sua pesquisa de mestrado, utilizou ressonância magnética funcional para avaliar os efeitos agudos da ayahuasca em voluntários saudáveis. Em seus estudos de doutorado, investigou o efeito antidepressivo da ayahuasca em pacientes com depressão resistente ao tratamento. Desde 2017, é engenheira de pesquisa no Instituto do Cérebro, onde atualmente conduz pesquisas sobre o uso de DMT e cetamina para depressão.

Genís Oña

Psicólogo e Doutorando em Saúde, Psicologia e Psiquiatria. Mestrado em Ciências do Sistema Nervoso Central e Mestrado em Farmacologia. Professor Associado na Universitat Rovira i Virgili (Tarragona, Espanha), realizou estadias profissionais no Institut Botànic de Barcelona (IBB-CSIC), bem como no Departamento de Neurociências e Comportamento da Universidade de São Paulo. Especializando-se em farmacologia pré-clínica e clínica, coordena ensaios clínicos de Fase II no Hospital Sant Joan de Déu (Barcelona, Espanha), onde estão sendo realizados estudos com diversas substâncias psicodélicas. Também desenvolve sua atividade científica no Medical Anthropology Research Center (MARC) da Universitat Rovira i Virgili. Ele também trabalha no Centro de Apoio da Fundação International Center for Ethnobotanical Education, Research and Service (ICEERS), aconselhando sobre interações medicamentosas.

Giordano Novak Rossi

Graduado em Ciências Biológicas na Faculdade de Ciências Agrárias e Veterinárias da Universidade Estadual Paulista Júlio de Mesquita Filho (Unesp), *campus* Jaboticabal. Vinculado como pesquisador no Departamento de Neurociências e Ciências do Comportamento na Faculdade de Medicina de Ribeirão Preto da Universidade de São Paulo, onde completou seu mestrado pesquisando as interações entre a ayahuasca e o canabidiol em voluntários saudáveis. Atualmente é doutorando no mesmo laboratório, investigando os efeitos terapêuticos da cetamina e da ayahuasca no tratamento de depressão.

Isabel Wießner

Doutora em Ciências em Saúde Mental pela Universidade Estadual de Campinas (Unicamp). No doutorado, liderou o primeiro estudo humano duplo-cego e controlado por placebo no Brasil sobre os efeitos da LSD em pensamento, linguagem, criatividade, cognição e os modelos de psicose e de terapia. Durante o mestrado em Psicologia Cognitiva e Neurociências na Universidade de Jena, Alemanha, examinou os efeitos da hipnose na percepção da dor e na atividade cerebral (EEG). No bacharelado em Psicologia na Universidade de Konstanz, Alemanha, investigou os efeitos do relaxamento profundo e do sono na memória e na atividade cerebral (MEG). Atualmente, é pós-doutoranda no Centro Avançado em Medicina Psicodélica (CAMP) da Universidade Federal do Rio Grande do Norte, onde investiga os efeitos da DMT e da ayahuasca na percepção, na imaginação e na atividade cerebral.

Jaime Eduardo Cecilio Hallak

Graduação em Medicina pela Faculdade de Medicina do Triângulo Mineiro, Mestrado e Doutorado em Saúde Mental pela Faculdade de Medicina de Ribeirão Preto da Universidade de São Paulo (FMRP-USP) e Pós-doutorado pela Universidade de Manchester, Inglaterra. Professor Titular no Departamento de Neurociências e Ciências do Comportamento da FMRP-USP e Chefe da Divisão de Psiquiatria do mesmo departamento. Coordenador do Instituto Nacional de Ciência e Tecnologia Translacional em Medicina (INCT TM) do CNPq/Fapesp e Co-coordenador do Phantastica Lab (Laboratório de Estudos com Alucinógenos Psicodélicos em Saúde Mental) e do Ápice (Ambulatório de Psiquiatria Inovadora e Experimental do Hospital das Clínicas da FMRP-USP).

Joel Castellanos

Médico especializado em Medicina Física e Reabilitação e Medicina da Dor, além de atuar como Diretor Médico de Reabilitação e Diretor Médico Assistente e Cofundador do Centro de Pesquisa Psicodélica da University California San Diego (UCSD), onde conduz ensaios clínicos em pacientes com dor crônica. É certificado em Medicina de Lesões Cerebrais e completou uma bolsa de dois anos em Medicina Integrativa na Universidade do Arizona.

José Augusto Silva Reis

Psiquiatra. Doutorando em Saúde Mental pela Faculdade de Medicina de Ribeirão Preto da Universidade de São Paulo (FMRP-USP). Psiquiatra Assistente no Hospital das Clínicas da Faculdade de Medicina de Ribeirão Preto da Universidade de São Paulo (HCFMRP-USP). Pesquisador no Laboratório de Estudos com Alucinógenos e Psicodélicos em Saúde Mental (LEAPS-USP/Phantastica Lab).

José Carlos Bouso

Psicólogo Clínico com Doutorado em Farmacologia. Desenvolveu suas atividades científicas na Universidade Autónoma de Madrid, no Instituto de Investigación Biomédica IIB-Sant Pau de Barcelona, e no Instituto Hospital del Mar de Investigaciones Médicas de Barcelona (IMIM). Durante esse período, desenvolveu estudos sobre os efeitos terapêuticos do MDMA e estudos psicofarmacológicos sobre os efeitos agudos e neuropsiquiátricos a longo prazo de muitas substâncias, tanto de origem sintética como vegetal. Como Diretor Científico da Fundação International Center for Ethnobotanical Education, Research, and Service (ICEERS), em Barcelona, coordena estudos sobre os potenciais benefícios das plantas psicoativas, principalmente *cannabis*, ayahuasca e ibogaína, com o objetivo de melhorar a saúde pública. Coautor de numerosos artigos científicos e de vários capítulos de livros. Membro do Centro de Pesquisa em Antropologia Médica (MARC) da Universitat Rovira i Virgili em Tarragona, Espanha, professor visitante do programa de saúde mental da Faculdade de Medicina de Riberão Preto da Universidade de São Paulo, Brasil, e vice-presidente da Sociedade de Endocanabinologia Clínica (SEC).

Juliana Mendes Rocha

Graduada em Bacharel e Licenciatura em Enfermagem pela Escola de Enfermagem de Ribeirão Preto da Universidade de São Paulo (EERP-USP) e Mestre em Ciências pelo Programa de Pós-Graduação em Saúde Mental da Faculdade de Medicina de Ribeirão Preto da Universidade de São Paulo (FMRP-USP). Enfermeira Psiquiátrica no Hospital das Clínicas da Faculdade de Medicina de Ribeirão Preto (HCFMRP-USP). Doutoranda do Programa de Pós-Graduação em Saúde Mental da FMRP/USP, estudando os efeitos da ibogaína em pacientes com transtorno por uso de álcool. Docente associada ao Departamento de Enfermagem Psiquiátrica e Ciências Humanas da EERP-USP. Tem experiência na área de enfermagem e psiquiatria, atuando principalmente nos seguintes temas: drogas psicoativas, alucinógenos, canabinoides, transtornos depressivos, transtornos de ansiedade, transtornos relacionados a substâncias, emergências psiquiátricas e saúde mental.

Katrin H. Preller

Mestrado (*Master of Sciences*) em Neuropsicologia e Psicologia Clínica pela Universidade de Konstanz, Alemanha. Ela ingressou na Universidade de Zurique, Suíça, onde investigou os efeitos neurobiológicos a longo prazo do uso de cocaína, MDMA e heroína. Após concluir seu doutorado, investigou os efeitos neurobiológicos dos psicodélicos no Laboratório de Neuropsicofarmacologia e Imagens Cerebrais. Recebeu uma bolsa de pós-doutorado e trabalhou no Wellcome Trust Centre for Neuroimaging, UCL, Londres, e na Universidade de Yale, New Haven. Posteriormente, foi nomeada Líder de Grupo na Universidade de Zurique e ocupou o cargo de Professora Assistente Visitante na Universidade de Yale. Seu trabalho acadêmico gira em torno dos efeitos clínicos e nos mecanismos de novas terapias em neuropsiquiatria, com foco em substâncias psicodélicas. Publicou mais de 90 artigos de pesquisa e recebeu vários prêmios de pesquisa.

Kim P. C. Kuypers

Afiliada à Faculdade de Psicologia e Neurociência da Universidade de Maastricht como Professora Associada. Sua pesquisa se concentra na neurobiologia da flexibilidade cognitiva, da empatia e do bem-estar. Ela usa uma abordagem psicofarmacológica para estudar os efeitos dos psicodélicos sobre esses comportamentos e sua biologia subjacente, abrangendo impactos de curto, médio e longo prazo. Além disso, também realiza pesquisas para entender motivações, experiências e padrões de uso de psicodélicos. No futuro, pretende se concentrar na identificação de marcadores biológicos de respostas positivas aos psicodélicos e entender o impacto de intervenções nutricionais no bem-estar mental. Sua meta final é contribuir para uma compreensão personalizada das relações entre psicodélicos, nutrição e bem-estar mental.

Laurent Rivier

Químico e toxicologista certificado pela Sociedade Suíça de Farmacologia e Toxicologia (SSPT) e pela Sociedade Europeia de Toxicologistas (Eurotox). Foi Professor Sênior na Faculdade de Ciências da Universidade de Lausanne, Professor na Escola Politécnica Federal de Lausanne (EPFL) como parte do curso em Ciências do Esporte e Administração, organizado pela Academia Internacional de Ciência e Tecnologia do Esporte (AISTS) e Professor Adjunto no Departamento de Farmácia da Universidade de Tromsø, Noruega. Fundador do *Journal of Ethnopharmacology*.

Lorena Terene Lopes Guerra

Graduada em Ciências Biológicas na Universidade Federal de Minas Gerais e mestre em Ciências Biológicas pelo Programa de Pós-graduação em Fisiologia e Farmacologia da mesma universidade. Atualmente faz doutorado no Programa de Pós-Graduação em Saúde Mental e Ciências do Comportamento da Faculdade de Medicina de Ribeirão Preto da Universidade de São Paulo (FMRP-USP), investigando os efeitos terapêuticos da ayahuasca e da cetamina no tratamento do transtorno de estresse pós-traumático.

Lucas O. Maia

Pesquisador Pós-doutorado no Instituto do Cérebro da Universidade Federal do Rio Grande do Norte (UFRN) e colaborador na Cooperação Interdisciplinar para Pesquisa e Extensão da Ayahuasca (ICARO) da Universidade Estadual de Campinas (Unicamp) e no Centro Interdisciplinar de Estudos em Cuidados Paliativos (CIECP) da Universidade Federal de Alfenas (Unifal-MG). Graduação em Ciências Biológicas pela Universidade Federal de Goiás (UFG), Mestrado em Psicobiologia pela Universidade Federal de São Paulo (Unifesp) e Doutorado em Saúde Mental pela Unicamp. Foi pesquisador associado ao Centro Brasileiro de Informações sobre Drogas Psicotrópicas (Cebrid) e ao Center for Applied Research in

Mental Health and Addiction (Simon Fraser University, Canadá). Desde 2010, sua pesquisa se concentra no potencial terapêutico de psicodélicos e canabinoides, assim como em estudos epidemiológicos sobre o uso de substâncias psicoativas no Brasil. Tem experiência em psicofarmacologia, transtornos mentais, epidemiologia, cuidados paliativos e pesquisa qualitativa. Desenvolve também iniciativas de divulgação científica, como o portal CienciaPsicodelica.com.br.

Maja Kohek

Doutorado em Antropologia Médica e Saúde Global pela Universitat Rovira i Virgili em Tarragona, Espanha. Coordenadora de Pesquisa no International Center for Ethnobotanical Education, Research and Service (ICEERS), em Barcelona, Espanha. Sua pesquisa está focada no uso ritual de plantas psicoativas como maconha (*cannabis*) e ayahuasca no contexto da agenda de Saúde Mental Global, pluralismo médico e políticas de drogas. Atualmente conduz estudos sobre os impactos gerais na saúde e aspectos neuropsicológicos da participação de longo prazo em cerimônias de ayahuasca em diversos países europeus. Além disso, pesquisa comunidades nas quais rituais envolvendo uma variedade de plantas psicoativas são iniciados e liderados por mulheres. Esse aspecto de sua pesquisa adentra nos papéis de gênero e visões de mundo dentro desses grupos, lançando luz sobre as dinâmicas e as perspectivas únicas que as mulheres trazem para a experiência alucinógena.

Marcelo Falchi-Carvalho

Médico da Universidade da Grande Dourados (UFGD), psiquiatra da Universidade Estadual de Campinas (Unicamp) e pesquisador do Centro Avançado de Medicina Psicodélica da Universidade Federal do Rio Grande do Norte (CAMP-UFRN). Em 2017 e 2018, foi premiado em primeiro lugar no Congresso Brasileiro de Psiquiatria (modalidade cultural). Foi preceptor de psiquiatria em serviços de residência médica (Mario Gatti e PUC-Campinas) e atualmente é professor substituto e coordenador de disciplina de Saúde Mental da UFRN. Cursa o programa de mestrado em Saúde Mental da Unicamp, onde pesquisou os efeitos do LSD sob a linguagem por meio de técnicas de processamento computacional. Nos últimos anos vem desenvolvendo pesquisas clínicas com substâncias psicodélicas, sendo a liderança médica em ensaio pioneiro no mundo envolvendo a DMT inalada para o tratamento da depressão no CAMP-UFRN.

Melanie Moura M. Gurgel

Graduada em Psicologia pela Universidade Federal do Rio Grande do Norte (UFRN). Possui formação em Psicologia e Psicoterapia Transpessoal pela Associação Norteriograndense de Psicologia e Psicoterapia Transpessoal (ANPPT) e Mestrado em andamento pelo programa de pós-graduação em Psicobiologia, vinculado ao Centro de Biociências da UFRN. Desde 2019 ingressou como psicóloga da UFRN e atua no Serviço Escola de Psicologia do *campus* Santa Cruz/RN, onde desenvolve atividades de preceptoria de estágio, projetos de extensão e atendimento clínico à comunidade interna e externa. O trabalho na universidade em suas várias possibilidades de práticas lhe possibilita ter uma visão ampla sobre a atuação da Psicologia. O interesse nos psicodélicos, em especial na experiência subjetiva que proporcionam, surgiu a partir da percepção do grande potencial de tratamento que as substâncias vêm demonstrando.

Nicole Galvão-Coelho
Professora do Departamento de Fisiologia e Comportamento da Universidade Federal do Rio Grande do Norte (UFRN) e do programa de pós-graduação em Psicobiologia da UFRN. Orientadora do Programa de Saúde Mental da Faculdade de Medicina de Ribeirão Preto da Universidade de São Paulo (FMRP-USP). Professora adjunta no NICM Institute da Western Sydney University (WSU-Sydney-Austrália). Bacharel em Ciências Biológicas pela UFRN, Doutora em Psicobiologia pela UFRN e Pós-doutora no NICM Institute (WSU) em tratamentos alternativos e complementares para transtornos de humor. Em sua linha de pesquisa vem desenvolvendo estudos clínicos e pré-clínicos que investigam biomarcadores moleculares e tratamentos alternativos para depressão unipolar e bipolar, com destaque para substâncias psicodélicas como ayahuasca, DMT e cetamina. Conduziu o primeiro estudo clínico com pacientes com depressão, que avaliou a neuroplasticidade em resposta a um psicodélico clássico.

Rafael Guimarães dos Santos
Graduação em Biologia pelo Centro Universitário de Brasília, Mestrado em Psicologia pela Universidade de Brasília, Doutorado em Farmacologia pela Universitat Autònoma de Barcelona, Espanha, e Pós-doutorado pela Universidade de São Paulo (USP). Professor Doutor no Departamento de Neurociências e Ciências do Comportamento da Faculdade de Medicina de Ribeirão Preto da Universidade de São Paulo (FMRP-USP). Pesquisador do Instituto Nacional de Ciência e Tecnologia Translacional em Medicina (INCT TM) do CNPq/Fapesp e Co-coordenador do Phantastica Lab (Laboratório de Estudos com Alucinógenos Psicodélicos em Saúde Mental) e do Ápice (Ambulatório de Psiquiatria Inovadora e Experimental do Hospital das Clínicas da FMRP-USP).

Renan Massanobu Maekawa
Graduação em Medicina pela Universidade de Ribeirão Preto e residência médica em psiquiatria pelo Hospital das Clínicas da Faculdade de Medicina de Ribeirão Preto da Universidade de São Paulo (HCFMRP-USP). Psiquiatra Assistente no Ambulatório de Psicogeriatria do Hospital das Clínicas de Ribeirão Preto e mestrando no Departamento de Neurociências e Ciências do Comportamento na Faculdade de Medicina de Ribeirão Preto da Universidade de São Paulo (FMRP-USP).

Rick Strassman

Natural de Los Angeles, obteve seu diploma de graduação em Ciências Biológicas pela Universidade de Stanford e seu diploma de Medicina pela Faculdade de Medicina Albert Einstein da Universidade Yeshiva. Formou-se em Psiquiatria Geral na UC Davis em Sacramento e obteve bolsa de pesquisa em Psicofarmacologia Clínica na UC San Diego. Ingressando no corpo docente da Faculdade de Medicina da Universidade do Novo México em 1984, sua pesquisa clínica com melatonina descobriu sua primeira função conhecida em humanos. Entre 1990-1995, realizou a primeira nova pesquisa clínica nos EUA com drogas psicodélicas – DMT e psilocibina – em uma geração. De 1995 a 2008 praticou psiquiatria geral em saúde mental comunitária e no setor privado. Autor ou coautor de quase 50 artigos revisados por pares, atuou como editor convidado e revisor de diversas revistas científicas e prestou consultoria a diversas entidades governamentais, sem fins lucrativos e com fins lucrativos. Seu livro *best-seller DMT: the spirit molecule* (2001) foi traduzido para 13 idiomas e é a base de um documentário independente de sucesso que ele coproduziu. Em 2008, foi coautor de *Inner paths to outer space*. O interesse pela profecia bíblica hebraica e pela psicodelia resultou em seu livro de 2014, *DMT and the soul of prophecy*. Seu primeiro romance, *Joseph Levy escapes death*, foi publicado em 2019. *The psychedelic handbook* apareceu em 2022, e *My altered states*, uma coleção ilustrada de narrativas pessoais, será lançada em 2024.

Sumário

Apresentação XVII
Prefácio – Laurent Rivier XXII
Prefácio – Rick Strassman XXXI

Seção I – O que são os alucinógenos ou psicodélicos?

1 Usos tradicionais de alucinógenos e além 2
Maja Kohek, Genís Oña, José Carlos Bouso

2 Usos de alucinógenos em saúde mental: 1950-1990 12
José Augusto Silva Reis, Jaime Eduardo Cecilio Hallak, Rafael Guimarães dos Santos

Seção II – Pesquisas pré-clínicas com alucinógenos

3 Efeitos de alucinógenos em modelos pré-clínicos de depressão, ansiedade e estresse 28
Lorena Terene Lopes Guerra, Jaime Eduardo Cecilio Hallak, Rafael Guimarães dos Santos

4 Efeitos do uso de substâncias alucinógenas em modelos animais de uso de drogas 38
Lorena Terene Lopes Guerra, Bianca Villanova, Jaime Eduardo Cecilio Hallak, Rafael Guimarães dos Santos

5 Evidências pré-clínicas dos efeitos dos alucinógenos na dor...... 47
Bianca Villanova, Jaime Eduardo Cecilio Hallak, Rafael Guimarães dos Santos

Seção III – Estudos experimentais em voluntários saudáveis e pesquisas observacionais envolvendo alucinógenos

6 Efeitos subjetivos induzidos por psicodélicos e estudos de neuroimagem........ 56
Katrin H. Preller

7 Emoções, faces, empatia: psicodélicos e cognição social.......... 68
José Augusto Silva Reis, Jaime Eduardo Cecilio Hallak, Rafael Guimarães dos Santos

8 Psicodélicos e personalidade: aprofundando-se no problema do ovo e da galinha........ 79
José Carlos Bouso, Maja Kohek, Genís Oña

9 Microdosagem de psicodélicos: evidências atuais de estudos clínicos........ 90
Kim P. C. Kuypers

10 Sono e alucinógenos........ 105
Giordano Novak Rossi, Rafael Guimarães dos Santos, Jaime Eduardo Cecilio Hallak

11 Efeitos da ayahuasca na saúde pública e o papel dos psicodélicos na pandemia de covid-19 118
Genís Oña, Maja Kohek, José Carlos Bouso

12 Efeitos adversos, segurança e tolerabilidade de alucinógenos em voluntários saudáveis........ 131
Giordano Novak Rossi, Rafael Guimarães dos Santos, Jaime Eduardo Cecilio Hallak

Seção IV – Estudos clínicos com alucinógenos

13 Aplicação de psicodélicos clássicos no tratamento da depressão maior: evidências de estudos clínicos 142
Nicole Galvão-Coelho, Melanie Moura M. Gurgel, Isabel Wießner, Lucas O. Maia, Fernanda Palhano-Fontes, Marcelo Falchi-Carvalho, Draulio B. Araujo

14 Reinterpretando traumas: possíveis usos terapêuticos de alucinógenos no transtorno do estresse pós-traumático 157
Lorena Terene Lopes Guerra, Jaime Eduardo Cecilio Hallak, Rafael Guimarães dos Santos

15 Viagem para a sobriedade: psicodélicos como alternativa de tratamento nos transtornos por uso de substâncias 167
Juliana Mendes Rocha, Jaime Eduardo Cecilio Hallak, Rafael Guimarães dos Santos

16 Transcendendo limites no final da vida: os benefícios dos psicodélicos nos cuidados paliativos................................ 180
Renan Massanobu Maekawa, Jaime Eduardo Cecilio Hallak, Rafael Guimarães dos Santos

17 Uso de psicodélicos no tratamento da dor crônica e das cefaleias.. 195
Emmanuelle Schindler, Joel Castellanos

18 Novas fronteiras: usos terapêuticos de alucinógenos em outros quadros clínicos 207
José Augusto Silva Reis, Jaime Eduardo Cecilio Hallak, Rafael Guimarães dos Santos

19 Psicoterapia assistida por psicodélicos: modelos e perspectivas 221
José Carlos Bouso, Rafael Guimarães dos Santos, Jaime Eduardo Cecilio Hallak

Índice remissivo.. 231

Apresentação

É com muita alegria que escrevemos estas linhas de apresentação do livro *Alucinógenos em saúde mental: das pesquisas básicas aos estudos clínicos*. Até o presente momento, não havia uma publicação em português que contemplasse, de forma resumida e acessível, a literatura científica mais recente sobre os efeitos dos chamados alucinógenos clássicos ou psicodélicos serotoninérgicos na área da Saúde Mental. Utilizamos, no título do livro e ao longo dos capítulos, o termo "alucinógenos" por três razões: para nos referir ao termo original em latim, *alucinatio*, que significa "vagar pela mente", e não havia uma associação com psicopatologia;[1] para homenagear pioneiros desta área de pesquisa que utilizavam ou ainda utilizam este termo;[2-5] e para diminuir o preconceito com as alucinações e, mais especificamente, com as pessoas que têm alucinações, que podem ser de conteúdo patológico (esquizofrenia e outras psicoses) ou não (luto, práticas religiosas, experiências de quase-morte).[1] Em qualquer caso, também utilizamos ao longo do livro o termo psicodélico ("que manifesta a mente"), por ser amplamente utilizado na literatura científica.[1]

Esses compostos compartilham um mecanismo farmacológico que envolve a ativação de receptores serotoninérgicos corticais específicos, os receptores 5-HT2A (5-hidroxitriptamina ou 5-HT é o nome químico da serotonina). Essas substâncias podem ser de origem natural, como a ayahuasca (bebida de uso ritual de origem amazônica rica em dimetiltriptamina [DMT] e betacarbolinas), a psilocibina (presente em diversas espécies de cogumelos), e a ibogaína (um psicodélico atípico usado ritualmente em alguns países africanos), ou de origem sintética, como a dietilamida do ácido lisérgico (LSD). Atualmente, alguns dos compostos naturais também são encontrados na forma sintética, como a DMT, psilocibina, e algumas betacarbolinas.

O uso ritual e terapêutico de alucinógenos acompanha a história humana desde tempos imemoriais, como descrito no prefácio do químico e toxicologista suíço Laurent Rivier. Tivemos o privilégio de ter a colaboração do Dr. Rivier, que foi um dos primeiros pesquisadores do mundo a visitar comunidades amazônicas que faziam uso ritual e medicinal da ayahuasca, descrever seus costumes e realizar análises botânicas e químicas da ayahuasca e suas plantas.[2] O Dr. Rivier também fundou a revista científica internacional *Journal of Ethnopharmacology* e continua um ativo pesquisador da ayahuasca.

Também tivemos a honra de contar com o prefácio de outro pioneiro nos estudos sobre ayahuasca e DMT: o Dr. Rick Strassman, da Faculdade de Medicina da Universidade do Novo México, Estados Unidos. O Dr. Strassman, psiquiatra, participou do Projeto Hoasca, o primeiro estudo científico sobre a farmacologia da ayahuasca em membros da União do Vegetal,[5] e foi dos primeiros pesquisadores do mundo a retomar as pesquisas envolvendo a administração de alucinógenos a humanos no início da década de 1990 (no caso, utilizando a DMT por via endovenosa[7]). Tive o prazer de publicar alguns estudos com o Dr. Strassman, que continua publicando livros sobre psicodélicos.

Ademais de contar com esses pioneiros, também tivemos a alegria de receber a colaboração de alguns dos pesquisadores mais destacados na área de estudos envolvendo alucinógenos/psicodélicos em diversos aspectos da saúde mental, desde antropologia e estudos observacionais até modelos em animais e estudos com pacientes. O presente livro está dividido em quatro seções: 1. O que são os alucinógenos ou psicodélicos; 2. Pesquisas pré-clínicas com alucinógenos; 3. Estudos experimentais em voluntários saudáveis e pesquisas observacionais envolvendo alucinógenos; e 4. Estudos clínicos com alucinógenos.

Na primeira seção, contamos com dois capítulos introdutórios de extrema relevância para a contextualização da história desses compostos, que abrangem tanto os usos tradicionais como a história da primeira "onda" de pesquisas clínicas com psicodélicos (1950-1990).

Na segunda seção, contamos com três capítulos descrevendo estudos que utilizaram modelos pré-clínicos envolvendo a administração de psicodélicos em modelos de depressão, ansiedade e estresse, uso de drogas e analgesia/dor. Essa seção descreve parte das bases biológicas dos efeitos que já estão começando a ser testados em estudos clínicos.

Na terceira seção, que possui sete capítulos, abordamos os resultados tanto de estudos com voluntários saudáveis envolvendo a administração de alucinógenos em condições controladas de laboratório quanto estudos observacionais com usuários (em contextos rituais ou não). Nesses capítulos, são apresentados dados de estudos de neuroimagem sugerindo quais seriam as bases neurais dos efeitos subjetivos dos psicodélicos, estudos sobre os efeitos dessas substâncias na cognição social (empatia e reconhecimento facial de emoções), personalidade, sono e saúde pública, além de uma avaliação dos efeitos adversos desses compostos e sobre a prática da microdosagem (uso repetido de alucinógenos em doses pequenas subpsicodélicas).

Finalmente, a quarta seção apresenta dados dos estudos mais recentes envolvendo a administração de alucinógenos para pacientes. Os sete capítulos dessa seção descrevem estudos envolvendo pesquisas com pacientes diagnosticados com depressão maior, estresse pós-traumático, transtornos por uso de substâncias, e depressão e ansiedade em cuidados paliativos, além de pacientes com cefaleias e outros quadros clínicos. Ademais, um capítulo também avalia o papel de diferentes técnicas de psicoterapia no contexto do uso terapêutico de psicodélicos.

Todos os capítulos foram escritos por pesquisadores que estão ativamente realizando estudos sobre os alucinógenos/psicodélicos, tanto no contexto brasileiro como no internacional. Uma parcela significativa dos capítulos (2, 3 a 5, 7, 10, 12, 14 a 16, 18 e 19) foi escrita por pesquisadores do Phantastica Lab/LEAPS (Laboratório de Estudos com Alucinógenos Psicodélicos em Saúde Mental do Departamento de Neurociências e Ciências do Comportamento da Faculdade de Medicina de Ribeirão Preto), incluindo os editores do presente livro, que são os coordenadores do laboratório. Também tivemos alguns capítulos (capítulos 1, 8 e 11) de parceiros e colaboradores da Fundação ICEERS (*International Center for Ethnobotanical Education, Research and Service*) e da *Universitat Rovira i Virgili*, ambas na Espanha. Os outros capítulos foram escritos por pesquisadores e especialistas renomados tanto do Brasil (Universidade Federal do Rio Grande do Norte, capítulo 13) quanto do exterior (Universidade de Zurique, Suíça, capítulo 6; Universidade de Maastricht, Países Baixos, capítulo 9; Universidade de Yale, Estados Unidos, capítulo 17).

Acreditamos que este livro chega em um momento importante, em que os possíveis benefícios e usos terapêuticos dos alucinógenos estão sendo amplamente discutidos tanto por pesquisadores quanto pela sociedade em geral. Além disso, vivemos atualmente uma onda de moda/*hype* em relação a esses compostos, fazendo descrever com frequência essas substâncias e seus potenciais efeitos de forma pouco crítica, muitas vezes sem falar dos possíveis riscos ou do fato de que ainda não existem evidências robustas do uso clínico de todas as substâncias descritas neste livro. De fato, com poucas exceções e em contextos muito específicos, o uso médico de ayahuasca, LSD, psilocibina e ibogaína não está autorizado por nenhuma grande agência reguladora como a FDA (Food and Drug Administration, Estados Unidos), EMA (Agência Europeia de Medicamentos) ou Anvisa (Agência Nacional de Vigilância Sanitária). Embora os dados descritos neste livro sejam de fato promissores, parte importante do objetivo de publicar estes capítulos reside na necessidade de fornecer, para a população de interessados neste tema (profissionais da área da Saúde ou não), informações amplas e de qualidade, de forma acessível. Outro dos objetivos é destacar a ascensão da pesquisa brasileira com alucinógenos/psicodélicos no cenário mundial nas últimas duas décadas, em que o Brasil assumiu uma posição de líder mundial, especialmente em virtude das pesquisas com a ayahuasca. Que isso sirva de inspiração para novas gerações de pesquisadores.

Rafael Guimarães dos Santos, PhD
Jaime Eduardo Cecilio Hallak, PhD
Ribeirão Preto, Brasil
Julho de 2024

REFERÊNCIAS

1. Bouso JC, Ona G, Kohek M, Dos Santos RG, Hallak JEC, Alcázar-Córcoles MA, Obiols-Llandrich J. Hallucinations and hallucinogens: psychopathology or wisdom? Cult Med Psychiatry. 2023;47:576-604.

2. Rivier L, Lindgren JE. "Ayahuasca," the South American hallucinogenic drink: an ethnobotanical and chemical investigation. Econ Bot. 1972;26:101-29.
3. Furst PT. Hallucinogens and culture. San Francisco: Chandler & Sharp; 1976.
4. Schultes RE, Hofmann A. Plants of the gods: their sacred, healing and hallucinogenic powers. Rochester: Healing Arts Press; 1992.
5. Vollenweider FX. Brain mechanisms of hallucinogens and entactogens. Dialogues Clin Neurosci. 2001;3:265-79.
6. Grob C, McKenna D, Callaway J, Brito G, Neves E, Oberlaender G, et al. Human psychopharmacology of hoasca, a plant hallucinogen used in ritual context in Brazil. J Nerv Mental Dis. 1996;184:86-94.
7. Strassman RJ, Qualls CR. Dose-response study of N,N-dimethyltryptamine in humans. I. Neuroendocrine, autonomic, and cardiovascular effects. Arch Gen Psychiatry. 1994;51:85-97.

Prefácio

Laurent Rivier

Quo vadis, alucinógenos? Essas substâncias surpreendentes estão atualmente despertando entusiasmo e interesse renovados: nos últimos vinte anos, elas têm sido objeto de mais estudos científicos rigorosos, que atendem aos padrões da pesquisa moderna, do que nos noventa anos anteriores!

Os alucinógenos, também conhecidos como substâncias psicodélicas, ocupam um lugar especial na história da medicina pelo papel que desempenharam em contextos médicos específicos e movimentos culturais de longo alcance. Em primeiro lugar, há indícios de que eles acompanharam o desenvolvimento do *Homo sapiens* desde tempos imemoriais, e que alguns deles são conhecidos e usados há séculos. Atualmente, eles continuam sendo usados tradicionalmente em determinados contextos para fins xamânicos, mágicos ou religiosos e espirituais, como a ayahuasca no Santo Daime e União do Vegetal, e o peiote na Igreja Nativa Americana.

O livro *Alucinógenos em saúde mental: das pesquisas básicas aos estudos clínicos*, editado pelos professores Jaime Hallak e Rafael Guimarães dos Santos, é muito oportuno. Ele relata o progresso considerável feito pelos principais estudos científicos confiáveis realizados recentemente, especialmente com relação aos modos de ação, efeitos, indicações terapêuticas e eficácia desses compostos especiais.

Os alucinógenos estão no centro de uma revolução médica e apresentam muitas novas facetas socioculturais. Do ponto de vista médico, os alucinógenos são, acima de tudo, psicoterapêuticos, e já estão trazendo ótimas notícias para milhões de pessoas que sofrem de doenças psiquiátricas incapacitantes, como depressão, ansiedade, estresse pós-traumático e dependência.

Os alucinógenos são realmente as drogas milagrosas que muitas publicações querem apresentar? Tanto para os especialistas em saúde quanto para os leigos, às vezes é difícil distinguir entre uma avaliação científica genuína e uma intuição brilhante, mas também, muitas vezes, uma ilusão por parte dos editores que buscam reconhecimento imediato. Além disso, a linguagem técnica específica que acompanha cada uma dessas publicações especializadas dificulta a compreensão para quem não está familiarizado com muitos dos termos técnicos empregados. A oportunidade de acessar em um único volume o conhecimento científico acumulado até o momento de forma abrangente e confiável sobre o uso de alucinógenos para o tratamento da saúde mental é particularmente bem-vinda.

A ação dos alucinógenos resulta em toda uma constelação de estados mentais, dependendo não apenas da dosagem, mas também das circunstâncias e do estado mental da pessoa em questão – os famosos "*set* e *setting*". Embora esses parâmetros possam variar consideravelmente, a farmacologia dos produtos sintéticos e naturais parece ser a mesma. Os alucinógenos podem produzir aspectos visionários quando usados em contextos tradicionais, como roubo da alma e bruxaria, e invocar visões complexas e detalhadas na origem da palavra "viagem", incluindo motivos socioculturais específicos, como cobras e divindades visionárias animistas. Algumas dessas visões podem ser hilárias, outras assustadoras. Alguns estados podem ser profundos, outros frívolos ou triviais. Alguns podem levar a delírios messiânicos, outros a criações artísticas, composições musicais e até mesmo descobertas científicas. No ambiente de controle clínico, essas visões geralmente são menos coloridas, mas podem estar no mesmo nível simbólico. Por fim, essa experiência, quando não organizada adequadamente, pode deixar a pessoa com um tipo de estado confusional muito negativo e duradouro.

Hoje em dia, há tantas propostas de uso, facilmente encontradas na internet, para os efeitos curativos milagrosos dos alucinógenos de tantas substâncias químicas ou fontes naturais diferentes disponíveis, que é problemático distinguir o que é sério do que não é, o que é seguro do que é arriscado ou perigoso. No entanto, a experiência de tomar um alucinógeno, mesmo que apenas uma vez, na dose certa e no contexto certo, geralmente é segura e única. E é verdade que, depois que uma pessoa ingere uma droga psicodélica e experimenta uma introspecção profunda e uma consciência expandida, ela não pode mais voltar à consciência e ao pensamento estreitos. O que foi visto não pode ser visto novamente. Uma vez que tenhamos experimentado realidades alternativas, nunca mais poderemos dizer que esta é a única realidade.

Em suma, agora é amplamente aceito que, embora as substâncias psicodélicas não sejam uma panaceia, não há uma solução milagrosa. Os resultados obtidos até o momento são muito positivos e os alucinógenos, quando usados com cuidado em um contexto profissional, são agora pesquisados pela comunidade médica como um poderoso medicamento psiquiátrico e espiritual. O uso de alucinógenos, quando aplicado com cuidado em um contexto profissional, agora é aceito pela comunidade médica como um poderoso medicamento psiquiátrico e espiritual. Seu uso continua sendo altamente experimental e ainda precisa ser autorizado pelas autoridades de saúde da maioria dos países antes de poder ser generalizado.

Por algum tempo, durante meus estudos de química na universidade, fiquei fascinado por essas substâncias únicas. Em 1965, enquanto escolhia um bom tema para meu doutorado, descobri a contracultura radical que estava surgindo nos Estados Unidos. Esse novo movimento era baseado no consumo livre de LSD-25, psilocibina e outros alucinógenos recém-descobertos. Para mim, esse movimento estava em total contradição com o uso tradicional de preparações de plantas alucinógenas por tribos indígenas que viviam, por exemplo, no México ou na Amazônia. Como esses indígenas podiam usar regularmente e com segurança produtos tão poderosos e, por fim, obter um senso de identidade mais forte com sua comunidade, em total contradição com os movimentos revolucionários que surgiam no Ocidente?

Na Suíça, tive a oportunidade de visitar Albert Hofmann, que trabalhava na Sandoz, na Basileia. Ele gentilmente me recebeu em seu escritório e generosamente me incentivou a observar e documentar por mim mesmo esses medicamentos tradicionais das tribos indígenas, até então pouco estudados. Ele me aconselhou a usar as melhores e mais avançadas ferramentas científicas disponíveis no campo. A qualidade dos resultados que eu pudesse obter seria o melhor serviço que eu poderia prestar a esses povos indígenas e ao estudo dessas moléculas excepcionais e seus efeitos. Por fim, seria mais uma demonstração da maneira pela qual os povos originários conseguiram integrar seu uso de forma harmoniosa.

A viagem de campo que fiz em 1968 durou 9 meses, vivendo na Amazônia com indígenas isolados. Seu objetivo era coletar matérias-primas e informações originais sobre o uso de alucinógenos naturais. Mais especificamente, nosso objetivo era coletar cada ingrediente vegetal usado na preparação da droga, a fim de realizar análises químicas detalhadas em laboratório posteriormente e, ao mesmo tempo, registrar as variações na potência das receitas e as quantidades ingeridas, bem como os processos cerimoniais e os cantos tradicionais, em colaboração com um etnólogo. Nosso estudo etnofarmacológico do uso da ayahuasca por várias tribos do rio Alto Purus, próximo à fronteira com o Brasil, produziu percepções novas e originais e confirmou que o estudo de alucinógenos é um campo de pesquisa extraordinário.

Desde a descoberta do LSD e de todas as outras substâncias alucinógenas naturais e sintéticas nos anos seguintes, houve um movimento para revolucionar a psiquiatria e a neurociência. Hoje, temos um conjunto de moléculas com a capacidade única de abrir a consciência e permitir que os usuários examinem suas próprias mentes, curem seus próprios traumas e modifiquem padrões desadaptativos de pensamento e comportamento. Por meio desse processo de esclarecimento, os alucinógenos permitirão que os usuários mudem a estrutura de suas próprias mentes para um terreno mais fértil, no qual os padrões positivos possam criar raízes, alterando as lentes pelas quais eles veem o mundo.

Embora todos possamos concordar que uma revolução psicodélica está em andamento e que muitas dessas substâncias têm um valor terapêutico que foi validado por vários estudos científicos, é com aqueles que primeiro exploraram a questão – os xamãs dos povos originários, por exemplo – que os alucinógenos são vistos como uma ferramenta formidável para explorar a mente. Precisamos ter isso em mente e dar o devido reconhecimento às suas inestimáveis contribuições.

No entanto, não creio que saibamos o suficiente sobre todos os efeitos dos alucinógenos, como eles funcionam ou seu potencial de uso positivo ou negativo, para fazer uma declaração inequívoca sobre qualquer aspecto de sua reputação. É por isso que este livro é um resumo bem-vindo do que já sabemos, do que ainda não sabemos, e porque isso é importante, científica e clinicamente.

O que é "cura" com psicodélicos? É a molécula, a química do cérebro? Ou é essencialmente a "experiência" como um todo, que depende, como mostra este livro, da dose administrada? Os alucinógenos são um novo tipo de droga: eles agem em vias bioquímicas no cérebro que não são apenas acionadas enquanto a substância química ainda está em concentração alta o suficiente para ser ativa. Certos efeitos subjetivos (benéficos e mensuráveis) ainda estão claramente presentes por um longo tempo, mesmo depois que a droga foi completamente eliminada. Então, como podemos diferenciar entre sugestibilidade e eficácia real? Esse é um ponto central, pois a abordagem terapêutica deve ser adaptada ao que acreditamos ser a faceta mais importante do tratamento. A dosagem útil do medicamento ainda é uma questão de debate. Por exemplo, as microdoses, que supostamente não têm efeitos psicodislépticos significativos, poderiam um dia ser recomendadas pelos médicos a seus pacientes? Ou elas devem ser reservadas para os entusiastas que buscam efeitos autossugeridos ou placebo em busca de um estilo de vida melhor? Mas também: qual seria a melhor mistura para usar como controle em um estudo clínico duplo-cego? Discussões científicas em andamento estão tentando responder a todas essas perguntas e, curiosamente, novos estudos estão sendo amplamente financiados para resolver essas sérias questões médicas, éticas e sociológicas.

Em uma época em que há uma verdadeira explosão de interesse pelos alucinógenos, não apenas em nível acadêmico, em laboratórios de pesquisa médica e unidades terapêuticas, mas também na mídia, em círculos religiosos e em empresas comerciais, este livro, concebido como uma visão geral acessível, abrangente, científica e especializada desses compostos maravilhosos, chega no momento certo.

Laurent Rivier, PhD
Lausanne, Suíça
Janeiro de 2024

FOREWORD

Quo vadis, hallucinogens? These astonishing substances are currently arousing renewed enthusiasm and interest: in the last twenty years, they have been the subject of more rigorous scientific studies that meet the standards of modern research than in the previous ninety years!

Hallucinogens, also known as psychedelic substances, occupy a special place in the history of medicine because of the role they have played in particular medical contexts and far-reaching cultural movements. Firstly, there are indications that they have followed the development of *Homo sapiens* since time immemorial, and that some of them have been known and used for centuries. Today, they continue to be used traditionally in certain contexts for shamanic, magical or religious and spiritual purposes, such as ayahuasca by the Santo Daime and União do Vegetal, and peyote by the Native American Church.

This book on *Hallucinogens in mental health: from basic research to clinical studies*, edited by Professors Jaime Hallak and Rafael Guimarães dos Santos, is very timely. It reports on the considerable progress made by the main reliable scientific studies carried out recently, particularly with regard to the modes of action, effects, therapeutic indications and efficacy of these special compounds.

Hallucinogens are at the heart of a medical revolution, and present many new socio-cultural facets. From a medical point of view, hallucinogens are above all psychotherapeutic, and are already bringing very good news for millions of people suffering from disabling psychiatric pathologies such as depression, anxiety, post-traumatic stress and addiction.

Are hallucinogens really the miracle drugs that many publications want to portray them as? For health specialists and laypeople alike, it's sometimes difficult to tell the difference between a genuine scientific assessment and a brilliant intuition, but also often wishful thinking on the part of editors seeking instant recognition. What's more, the specific technical language that accompanies each of these specialist publications makes understanding difficult for someone unfamiliar with many of the bizarre technical terms. The opportunity to access in a single volume the scientific knowledge accumulated to date in a comprehensive and reliable form on the use of hallucinogens for the treatment of mental health is particularly welcome.

The action of hallucinogens results in a whole constellation of mental states, depending not only on dosage, but also on the circumstances and state of mind of the person concerned – the famous "set and setting". Although these parameters may vary considerably, the pharmacology of both synthetic and natural products seems to be the same. Hallucinogens can produce visionary aspects when used in traditional contexts such as soul-stealing and witchcraft, and invoke complex and detailed visions at the origin of the word "trip", including specific socio-cultural motifs such as snakes and animistic visionary deities. Some of these visions can be hilarious, others frightening. Some states may be profound, others frivolous or trivial. Some may lead to messianic delusions, others to artistic creations, musical compositions, even scientific discoveries. In the clinical control environment, these visions are often less colorful, but may be on the same symbolic level. Finally, such an experience, when not properly organized, can leave a person with a kind of very negative and lasting confusional state.

Today, there are so many proposals for use, easily found on the Internet, for the miraculous healing effects of hallucinogens from so many different chemicals or natural sources available, that it's problematic to distinguish what's serious from what's not, what's safe from what's risky or dangerous. Yet the experience of taking a hallucinogen, even just once, in the right dose and in the right context, is generally safe and unique. And it's true that once a person has ingested a psychedelic drug and experienced deep introspection and expanded consciousness, they can no longer return to narrow consciousness and narrow thinking. What has been seen cannot be seen again. Once we've experienced alternative realities, we can never again say: this is the one and only reality.

In short, it's now widely accepted that while psychedelic substances are no panacea, there is no miracle solution. The results obtained to date are very positive, and hallucinogens, when used with care in a professional context, are now investigated by the medical community as a powerful psychiatric and spiritual medicine. It remains highly experimental, and has yet to be authorized by the health authorities in most countries before it can become widespread.

For some time during my chemistry studies at university, I had been fascinated by these unique substances. In 1965, while choosing a good subject for my doctorate, I discovered the radical counter-culture emerging in the USA. This new movement was based on the free consumption of LSD-25, psilocybin and other newly discovered hallucinogens. For me, this movement was in total contradiction with the traditional use of hallucinogenic plant preparations by indigenous tribes living, for example, in Mexico or the Amazon. How could these Indians regularly and safely use such powerful products, and ultimately achieve a stronger sense of identity with their community, in stark contradiction to the revolutionary movements emerging in the West?

Living in Switzerland, I had the opportunity to visit Albert Hofmann, who worked at Sandoz in Basel. He kindly welcomed me into his office and generously encouraged me to observe and document for myself these then little-studied traditional medicines of the Indian tribes. He advised me to use the best and most advanced scientific tools available in the field. The quality of the results I could gather would be the best service I could render to these indigenous peoples and to the study of these exceptional molecules and their effects. Finally, it would be one more demonstration of the way in which the first peoples were able to integrate their use in a harmonious way.

The field trip I made in 1968 lasted 9 months, living in the Amazon with isolated Indians. Its purpose was to collect raw materials and original information on the use of natural hallucinogens. More specifically, our aim was to collect every plant ingredient used in the preparation of the drug, in order to carry out detailed chemical analyses in the laboratory at a later date, and at the same time to record variations in the potency of the recipes, the quantities ingested, as well as ceremonial processes and traditional chants, in collaboration with an ethnologist. Our ethno-pharmacological study of ayahuasca use by several tribes of the Rio Alto Purus, near the Brazilian border, has yielded new and original insights and confirmed that the study of hallucinogens is an extraordinary field of research.

Since the discovery of LSD, and all the other natural and synthetic hallucinogenic substances in the years that followed, there has been a movement to revolutionize psychiatry and neuroscience. Today, we have a set of molecules with the unique ability to open consciousness and enable users to peer into their own minds, heal their own traumas and modify maladaptive patterns of thought and behavior. Through this process of enlightenment, hallucinogens will enable users to change the framework of their own minds to a more fertile ground where positive patterns can take root, altering the lens through which they see the world.

While we can all agree that a psychedelic revolution is underway, and that many of these substances have a therapeutic value that has been validated by numerous scientific studies, it is with those who first explored the question – with the shamans of the first peoples, for example – that hallucinogens are seen as a formidable tool for exploring the mind. We need to bear this in mind and give due recognition to their invaluable contributions.

Yet, I don't think we know enough about all the effects of hallucinogens, how they work, or their potential for positive or negative use, to make an unequivocal statement about any aspect of their reputation. That's why this book is a welcome summary of what we already know, what we still don't know, and why it matters: scientifically and clinically.

What is "healing" with psychedelics? Is it the molecule, the brain chemistry? Or is it essentially the "experience" as a whole, which depends, as this book shows, on the dose administered? Hallucinogens are a new kind of drug: they act on biochemical pathways in the brain that are not just triggered while the chemical is still in high enough concentration to be active. Certain subjective effects (beneficial and measurable) are still clearly present for a long time, even after the drug has been completely eliminated. So how can we differentiate between suggestibility and real efficacy? This is a central point, as the therapeutic approach must be adapted to what we believe to be the most important facet of the treatment. Useful drug dosage is still a matter of debate. For example, could microdoses, which are supposed to have no significant psychodysleptic effects, one day be recommended by doctors to their patients? Or should they be reserved for hobbyists seeking self-suggested or placebo effects in search of a better lifestyle? But also: what would be the best blend to use as a control in a double-blind clinical trial? Ongoing scientific discussions are attempting to answer all these questions and, interestingly, new studies are being widely funded to resolve these serious medical, ethical and sociological issues.

At a time when there is a veritable explosion of interest in hallucinogens, not only at academic level, in medical research laboratories and therapeutic units, but also in the media, in religious circles and in commercial enterprises, this book, conceived as an accessible, comprehensive, scientific and expert overview of these marvelous compounds, comes at just the right time.

Laurent Rivier, PhD
Lausanne, Switzerland
January 2024

Prefácio

Rick Strassman

Sinto-me excepcionalmente contente em escrever um prefácio para o livro *Alucinógenos em saúde mental: das pesquisas básicas aos estudos clínicos*. Meu envolvimento com a pesquisa brasileira sobre drogas psicodélicas se estende por três décadas, durante as quais o Brasil assumiu uma posição de líder mundial na área, especialmente no que diz respeito à bebida amazônica ayahuasca.

Meu envolvimento inicial com os estudos psicodélicos brasileiros foi com o primeiro desse tipo, o Projeto Hoasca, uma investigação completa dos efeitos sociais, psicológicos e farmacológicos da ayahuasca em membros da igreja União do Vegetal em Manaus.[1] Minha colaboração com o professor Rafael Guimarães dos Santos, hoje na Faculdade de Medicina de Ribeirão Preto, começou em meados dos anos 2000, com duas publicações. A primeira dizia respeito a uma avaliação psicopatológica dos efeitos da ayahuasca nos membros do Santo Daime[2] e, logo depois, uma carta ao editor do *British Journal of Psychiatry* descrevendo um caso em que a ayahuasca precipitou dois episódios de psicose responsiva à medicação.[3]

Além do professor Santos, também colaborei com o professor Paulo Cesar Ribeiro Barbosa, agora na Universidade Estadual de Feira de Santana, atuando como "patrocinador emérito" de seu trabalho inovador de vários anos na Universidade do Novo México avaliando os correlatos biopsicossociais do uso regular de ayahuasca no núcleo da União do Vegetal (UDV) em Santa Fé, Novo México.[4-6] Com a doutora Suely

Mizumoto, de São Paulo (com o dr. Barbosa), também publiquei um artigo apresentando uma versão rigorosamente validada em português da *Hallucinogen Rating Scale* (Escala de Avaliação de Alucinógenos). Este é um instrumento psicométrico amplamente utilizado, desenvolvido na Universidade do Novo México no início da década de 1990, nos estudos que iniciaram a renovação da pesquisa clínica de drogas psicodélicas nos EUA.[7] Além disso, a dra. Mizumoto, o dr. Santos e eu somos coautores de um capítulo discutindo os efeitos da participação no Santo Daime no abuso de drogas.[8]

Como explicamos a utilidade dos psicodélicos para tantas indicações – espirituais, psicológicas e médicas? Eles são somente úteis, ou podem trazer possíveis danos?

A primeira questão diz respeito aos efeitos-panaceia dessas substâncias; isto é, elas parecem "curar tudo", tal como a palavra "panaceia" implica. Em grande medida, as panaceias baseiam-se no efeito placebo ("agradarei"), isto é, fatores não farmacológicos que modificam as respostas farmacológicas. Nenhuma outra classe de drogas demonstra tanta sensibilidade a esses efeitos "não droga" como os psicodélicos. Chamamos esses fatores de *set* e *setting*. *Set* é a composição do indivíduo que toma a droga – psicológica, médica e espiritual – bem como suas esperanças, intenções e medos em torno da experiência. *Setting* refere-se ao ambiente em que ocorre o estado induzido pela droga, incluindo o *set* das pessoas mais próximas, bem como a cultura em geral.

A pesquisa brasileira tem a vantagem de estar próxima de uma longa história do uso indígena de plantas psicodélicas dentro da tradição xamânica, que contém um espectro único de variáveis de *setting*. Além disso, é o lar de organizações religiosas sincréticas estabelecidas mais recentemente, cujo sincretismo entre culturas religiosas tradicionais e o xamanismo indígena fornece uma matriz experimental única.

Em relação aos efeitos adversos, a experiência brasileira oferece oportunidades valiosas para avaliar como o "*set*" e o "*setting*" podem promover ou minimizar possíveis danos decorrentes do uso de psicodélicos. Embora muito do que ouvimos na mídia leiga e acadêmica sugira que os psicodélicos são inofensivos, há evidências mais do que suficientes de que o uso imprudente por pessoas minimamente bem ajustadas pode levar a resultados adversos graves a longo prazo. Mesmo naquelas pessoas que são cuidadosamente triadas em ambientes clínicos rigorosos podem ocorrer reações adversas graves. A gama notavelmente ampla de *settings* disponíveis para uso de psicodélicos no Brasil oferece uma rica fonte de informações sobre os fatores que levam a um resultado positivo, neutro ou negativo.

A ascensão da pesquisa brasileira com psicodélicos no cenário mundial é um testemunho da habilidade, inteligência, dedicação e perspicácia dos investigadores cujo trabalho este livro destaca. Aguardo com expectativa o crescimento contínuo e a importância da pesquisa psicodélica brasileira no futuro próximo e distante.

Rick Strassman, PhD
Professor Associado Adjunto de Psiquiatria,
Faculdade de Medicina da Universidade do Novo México
Novo México, EUA
Março de 2024

REFERÊNCIAS

1. Grob C, McKenna D, Callaway J, Brito G, Neves E, Oberlaender G, et al. Human psychopharmacology of hoasca, a plant hallucinogen used in ritual context in Brazil. J Nerv Ment Dis. 1996;184:86-94.
2. Santos RG, Strassman RJ, Landeira-Fernandez J, Cruz APM. Effects of ayahuasca on psychometric measures of anxiety, panic-like, and hopelessness in Santo Daime members. J Ethnopharmacol. 2007;112:507-13.
3. Santos RG, Strassman RJ. Ayahuasca and psychosis (electronic letter to the editor). Br J Psychiatry. 2008.
4. Barbosa PCR, Cazorla IM, Giglio JS, Strassman RJ. A prospective six-month evaluation of personality traits, psychiatric symptoms, and quality of life in ayahuasca-naïve subjects. J Psychoactive Drugs. 2009;41:205-12.
5. Barbosa PCR, Mizumoto S, Bogenschutz MP, Strassman RJ. Health status of ayahuasca users. Drug Test Anal. 2012;4:601-9.
6. Barbosa PCR, Strassman R, da Silveria DX, Areco K, Hoy R, Pommy J, et al. Psychological and neuropsychological assessment of regular hoasca users. Compr Psychiatry. 2016;71:95-105.
7. Strassman R. DMT. The spirit molecule. Rochester, VT: Park Street Press; 2001.
8. Labate BC, Santos RG, Strassman RJ, Anderson B, Mizumoto S. Efectos sobre la dependencia a sustancias de la pertenencia a una Iglesia Ayahuasquero Brasileña. In: Labate BC, Bouso JC, editores. Ayahuasca y salud. Barcelona: Los Libros de la Liebre de Marzo; 2013. p.302-10 [Labate BC, Santos RG, Strassman, RJ, Anderson

B, Mizumoto S. Effect of Santo Daime membership on substance dependence. In: Labate BC, Bouso JC, editores. The therapeutic use of ayahuasca. New York: Springer; 2013. p.153-9 (English translation)].

PREFACE

I am exceptionally pleased to write a preface for *Hallucinogens in mental health: from basic research to clinical studies*. My involvement with Brazilian psychedelic drug research extends over three decades, during which Brazil has taken a position as a world leader in the field, especially regarding the Amazonian brew ayahuasca.

My initial involvement with Brazilian psychedelic studies was with the first of its kind "Hoasca Project," a thorough investigation of the social, psychological, and pharmacological effects of ayahuasca in members of the União do Vegetal church in Manaus.[1] My collaboration with professor Rafael Guimarães dos Santos, now at Ribeirão Preto Medical School, began in the mid-2000s with two publications. The first concerned ayahuasca's effects on psychopathology in Santo Daime members,[2] and soon thereafter a letter to the editor of the *British Journal of Psychiatry* describing a case in which ayahuasca precipitated two episodes of medication-responsive psychosis.[3]

In addition to professor Santos, I have also collaborated with professor Paulo Cesar Ribeiro Barbosa, now at Universidade Estadual de Feira de Santana, acting as "emeritus sponsor" for his multi-year groundbreaking work at the University of New Mexico assessing the biopsychosocial correlates of regular ayahuasca use in the Santa Fe, New Mexico chapter of the União do Vegetal (UDV).[4-6] Doctor Suely Mizumoto from São Paulo (along with dr. Barbosa) and I have also published a paper presenting a rigorously validated Portuguese version of the Hallucinogen Rating Scale. This is a widely used psychometric instrument developed at the University of New Mexico in the early 1990s in the studies that initiated the renewal of clinical psychedelic drug research in the U.S. In addition, dr. Mizumoto, dr. Santos and I co-authored a chapter discussing the effects of participation in the Santo Daime on drug abuse.[8]

How do we explain the utility of psychedelics for so many indications—spiritual, psychological, and medical? And, are they only helpful, or do they come with potential harms?

The first question concerns the panacea-like effects of these substances; that is, they appear to be "all-healing," just as the word "panacea" implies. To a considerable extent, panaceas rely on the placebo ("I will please") effect; that is, nonpharmacological factors that modify pharmacological responses. No other class of compounds demonstrates such sensitivity to these "non-drug" exigencies as do the psychedelics. These factors we refer to as "set" and "setting." "Set" is the makeup of the individual who takes the drug — psychological, medical, and spiritual; as well as their hopes, intentions, and fears around the experience. "Setting" refers to the environment in which the drug-induced state occurs, including the set of those in the immediate vicinity, as well as the larger culture.

Brazilian research has the advantage of close proximity to a long history of indigenous use of psychedelic plants within the shamanic tradition, which contains unique spectrum of "setting" variables. In addition, it is home to more recently established syncretic religious organizations whose variations on traditional religious and indigenous shamanic platforms provide a unique experimental matrix.

Regarding adverse effects, the Brazilian experience offers valuable opportunities for assessing how "set" and "setting" may promote or minimize harms attendant to psychedelic use. While much of what we hear in the lay and academic media suggests that psychedelics are harmless, there is more than enough evidence that ill-advised use in marginally adjusted people may lead to serious long-term adverse outcomes. Even in those who are carefully screened in rigorous clinical settings, serious adverse reactions may occur. The remarkably wide range of settings available for psychedelic use in Brazil offers a rich source of information about the factors that lead to a positive, neutral, or negative outcome.

The ascendancy of Brazilian research with psychedelics onto the world stage is testimony to the skill, intelligence, dedication, and insight of the investigators whose work this book highlights. I look forward to the continued growth and importance of Brazilian psychedelic research in the near and far future.

Rick Strassman, PhD
Adjunct Associate Professor of Psychiatry,
University of New Mexico School of Medicine
New Mexico, US
March 2024

REFERENCES

1. Grob C, McKenna D, Callaway J, Brito G, Neves E, Oberlaender G, et al. Human psychopharmacology of hoasca, a plant hallucinogen used in ritual context in Brazil. J Nerv Ment Dis. 1996;184:86-94.
2. Santos RG, Strassman RJ, Landeira-Fernandez J, Cruz APM. Effects of ayahuasca on psychometric measures of anxiety, panic-like, and hopelessness in Santo Daime members. J Ethnopharmacol. 2007;112:507-13.
3. Santos RG, Strassman RJ. Ayahuasca and psychosis (electronic letter to the editor). Br J Psychiatry. 2008.
4. Barbosa PCR, Cazorla IM, Giglio JS, Strassman RJ. A prospective six-month evaluation of personality traits, psychiatric symptoms, and quality of life in ayahuasca-naïve subjects. J Psychoactive Drugs. 2009;41:205-12.
5. Barbosa PCR, Mizumoto S, Bogenschutz MP, Strassman RJ. Health status of ayahuasca users. Drug Test Anal. 2012;4:601-9.
6. Barbosa PCR, Strassman R, da Silveria DX, Areco K, Hoy R, Pommy J, et al. Psychological and neuropsychological assessment of regular hoasca users. Compr Psychiatry. 2016;71:95-105.
7. Strassman R. DMT. The spirit molecule. Rochester, VT: Park Street Press; 2001.
8. Labate BC, Santos RG, Strassman RJ, Anderson B, Mizumoto S. Efectos sobre la dependencia a sustancias de la pertenencia a una Iglesia Ayahuasquero Brasileña. In: Labate BC, Bouso JC, editores. Ayahuasca y salud. Barcelona: Los Libros de la Liebre de Marzo; 2013. p.302-10 [Labate BC, Santos RG, Strassman, RJ, Anderson B, Mizumoto S. Effect of Santo Daime membership on substance dependence. In: Labate BC, Bouso JC, editores. The therapeutic use of ayahuasca. New York: Springer; 2013. p.153-9 (English translation)].

SEÇÃO I

O que são os alucinógenos ou psicodélicos?

1

Usos tradicionais de alucinógenos e além*

Maja Kohek
Genís Oña
José Carlos Bouso

DESTAQUES

- Alucinógenos, também chamados de psicodélicos, são substâncias que alteram a percepção, o pensamento e o humor, desempenhando papel significativo em diversas culturas ao longo da história humana. Eles têm um impacto profundo no pensamento e no humor, sendo usados em contextos religiosos, médicos e sociais.
- Diversas comunidades indígenas ao redor do mundo integram alucinógenos em seus rituais e práticas de cura (p.ex., ayahuasca, peiote e cogumelos *Psilocybe*), que são usados para conexões espirituais, cura e fortalecimento de laços comunitários.
- A globalização trouxe o renascimento psicodélico na ciência moderna, com crescente interesse no potencial terapêutico dos alucinógenos para tratar transtornos mentais.

O QUE SÃO ALUCINÓGENOS?

Alucinógenos são plantas, fungos e substâncias que em "doses não tóxicas produzem mudanças na percepção, no pensamento e no humor,

---

* Revisão da tradução de Rafael Guimarães dos Santos.

mas raramente causam confusão mental, perda de memória ou desorientação em relação à pessoa, lugar e tempo".[1] Essas substâncias podem alterar todos os sentidos, levando a mudanças nas percepções visuais, auditivas, táteis, olfativas ou gustativas. No entanto, ao contrário do que se acredita popularmente, as alterações perceptuais muitas vezes são sutis, enquanto as mudanças no pensamento e no humor são significativamente mais profundas.[1] O termo "alucinógeno" é derivado do latim *(h) allūcināri*, que significa "vagar na mente" (ou *to wander in the mind* em inglês). No discurso científico contemporâneo, "alucinógeno" é substituído pelo termo "psicodélico", derivado do grego antigo *psukhḗ* (mente, alma) + *dêlos* (manifesto, visível), para descrever as propriedades de "manifestação da mente" dessas substâncias. O termo "alucinógeno" é considerado inadequado porque a definição popular atual de alucinação, como também delineada pelo dicionário *Cambridge*, é "perceber algo que não existe". No entanto, as experiências desencadeadas por substâncias alucinógenas são frequentemente descritas por aqueles que as experienciam como um encontro com "outra realidade".[2] Em uma discussão separada, portanto, defende-se revisitar o termo "alucinógeno" e reinterpretar alucinações como portais para o conhecimento, o que teria implicações significativas para a política de drogas, a lei civil, a psiquiatria e o estigma em torno dos distúrbios mentais.[3]

Quimicamente, os alucinógenos são classificados como alcaloides, que são compostos orgânicos complexos encontrados em uma ampla variedade de organismos, incluindo bactérias, fungos, plantas e animais. As plantas, em particular, são uma fonte significativa de alcaloides, que são mais frequentemente concentrados em várias partes da planta, incluindo raízes, cascas, folhas, frutos e sementes. Esses alcaloides desempenham papel vital nos efeitos fisiológicos e farmacológicos observados em numerosas plantas venenosas e medicinais. Eles atuam como substâncias bioativas capazes de interagir com o corpo humano por meio de múltiplas vias de administração, incluindo ingestão oral, aplicação tópica e administração intranasal, levando ao seu amplo uso na medicina tradicional e ancestral. A importância dos alcaloides na medicina é bem documentada e tem uma longa história. No entanto, sua importância se torna ainda mais pronunciada quando se considera sua presença em plantas alucinógenas. Entre os 126 gêneros de plantas psicoativas, mais da metade é utilizada por suas propriedades alucinógenas.[4] Essa utilização de alucinógenos é notável, especialmente à luz da variedade comparativamente limitada de espécies de plantas consumidas em geral por humanos. Apesar da vasta diversidade da vida vegetal na Terra, os seres humanos dependem muito de um número relativamente pequeno de espécies para alimentação, consumindo apenas cerca de 200 espécies de plantas.[5] Esse contraste destaca a excepcional significância cultural e histórica atribuída às plantas alucinógenas dentro das sociedades humanas.

Os alucinógenos têm sido parte integrante das experiências humanas em todo o mundo, possivelmente por milhares de anos, desempenhando papéis significativos na moldagem de paradigmas religiosos, médicos e sociais. Evidências arqueológicas, tanto indiretas quanto diretas, do final do período pré-histórico encontradas nas Américas, na Ásia, na África e na Europa destacam a relação de longa data entre humanos e substâncias psicoativas, enfatizando sua importância em diversas civilizações.[6] Nos últimos anos, especialmente ao longo da última década, houve aumento na pesquisa sobre os potenciais benefícios terapêuticos dos alucinógenos. No entanto, suas aplicações tradicionais se estendem muito além dos limites da prática médica moderna. Este livro explora o estado atual da pesquisa científica sobre alucinógenos, enquanto este capítulo introdutório tem como objetivo explorar seu uso além do domínio biomédico, refletindo sobre sua presença duradoura nas culturas humanas.

USO RITUAL DE ALUCINÓGENOS

Comunidades indígenas ao redor do mundo, e particularmente na América do Sul, há muito tempo reconhecem uma ampla gama de plantas, fungos e animais por suas propriedades alucinógenas, integrando-os em suas práticas culturais e de cura.

Entre os mais renomados estão a ayahuasca (*Banisteriopsis caapi*), usada sozinha ou com plantas ricas em dimetiltriptamina (DMT) como *chacrona* (*Psychotria viridis*) ou *chaliponga* (*Diplopterys cabrerana*). A ayahuasca é reverenciada como planta mestra ou medicinal por várias comunidades indígenas e como sacramento em religiões brasileiras como União do Vegetal, Santo Daime e Barquinha. O *yopo* (*Anadenanthera peregrina*), um poderoso rapé usado em rituais de cura, é feito das sementes da árvore e soprado nas narinas por outra pessoa. Jurema (*Mimosa tenuiflora*), uma árvore ou arbusto, é a fonte do "vinho da jurema", feito e usado durante festividades para honrar os ancestrais e fortalecer os laços comunitários. *Toé* (espécies de *Brugmansia*) e *toloache* (*Datura innoxia*) são empregados para induzir experiências visionárias em outros "reinos". *Wachuma* (espécies de cactos *Trichocereus*) é utilizada sobretudo nos Andes por curandeiros em rituais noturnos para diagnosticar doenças.

Na América Central, os fungos do gênero *Psilocybe* são reverenciados como "pequenos santos" e ingeridos durante *veladas*, rituais grupais noturnos em que os participantes buscam respostas para suas perguntas e recebem purificação e cura. As regiões desérticas do México e dos Estados Unidos são o lar do cacto peiote ou hikuri (*Lophophora williamsii*), utilizado pelos Wixárica e na Igreja Nativa Americana (*Native American Church*) em rituais de cura, adivinhação e proteção.

O sapo da região do deserto de Sonora (*Incilius alvarius*, anteriormente conhecido como *Bufo alvarius*), embora não haja evidências claras sobre a ingestão de seu veneno, possui valor cultural significativo na arte, histórias e rituais agrícolas dos povos Yaqui, que se referem ao sapo como *koarepa* (sapo-touro). Na África Central, o uso ritual do arbusto *Tabernanthe iboga* foi documentado pela primeira vez no meio do século XIX por exploradores belgas e franceses. Na religião Bwiti, suas raízes ou cascas são ingeridas em rituais de iniciação. Xamãs no norte da Ásia usam o cogumelo mata-moscas ou agário-das-moscas (do inglês *fly agaric*, *Amanita muscaria*) com o objetivo de induzir estados alterados de consciência para curar, comunicar-se com os ancestrais, para fins de adivinhação e para catalisar outros poderes xamânicos.[7,8] Os cogumelos *Amanita muscaria* ocupam um lugar significativo nas tradições culturais europeias, como evidenciado por sua representação na decoração de casas e brinquedos infantis em toda a Europa. Apesar do desaparecimento ou eliminação de seus rituais tradicionais, a reminiscência de seu uso persiste na memória coletiva europeia. Isso inclui conhecimento de preparação e consumo, especialmente entre comunidades rurais em países com uma forte tradição de colheita de cogumelos silvestres. Além do *Amanita muscaria*, outros cogumelos alucinógenos nativos da Europa (*Psilocybe semilanceata* ou "chapéu da liberdade" [do inglês *liberty cap*]) são colhidos e consumidos, juntamente com plantas como o meimendro (*Hyoscyamus niger*), a mandrágora (*Mandragora officinarum*), a beladona (*Atropa belladonna*) e o estramônio (*Datura stramonium*), que são conhecidas como plantas de bruxas e alucinógenos poderosos, embora seu uso tenha se tornado extremamente raro na atualidade.[7]

Desde as cerimônias da Igreja Nativa Americana até os rituais dos grupos indígenas amazônicos ou os rituais de iniciação Bwiti, cada tradição carrega seu próprio conjunto único de mitos e crenças, rituais e significados, profundamente entrelaçados com a identidade da comunidade, cosmologia e relacionamento com o mundo natural. O propósito geral e as implicações sociais dessas práticas, no entanto, compartilham semelhanças marcantes. O uso generalizado de alucinógenos em contextos de cura sublinha uma crença universal em seu potencial terapêutico, baseada em uma visão holística da saúde que engloba as dimensões física, mental, emocional, social, ambiental e espiritual do bem-estar. Tal compreensão enfatiza a interconexão entre saúde individual e comunitária, estendendo o conceito de bem-estar além do indivíduo para a comunidade mais ampla.

Nesses sistemas de conhecimento, as plantas e os fungos não são considerados ferramentas, substâncias ou drogas, mas sim seres com consciência, sagrados e poderosos mestres capazes de induzir estados de transe que não são meras reações bioquímicas, mas sim experiências profundamente significativas dentro das filosofias culturais e religiosas correspondentes da comunidade. O indivíduo testemunha os mitos de criação, a gênese de toda a vida na Terra, o estabelecimento da ordem social, e adquire uma compreensão profunda e aceitação de seu lugar dentro da comunidade. Essas jornadas pelo cosmos e pelo tempo deixam o indivíduo imbuído de sabedoria e uma convicção inabalável nas verdades dos mitos compartilhados pelos anciãos e agora incorporados pela experiência alucinógena. Eles emergem desse transe transformados; seu senso de si mesmos e sua compreensão de sua identidade dentro da comunidade ficam solidificados, alinhados com suas verdades e antigos valores, validados pelas visões e revelações experimentadas durante a jornada. Tais encontros servem para reforçar a validade das tradições e sabedoria que foram transmitidas através das gerações e atuam como pilares que sustentam e reafirmam a identidade cultural e a sabedoria coletiva da comunidade.[8]

A GLOBALIZAÇÃO DOS ALUCINÓGENOS NO CONTEXTO DA SAÚDE E DAS POLÍTICAS PÚBLICAS

Nos últimos cem anos, uma variedade de plantas e fungos alucinógenos, juntamente com suas práticas associadas, tornou-se conhecida na sociedade ocidental. Nas últimas décadas, essas práticas se espalharam para todos os cantos do mundo, impulsionadas pela globalização e as consequentes trocas interculturais. Essa disseminação global introduziu práticas alucinógenas tradicionais a um público mais amplo, ressoando com aqueles em busca de alternativas aos sistemas religiosos, comunitários e terapêuticos estabelecidos. O crescente apelo das experiências alucinógenas no Ocidente pode derivar de uma profunda ausência de – ou uma necessidade premente de – coesão comunitária, um senso de pertencimento e bem-estar comunitário.[9] Esses são exatamente os elementos que as plantas e os fungos alucinógenos, por meio de seus rituais e práticas, efetivamente cultivam e nutrem dentro das comunidades indígenas. Essa crescente popularidade dos alucinógenos fora de seus países de origem destaca uma profunda necessidade de se sentir parte de uma comunidade, o que é universal para todas as sociedades. Estudos etnográficos revelam, por exemplo, que participantes ocidentais em cerimônias de ayahuasca muitas vezes buscam alternativas às ideologias culturais individualistas nas quais foram criados e desafiam as suposições culturais fundamentais sobre si mesmos e seu mundo.[10] Ao participarem de rituais de ayahuasca, eles se distanciam de suas próprias normas culturais, buscam uma compreensão mais profunda de si mesmos e de como se relacionar com os outros, além de criarem novas narrativas e rituais para reviver suas próprias tradições já esquecidas.[11]

A globalização dos alucinógenos também levou ao que é popularmente conhecido como "renascimento psicodélico" na pesquisa científica. Após várias décadas de proibição e da "guerra às drogas", a pesquisa biomédica está prosperando como nunca – como apresentado nos capítulos seguintes deste livro – com estudos explorando os benefícios terapêuticos dos alucinógenos para o tratamento da depressão, do estresse pós-traumático e dos transtornos relacionados ao uso de substâncias. A busca por novos tratamentos para enfrentar a crise global de saúde mental no sentido mais amplo é urgente.[12] Profissionais da saúde estão cientes de que tratamentos farmacêuticos sozinhos não oferecerão soluções, já que problemas de saúde mental são consequência de um problema maior. Na sociedade individualista ocidental, a solidão é compreendida como uma epidemia e um dos principais fatores que contribuem para os problemas de saúde mental. Para abordar esses problemas de saúde de forma eficaz, eles também devem ser tratados em nível comunitário. Como mencionado anteriormente, sentir-se parte de uma comunidade e ter um senso de propósito são uma das principais razões pelas quais essas plantas e fungos eram empregados em contextos tradicionais.

Problemas de saúde mental são uma das razões mais comuns para os ocidentais recorrerem a terapias com alucinógenos, além de mudanças de estilo de vida ou busca de crescimento pessoal. Em busca de tratamentos eficazes, pacientes e profissionais recorreram a uma série de práticas alternativas e/ou tradicionais de cura, incluindo aquelas com alucinógenos. Em resposta ao aumento dos problemas de saúde mental em todo o mundo, o Plano de Ação Integral de Saúde Mental da Organização Mundial da Saúde (OMS), 2013-2030,[13] defende a integração de "práticas tradicionais e culturais baseadas em evidências para promoção e prevenção em saúde mental", instando uma maior cooperação com prestadores informais de cuidados de saúde mental, como líderes religiosos e curandeiros tradicionais, e uma mudança para a saúde baseada na comunidade. Embora a abordagem da OMS reflita um reconhecimento crescente das práticas tradicionais no enfrentamento dos desafios de saúde contemporâneos, as práticas médicas tradicionais envolvendo alucinógenos ainda permanecem amplamente ausentes das agendas de saúde nacionais e internacionais, mesmo nos países onde essas práticas se originaram. Cabe à pesquisa futura solidificar o papel dos alucinógenos como tratamentos benéficos para uma série de doenças que a biomedicina atual luta para abordar.

CONSTRUINDO PONTES ENTRE A SABEDORIA TRADICIONAL E A CIÊNCIA MODERNA

À medida que o interesse global no potencial terapêutico dos alucinógenos continua a crescer, é crucial compreender seus usos tradicionais e a sabedoria cultural que eles incorporam. Essa compreensão pode informar abordagens contemporâneas para a aplicação clínica dessas substâncias no tratamento de saúde mental. Estados de transe e experiências alucinógenas são inseparáveis da condição humana, evoluindo com as mudanças sociais. Enquanto algumas práticas tradicionais persistem, surgem novas formas de uso de alucinógenos, misturando rituais antigos com contextos modernos ou apresentando características clínicas desprovidas de rituais. Essa evolução reflete a natureza dinâmica das práticas culturais e a capacidade, bem como a disposição, das comunidades em integrar a sabedoria tradicional com a vida contemporânea. Embora a tradição seja frequentemente percebida como estática, ela permanece inerentemente responsiva às necessidades dos praticantes e ao cenário sociocultural e político mais amplo. O uso de alucinógenos não é exceção. Essas práticas continuamente se adaptaram e responderam a mudanças internas dentro das comunidades e pressões externas do colonialismo e da globalização. A troca cultural tem sido uma prática comum na tradição xamânica muito antes da globalização dos alucinógenos.[10] Uma interação fluida similar ocorre entre a biomedicina e a medicina tradicional, com a medicina alopática validando o conhecimento empírico xamânico das plantas (fitoterapia) enquanto marginaliza práticas mais "esotéricas".

À medida que avançamos na elaboração de novos paradigmas e na integração dessas práticas antigas na pesquisa clínica e na prática contemporânea, é essencial contemplar as narrativas tradicionais e os contextos culturais dos quais essas práticas originaram.[14] Isso não só tem significado para os avanços médicos ou científicos, mas também demanda uma mudança cultural e filosófica que reconheça o impacto profundo dos alucinógenos na consciência humana e nos valores sociais, promovendo uma compreensão mais profunda da interconexão entre mente, corpo e ambiente. Compreender os papéis multifacetados dos alucinógenos ao longo da história humana preserva seu patrimônio cultural e enriquece discussões contemporâneas sobre seu potencial terapêutico.

A medicalização dos alucinógenos já está acontecendo e é inevitável. Sua integração em ambientes clínicos não é uma questão de "se", mas sim de "quando". Enquanto isso, pessoas e comunidades estão defendendo seu direito de usar essas plantas, fungos e substâncias em rituais ou estruturas específicas além do ambiente clínico. No entanto, tais práticas muitas vezes são estigmatizadas pelas autoridades e consideradas perigosas para o indivíduo e a sociedade. Isso ecoa percepções históricas de colonizadores, que frequentemente viam as práticas indígenas como diabólicas. Dentro de uma abordagem descolonizada, é imperativo reconhecer e abordar as injustiças históricas e os desequilíbrios de poder que marginalizaram, reprimiram e rebaixaram comunidades indígenas, seus sistemas de conhecimento e práticas, incluindo seus usos tradicionais de alucinógenos e rituais sagrados. Ao criar espaço para a colaboração entre detentores de conhecimento indígena, pesquisadores, formuladores de políticas e a comunidade global, é possível começar a corrigir essas injustiças e honrar as valiosas visões e sabedorias que as culturas indígenas possuem. Esse esforço colaborativo não apenas garante inclusão, respeito e equidade na pesquisa e na prática alucinógena, mas também cria espaços onde indivíduos podem se envolver nesses tipos de práticas em um contexto não médico sem medo de condenação ou ridicularização. Por fim, cria plataformas para geração de conhecimento enraizadas em experiências práticas,[15] que devem informar políticas públicas sintonizadas e sensíveis aos contextos locais, realidades estruturais, cultura e história.

REFERÊNCIAS

1. Hoffer A, Osmond H. The hallucinogens. New York: Academic Press; 1967.
2. Shanon B. The antipodes of the mind: charting the phenomenology of the Ayahuasca experience. Oxford; New York: Oxford University Press; 2002.
3. Bouso JC, Ona G, Kohek M, Dos Santos RG, Hallak JEC, Alcázar-Córcoles MA, et al. Hallucinations and hallucinogens: psychopathology or wisdom? Cult Med Psychiatry. 2023;47(2):576-604.
4. Alrashedy NA, Molina J. The ethnobotany of psychoactive plant use: a phylogenetic perspective. Peer J. 2016;4:e2546.
5. Warren J. The nature of crops: how we came to eat the plants we do. Wallingford: Cabi; 2015.

6. Samorini G. The oldest archeological data evidencing the relationship of Homo sapiens with psychoactive plants: a worldwide overview. J Psychedelic Stud. 2019;3(2):63-80.
7. Rätsch C, Hofmann A, John Robin Baker, Lee A, Ballent C. The encyclopedia of psychoactive plants: ethnopharmacology and its applications. Rochester, Vt.: Park Street Press; 2005.
8. Furst PT. Hallucinogens and culture. San Francisco: Chandler & Sharp; 1976.
9. Office of the Surgeon General (OSG). Our Epidemic of Loneliness and Isolation: The U.S. Surgeon General's Advisory on the Healing Effects of Social Connection and Community [Internet]. Washington (DC): US Department of Health and Human Services; 2023. Disponível em: https://www.hhs.gov/sites/default/files/surgeon-general-social-connection-advisory.pdf. Acesso em: 16 jul. 2024.
10. Fotiou E. The importance of ritual discourse in framing ayahuasca experiences in the context of shamanic tourism. Anthropol Conscious. 2020;31(2):223-44.
11. Kohek M. Through the looking-glass: the use of psychoactive plants in Catalonia. Departament d'Antropologia Social i Filosofía [tesis doctoral]. Tarragona: University Rovira i Virgili. Tdxcat [Internet]. 2021. Disponível em: https://www.tdx.cat/handle/10803/671199. Acesso em: 16 jul. 2024.
12. World Health Organization. Transforming mental health for all. 2022. Disponível em: https://iris.who.int/bitstream/handle/10665/356119/9789240049338-eng.pdf?sequence=1. Acesso em: 16 jul. 2024.
13. World Health Organization. Comprehensive Mental Health Action Plan 2013-2030. 2021. Disponível em: https://iris.who.int/bitstream/handle/10665/345301/9789240031029-eng.pdf?sequence=1. Acesso em: 16 jul. 2024.
14. Fotiou E. The role of Indigenous knowledges in psychedelic science. J Psychedelic Stud. 2019;4(1):16-23.
15. Kienzler H. Mental health system reform in contexts of humanitarian emergencies: toward a theory of "practice-based evidence". Cult Med Psychiatry. 2019;43(4):636-62.

2

Usos de alucinógenos em saúde mental: 1950-1990

José Augusto Silva Reis
Jaime Eduardo Cecilio Hallak
Rafael Guimarães dos Santos

DESTAQUES

- O uso de alucinógenos, como o LSD e a mescalina, foi uma parte significativa da pesquisa psiquiátrica nas décadas de 1950 e 1960, com aplicações experimentais em diversas condições mentais, incluindo esquizofrenia, depressão, alcoolismo e neuroses.
- Pesquisadores utilizaram alucinógenos para induzir estados de consciência similares aos transtornos psicóticos, criando modelos experimentais que ajudaram a explorar as bases biológicas e psicológicas da psicose.
- Na década de 1960, os alucinógenos foram associados à contracultura e enfrentaram crescente desaprovação pública e regulamentações rigorosas, culminando na proibição das pesquisas com essas substâncias.

INTRODUÇÃO

O uso de substâncias psicoativas com fins terapêuticos foi parte integral da cultura das mais diversas sociedades humanas em todos os continentes ao longo de toda a sua história. Todavia, dentro da chamada cultura ocidental de raízes europeias, tais práticas curativas eram, até sua explosão na década de 1960, consideradas práticas secundárias ou exóticas, frequentemente associadas a fenômenos como curandeirismo ou xamanismo e descritas sob uma ótica que poderia ser mais ou menos pejorativa, mas sempre com a intenção de deixar marcada a diferença entre os saberes tradicionais e o conhecimento científico, racional e empírico, valorizado pelo homem branco. Porém, essas fronteiras viriam a sofrer uma forte transformação à medida que as diversas disciplinas do conhecimento humano – da antropologia às neurociências – passaram a manifestar interesse científico a respeito dos alucinógenos. Foi se tornando evidente que a produção científica a respeito dos psicodélicos se entrelaça de maneiras por vezes indissociáveis com saberes tradicionais, interesses econômicos, política em níveis nacional e internacional, ativismo e movimentos sociais e da cultura *pop*, entre muitos outros aspectos da cultura humana. Assim, é seguro afirmar que a relação entre alucinógenos e ciência possui uma história extremamente complexa e interessante, e o período sobre o qual este capítulo trata é um forte exemplo disso.

PRIMÓRDIOS: 1896-1949

A primeira vez que a comunidade científica volta seus olhos sobre os alucinógenos não com um interesse antropológico ou etnobotânico, mas sim farmacológico, se dá a partir da obra de Louis Lewin (1850-1929), que, ao elaborar um sistema de classificação farmacológica das substâncias psicoativas, estuda as propriedades farmacológicas do cacto peiote (*Lophophora williamsii*), oferecendo a primeira terminologia para descrever seus curiosos efeitos: surge o grupo dos fantasticantes (*phantastica*). Neste mesmo contexto, o farmacólogo alemão Arthur Heffter inicia um trabalho de isolar os alcaloides presentes no peiote, apresentando à comunidade científica, em 1896, a primeira molécula com propriedades fantasticantes da história: a mescalina.[1]

Já nas primeiras décadas do século XX, era possível encontrar mescalina circulando na Europa e nos Estados Unidos na forma de extratos e tinturas, e os primeiros registros sobre os estados alterados de consciência promovidos pela mescalina começam a aparecer na literatura científica.* Em 1919, o químico Ernst Späth (1886-1946) desenvolveu um método de produção de mescalina sintética e, no ano seguinte, a farmacêutica Merck passa a produzir sulfato de mescalina em solução intravenosa, aumentando sensivelmente sua disponibilidade para uso em pesquisa.[1] Durante o período entreguerras, a mescalina foi bastante utilizada em cenários de psicologia experimental como ferramenta para explorar funções psicológicas cognitivas, perceptivas e sensoriais, bem como as bases da personalidade, as produções inconscientes da mente humana e a fisiopatologia dos transtornos mentais. Após uma euforia inicial, os frequentes resultados negativos dos estudos levaram a pesquisa com mescalina a perder força, com uma percepção por parte dos pesquisadores de que os alucinógenos não possuiriam alguma aplicação relevante na prática clínica.[1] Entretanto, o surgimento de uma nova molécula alucinógena viria a mudar esse panorama.

Em 1938, o químico suíço Albert Hofmann (1906-2008) estudava as propriedades vasoconstritoras do esporão-do-centeio (*Claviceps purpurea*) nos laboratórios da farmacêutica Sandoz (atualmente Novartis), quando sintetizou a dietilamida do ácido lisérgico (LSD-25). De início, a substância despertou pouco interesse, até que, em 1943, algumas gotas da substância foram acidentalmente absorvidas por sua pele, resultando na primeira experiência com LSD documentada na história. Alguns dias depois Hofmann ingeriu intencionalmente 250 mcg de LSD, sob supervisão dos colegas de laboratório, voltando para casa de bicicleta sob os efeitos da substância, um dos eventos mais conhecidos em toda a história dos alucinógenos.[2]

Dois anos depois do passeio de bicicleta de Hofmann, seria publicado o primeiro estudo científico com o LSD-25, em Zurique, na Suíça, e, no ano de 1949, o LSD passou a ser produzido comercialmente, sob o nome de Delysid, sendo distribuído aos psiquiatras para a utilização em estudos sobre a natureza da psicose e em trabalhos psicanalíticos.[2-5] No mesmo ano, foram publicadas as primeiras evidências de que o LSD (e alucinógenos em geral) poderia ter efeitos antidepressivos[3,4] e, nos anos seguintes,

---

* Tecnicamente, o primeiro registro de um "ensaio clínico" usando alucinógenos datou de 1895, nos Estados Unidos, no qual um voluntário ingeriu alguns "botões" de peiote sob supervisão médica a fim de registrar seus efeitos.

o uso de LSD em estudos no campo da psicologia e da psiquiatria se tornaria extremamente popular.

IMITANDO A LOUCURA

Logo após a introdução da mescalina no Ocidente, o interesse dos pesquisadores nessa substância residia em sua capacidade de induzir estados de consciência extremamente únicos. Diversas tentativas de definir a experiência psicodélica haviam sido propostas, como dupla consciência, dupla personalidade ou *état mixte* (devaneio), todas elas, de certo modo, buscando traçar paralelos entre os fenômenos observados sob efeito de peiote àqueles presentes em outras drogas conhecidas na época, como o haxixe.[1] Ainda na década de 1920, Kurt Beringer (1893-1949) propôs o termo *mescal psychosis*, aproximando a experiência psicodélica à semiologia dos transtornos mentais do grupo das psicoses e, nas décadas seguintes, outros termos surgiram para descrever a fenomenologia da psicose do mescal, como esquizógenos, psicóticos, psicotógenos e alucinógenos, porém o termo que acabou se popularizando no período foi psicotomiméticos.[†1,5]

Dessa forma, a percepção de parte da comunidade científica era de que o valor científico dos alucinógenos residia em sua capacidade de induzir estados de consciência relativamente semelhantes ao de estados psicopatológicos, como os da esquizofrenia. Assim, os psicodélicos foram estudados como modelos experimentais de psicose, ou seja, substâncias que seriam capazes de reproduzir sintomas psicóticos em indivíduos saudáveis, de maneira transitória e controlada, fornecendo, assim, dados valiosos para a compreensão da fisiopatologia e psicopatologia da esquizofrenia. Estudos nos anos 1950 e 1960 encontraram níveis elevados de diversos alcaloides na urina de pacientes esquizofrênicos, alimentando a hipótese de que uma esquizotoxina alcaloide seria criada a partir da transmetilação da noradrenalina em feniletilaminas, e essa toxina seria responsável pela gênese da esquizofrenia, uma teoria que ficou conhecida como teoria da transmetilação da esquizofrenia.[6] Ainda na mesma linha

† Do grego ψυχή (*psychḗ*) + ωτικό (*-osis*) e μῑμητικός (*mīmētikós*), podendo ser traduzido como "imitadores da loucura".

de raciocínio, acreditava-se que as alterações metabólicas nas glândulas suprarrenais acabariam por gerar um composto tóxico no organismo, intermediário entre as catecolaminas e a mescalina, referido como substância M, acabando por influenciar a hipótese do adrenocromo, proposta por Humphry Osmond (1917-2004) e Abram Hoffer (1917-2009) em 1954.[6]

Ainda nas décadas de 1950 e 1960, a utilidade dos modelos psicotomiméticos já era questionada, e hoje compreende-se que a experiência psicodélica possui uma fenomenologia marcadamente diferente daquela expressa em quadros psicóticos primários. As hipóteses da transmetilação e do adrenocromo também foram descartadas pela psiquiatria moderna.[7] Porém, ecos do paradigma psicotomimético persistem até os dias de hoje: à medida que os pesquisadores se familiarizavam com formas de manipular ou aliviar os sintomas observados em estados alterados de consciência, poderiam ser capazes de desenvolver modalidades terapêuticas mais eficazes para o tratamento das psicoses. Em 1934 foi publicado o primeiro relato a respeito do uso de succinato de sódio para aliviar os efeitos produzidos pela mescalina e, após a introdução do LSD, demonstrou-se que diversos antipsicóticos poderiam alterar seus efeitos, como a clorpromazina, a reserpina e o azaciclonol.[8] Em 1993, chega ao mercado a risperidona, fármaco antipsicótico amplamente utilizado nos dias atuais, que foi desenvolvido a partir de modelos animais de psicose induzida pelo LSD.[9] Com efeito, não seria exagero afirmar que as pesquisas com psicotomiméticos tiveram alguma influência sobre o surgimento da psicofarmacologia moderna.

A PANACEIA

Nos anos 1950, as pesquisas com LSD passaram a crescer exponencialmente. Em 1951, cerca de 100 artigos científicos envolvendo LSD haviam sido publicados, número que passaria dos 1.000 em 1961.[2] Naquele mesmo ano, era estimado na literatura que cerca de 25 mil sessões experimentais, envolvendo quase 5 mil voluntários, haviam sido realizadas na última década. Diversos centros de pesquisa se consolidaram principalmente nos Estados Unidos e na Europa Ocidental, mas também em países sob a esfera de influência soviética, como a antiga Checoslováquia e a Polônia, além do Iraque, e artigos científicos eram publicados em uma dezena de línguas diferentes, incluindo o português, a partir de trabalhos produzidos no Brasil.[2,5]

À época, o LSD era administrado em pacientes com quadros psiquiátricos agudos ou crônicos, e as respostas comportamentais eram comparadas às de indivíduos saudáveis, a fim de elucidar possíveis diferenças funcionais por meio dos diferentes diagnósticos. Ademais, os psiquiatras exploraram seus efeitos terapêuticos sobre uma série de transtornos mentais, incluindo alcoolismo, neuroses (transtornos de ansiedade, quadros obsessivo-compulsivos), esquizofrenia e personalidades divididas (esquizoides, esquizotípicas), depressão, sintomas de humor em pacientes oncológicos terminais, psicopatia infantil, dor crônica, sintomas traumáticos em veteranos de guerra, ansiedade social nos transtornos do espectro autista, além de alguns diagnósticos inaceitáveis atualmente, como frigidez feminina e perversões sexuais (transexualidade e homossexualidade),[2-4,7] além de outros estudos que se propunham a elucidar diversas questões, como tolerância e tolerância cruzada, exploração dos efeitos subjetivos e estudos neurofarmacológicos e eletroencefalográficos. Em 1957, Humphry Osmond especula sobre as três grandes utilidades do uso de alucinógenos na ciência: seu principal uso se daria como ferramenta auxiliar em processos psicoterapêuticos (paradigma psicolítico, ver adiante), mas também seria uma ferramenta de grande valor para o estudo das psicopatologias por meio de um modelo experimental de psicose (paradigma psicotomimético), bem como uma espécie de material de treinamento para psiquiatras e psicólogos, que poderiam administrar em si mesmos e, com isso, explorar "de dentro para fora" os sintomas na mente.[5]

A proposta de que o LSD poderia ser utilizado em processos psicoterapêuticos começa a ganhar forma ainda em 1950, a partir da observação por parte dos pesquisadores de que seu uso, em baixas doses, estaria associado ao aumento da resposta emocional, ao processo de recordação extensiva de memórias reprimidas e catarse.[8] Em 1955 surgem os primeiros protocolos de psicoterapia psicolítica,[‡] derivados da influência da psicanálise na psiquiatria, dominante na primeira metade do século XX.

‡ Os alucinógenos aqui são referidos como psicolíticos, do grego antigo ψυχή (*psychē*) e λύσις (*lúsis*), "afrouxadores da mente", por sua capacidade de "afrouxar" as defesas do inconsciente.

Segundo esse paradigma, o LSD seria capaz de reduzir os mecanismos de defesa do ego, permitindo a emergência de conteúdos reprimidos do inconsciente e de memórias traumáticas, facilitando o processo de transferência e aumentando o *insight*, a autoaceitação e o autoentendimento, reduzindo comportamentos desadaptativos e, em última instância, fornecendo um novo conceito de identidade para o paciente.[8] Estima-se que, no período de 1953 a 1968, mais de 7 mil pacientes foram submetidos a tratamentos psicolíticos.[3] Havia, na época, uma controvérsia sobre qual seria o protocolo mais adequado: aumentar progressivamente as doses, começando com 75 mcg ou menos, para minimizar a ansiedade dos voluntários, ou utilizar doses mais elevadas, que induzissem experiências intensas, para alcançar a resposta terapêutica desejada. Além disso, havia incertezas sobre a duração e o formato ideal do tratamento.[8] Uma série de críticas ao método, incluindo a sugestionabilidade excessiva e a dificuldade de conduzir uma análise verbal em pacientes sob altas doses de psicodélicos, levou ao declínio desse paradigma ainda na década de 1960.

O potencial antidepressivo dos alucinógenos, atualmente a menina dos olhos da pesquisa com essas substâncias, foi bastante explorado nesse período, havendo, entre 1949 e 1973, um total de 21 ensaios clínicos publicados, em sua maioria envolvendo o LSD, mas também a mescalina.[10] Apesar de haver uma grande variabilidade nos protocolos de tratamento, indo desde sessões únicas até sequências de 58 sessões, com doses que variavam entre 20 e 1.500 mcg de LSD, os resultados eram quase exclusivamente favoráveis, havendo uma média de resposta girando em torno de 80% nesses estudos.[10] É importante ressaltar que o conceito de transtorno depressivo maior, tal qual conhecemos hoje, só foi delimitado a partir da terceira edição do *Manual diagnóstico e estatístico de transtornos mentais* (DSM), nos anos 1980. À época, diversos termos eram utilizados, como reações depressivas, neuroses depressivas ou depressão psiconeurótica, o que, associado a diversas limitações metodológicas severas, impede o aproveitamento desses dados no corpo de evidências atual.[10]

O uso de alucinógenos para tratar transtornos relacionados ao uso de álcool, uma das principais frentes de pesquisa da época, transcorreu de maneira um pouco diferente. Inicialmente, o LSD era estudado em etilistas como uma ferramenta para reproduzir um estado de *delirium tremens*, as intensas reações orgânicas e psíquicas da abstinência ao álcool, consideradas, à época, cruciais para a recuperação dos alcoólatras.

Porém, a partir de relatos de voluntários a respeito de *insights* vívidos e intensos a respeito de traços disfuncionais de sua personalidade com base em experiências positivas, que contrastavam com as experiências normalmente aterrorizantes vividas no *delirium tremens*, os pesquisadores passaram a teorizar que as experiências místicas/transcendentais produzidas por altas doses de LSD poderiam ser a chave para o sucesso do tratamento.[6] Essa percepção se alinha à ideia vigente de que os tratamentos em quadros de dependência química e das chamadas psicopatias precisaria ser mais *intensivo*, e o uso de altas doses de LSD poderia vencer a forte oposição ao tratamento e a não colaboração por parte dos pacientes, vistas pelos psiquiatras como inerentes a esses quadros. Dessa forma, a partir de 1958 começam a se desenhar formas de trabalho com alcoólatras nas quais o paciente recebia doses altas de LSD (acima de 200-400 mcg), acompanhadas de psicoterapia e, por vezes, terapia ocupacional, com sessões de preparação e seguimento, além de um acompanhamento durante a administração do tratamento, no qual o terapeuta adota uma postura marcada pela sugestão e pela persuasão, em um formato bastante semelhante às psicoterapias associadas aos psicodélicos atuais, inclusive sendo referidas por alguns autores como psicoterapias psicodélicas, em oposição aos modelos de psicoterapia psicolítica.[8] Com resposta ao tratamento superiores a 50%, os pesquisadores chegaram à conclusão de que os alucinógenos possuíam tamanho potencial terapêutico que deveriam, de acordo com nomes como Osmond e Hoffer, ser considerados o tratamento de escolha para alcoólatras.[8]

Naturalmente, à medida que os resultados se multiplicavam, os pesquisadores também passaram a investigar outras moléculas similares a fim de desenvolver novos fármacos. Dentre esses novos alucinógenos que surgiram no período, o que mais se destacou foi a psilocibina. Em 1957, o banqueiro Gordon Wasson entra em contato com cogumelos alucinógenos no México por intermédio de uma curandeira mazateca chamada María Sabina, e a publicação de seu relato na revista *Life* torna os chamados cogumelos mágicos extremamente populares no Ocidente.[7] No ano seguinte, Albert Hoffman isola o princípio ativo desses cogumelos, a psilocibina, e, em 1960, a Sandoz passa a distribuir psilocibina (sob o nome comercial Indocybin) como uma droga adjuvante em processos psicoterapêuticos.[11] A psilocibina cresce rapidamente em popularidade, com cerca de 100 artigos publicados nos anos 1960 e 1970, porém não há registros, à época, de ensaios clínicos conduzidos, ou evidências a respeito de seu valor terapêutico.[11]

No final da década de 1950, o LSD estava no auge de sua popularidade, não apenas entre os cientistas, mas também entre o público em geral. A década de 1950 ficou marcada pelos chamados anos de ouro da televisão, nos quais a mídia de massas adquire um papel importante na sociedade. Essa mídia teve uma imensa contribuição para a popularização do debate acerca do LSD, ao retratar de maneira extremamente positiva, por vezes até sensacionalista, os efeitos da substância, referida como droga milagrosa. Entrevistas com pesquisadores sob efeito de LSD e sessões experimentais inteiras eram televisionadas, e situações como artistas descrevendo suas experiências de uso estampavam as capas de jornais, o que atraía cada vez mais curiosos para o ecossistema em torno dos psicodélicos. Soma-se a isso o fenômeno de popularização do LSD, que, ainda na primeira metade da década de 1950, sai do ambiente estritamente acadêmico e atinge alguns grupos, como o movimento *Beat*, influenciando os trabalhos de escritores, filósofos e artistas como Aldous Huxley (1894-1963), Alan Watts (1915-1973) e Allen Ginsberg (1926-1997), difundindo-se rapidamente por meio da comunidade universitária.[7,12,13] Em 1959, surgem os primeiros relatos a respeito da produção clandestina de LSD e o uso recreativo da droga explode.[2] Na virada da década, porém, o panorama viria a se transformar completamente.

GUERRA ÀS DROGAS

Embora o período conhecido como guerra às drogas seja normalmente associado às políticas que marcaram os anos 1970 e 1980, a partir da retórica do presidente norte-americano Richard Nixon (1913-1994), críticas acerca da pesquisa e do uso de alucinógenos são tão antigas quanto o próprio LSD, variando desde artigos de opinião bem fundamentados, publicados por pesquisadores em periódicos reconhecidos, até um franco pânico moral promovido pela mídia não especializada.

Embora desde 1953 já houvesse notícias em revistas e jornais populares publicadas associando o LSD à loucura em manchetes sensacionalistas com viés negativo, como "Adentrando o mundo dos insanos" ou "Minhas 12 horas como um louco",[12] a opinião pública era, *grosso modo*, usualmente positiva ao uso de alucinógenos nos anos 1950. Um dos eventos-chave para a mudança de perspectiva foi o que ficou conhecido como Escândalo de Harvard, em 1962, no qual dois professores, Timothy Leary (1920-1996) e Richard Alpert (1931-2019), foram expulsos da instituição por fornecer LSD para os alunos.[13] A partir de então, as fronteiras entre o que era considerado uso terapêutico e uso recreativo ficariam cada vez mais turvas nas notícias, que davam cada vez mais espaço a escândalos relacionados ao uso do LSD, dentro e fora da comunidade acadêmica, sem distinções claras. As capas de jornal que antes retratavam o LSD como droga milagrosa passaram a manchetes sobre crianças que ingeriram a substância inadvertidamente, crimes cometidos sob o efeito de LSD e mortes acidentais.[7,12,13] Soma-se isso o fato de que os anos 1960 consolidaram o LSD como uma droga visceralmente ligada à contracultura, lugar que, de certa maneira, ocupa até hoje o imaginário popular, ao ser associado a uma série de grupos sociais, como os *beatniks* e os *hippies*, que, por suas posturas progressistas e críticas ao modo de vida norte-americano, eram malvistos pelo resto da sociedade. É importante ressaltar que, no período, a Guerra Fria experimentava seus momentos mais tensos e, nos EUA, esse panorama alimentava um fenômeno de histeria coletiva associado a uma ameaça (real ou imaginária) de que o país seria destruído ou subvertido pela infiltração de agentes comunistas, o chamado macarthismo, que se desenvolve a partir de meados dos anos 1950.

Nesse contexto, a opinião pública passou a enxergar o LSD como uma droga disruptiva, associada a ideias revolucionárias e perigosas, que infectaria a mente da juventude e desencadearia comportamentos perigosos em pessoas de bem, alimentado por um número crescente de opiniões sensacionalistas veiculadas pela mídia de massas a respeito da ameaça que uma suposta epidemia de consumo de LSD entre os jovens poderia representar aos valores da sociedade norte-americana.[2,14,15] Os efeitos dessa instabilidade geracional e do pânico moral associados ao uso de psicodélicos começam a ter impactos sobre os pesquisadores por volta de 1965, que enfrentaram uma crescente dificuldade em recrutar voluntários para os estudos, com a população se mostrando mais apreensiva e insegura, e uma atitude negativa por parte das instituições, que passaram a exibir certa desconfiança a respeito de grupos de pesquisa, com desconforto em se associar a pesquisadores que pudessem ser rotulados como socialmente perigosos, ocasionando diversas limitações ou mesmo o término precoce de projetos de pesquisa.[5,11,13,15]

Paralelamente, uma parcela da própria comunidade científica tecia duras críticas à adoção indiscriminada dos alucinógenos como modalidade de tratamento. Esse movimento foi encabeçado por Sidney Cohen (1910-1987), pioneiro da pesquisa com alucinógenos na América do Norte, que, ainda no final dos anos 1950, passa adotar uma postura mais cautelosa, assumindo que o LSD poderia ser uma droga perigosa quando usada inadvertidamente. Cohen conclui que, embora o uso de LSD pareça ser seguro para indivíduos estáveis em contextos favoráveis, não era isenta de riscos, os quais, embora raros, poderiam chegar a episódios psicóticos e suicídios.[12]

Os pesquisadores recebem os dados de Cohen e os usam de maneira displicente, como uma espécie de atestado de segurança do uso do LSD, ressaltando o quão raros os riscos eram e minimizando seus alertas. Cohen traz à tona diversos relatos de caso em que voluntários de pesquisa apresentavam efeitos colaterais preocupantes, como comportamentos erráticos, isolamento social e experiências de vazio existencial e solidão, queixas frequentemente ignoradas pelos pesquisadores, e chama a atenção para o número crescente de terapeutas psicodélicos, que, sem nenhum tipo de formação adequada, administravam LSD (fornecido gratuitamente pela Sandoz) a preços exorbitantes[§] em clínicas privadas, trazendo à luz diversos relatos de situações de abuso, inclusive sexual, que também eram pouco comentadas nos círculos acadêmicos da época.[12]

Psiquiatras não relacionados à pesquisa com alucinógenos passaram a se queixar do aumento vertiginoso de pacientes que os procuravam a fim de obter uma experiência psicodélica, apontando a fragilidade das evidências que suportavam seu uso e a divulgação apaixonada e pouco responsável por parte dos pesquisadores, que passam a ter sua credibilidade questionada, em termos de ética e rigor científico.[2,12,13]

A autoexperimentação, frequentemente defendida pelos pesquisadores, e a opacidade dos limites entre seus usos científicos e recreativos, eram duramente criticadas, bem como a permeabilidade da comunidade científica a diversas formas de pseudociência, como reencarnação, parap-

§ Cada sessão de LSD chegava a custar US$ 500,00, o que, convertido em valores de 2024, seria o equivalente a US$ 5.300,00, ou cerca de R$ 26.000,00.

sicologia e espiritualidade *new age*. Artigos chamando a atenção para os potenciais riscos do LSD passaram a ganhar mais espaço nos periódicos científicos, com críticas pertinentes sobre a existência de vieses, confundidores e outras falhas metodológicas graves nos ensaios clínicos publicados até então.[2,12,13]

A publicação de pesquisas associando o LSD a erupção de quadros de esquizofrenia e danos ao material genético motivou ainda mais a percepção de que não se possuía conhecimento ou controle suficiente sobre o LSD que justificasse tal uso indiscriminado,[2,14,15] debate que foi fortemente afetado pelo escândalo da talidomida, no início dos anos 1960, no qual se revelou que uma droga inicialmente vendida sem prescrição médica como tratamento para ansiedade, insônia e náuseas durante a gravidez possuía efeitos teratogênicos graves.[2] Esses dados alimentaram inclusive os ataques da mídia, que evoluiu de um pânico moral difuso baseado em comportamentos aberrantes e passou a trazer uma justificativa científica para sua postura crítica.[14] É válido ressaltar que nenhum desses achados relacionados ao LSD foi confirmado por pesquisas posteriores.

Tamanhas mudanças nas opiniões pública, médica e política resultaram em diversas tentativas de regulamentação do uso de alucinógenos. Como efeito direto do caso da talidomida, as primeiras tentativas de regulamentação da pesquisa com LSD se iniciaram em 1962, com a exigência de normas mais rígidas sobre segurança, tolerabilidade e eficácia antes da autorização da prescrição da droga. Em 1965, o Congresso norte-americano aprova as primeiras leis a respeito da manufatura e do comércio de alucinógenos. No ano seguinte, a Sandoz interrompeu o fornecimento de Delysid e o financiamento para pesquisas com a droga,[12-15] consequentemente tornando cada vez mais escasso o suprimento de LSD para pesquisa, reduzindo o número de centros de pesquisa nos Estados Unidos de mais de 70 para apenas 9.[14,15]

Em 1970, os EUA aprovaram novas regulamentações por meio do Controlled Substances Act, que classificou os alucinógenos como drogas de abuso, que não poderiam ser utilizadas mesmo sob supervisão médica e, embora o Departamento de Saúde Mental norte-americano mantivesse o financiamento para pesquisas com psicodélicos até 1974, na prática, a produção científica entrava em franco declínio, com uma imensa dificuldade para os pesquisadores obterem e manterem autorização para conduzir experimentos nesse campo,[12,15] como demonstrado na Figura 1.

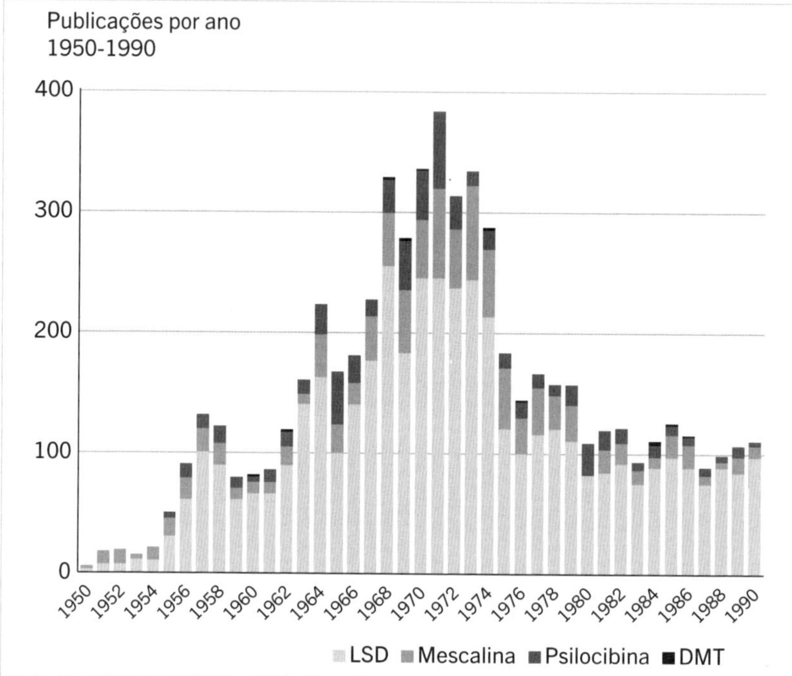

Figura 1 Número anual de publicações relacionadas a psicodélicos, 1950-1990.
Fonte: elaborada pelos autores, com base em dados do PubMed e da Web of Science.

Em 1971, a Organização Mundial da Saúde (OMS) realizou a Convenção sobre Substâncias Psicotrópicas, em Viena, na Áustria. A partir dessa convenção, os psicodélicos passaram a ser considerados drogas de abuso, com alto potencial para dependência, riscos à saúde pública e sem nenhum valor terapêutico. No evento, o presidente norte-americano Richard Nixon declarou que as drogas eram o "inimigo público número 1", dando início à chamada guerra às drogas. Essas estruturas de controle internacional, apesar dos benefícios relacionados à proteção da saúde pública, tiveram consequências severas sobre a pesquisa com psicodélicos. O cancelamento do Spring Grove Psychedelic Research Program, o maior e mais duradouro projeto de pesquisa com LSD em humanos nos Estados Unidos, em 1976, marca o momento em que a pesquisa clínica com humanos foi virtualmente extinta no Ocidente, embora projetos de pesquisa pré-clínica (estudos *in vitro* e em animais) ainda continuassem a ser conduzidos no período, além de raros experimentos em humanos em países soviéticos, especialmente na antiga Checoslováquia.[3-5] Tais pesquisas só retornariam a partir dos anos 1990, com os estudos de Richard Strassman com dimetiltriptamina (DMT) intravenosa.

CONCLUSÕES

Indiscutivelmente, o uso de alucinógenos em saúde mental nos anos 1950 e 1960 foi um capítulo de grande importância na história da psiquiatria. Até então, a psiquiatria ainda era dominada pela psicanálise e por paradigmas psiquiátricos do início do século, e os tratamentos biológicos disponíveis à época, como o hidrato de cloral, a psicocirurgia e a narcoterapia, eram escassos e pouco efetivos. As pesquisas com LSD e mescalina tiveram papel crucial no desenvolvimento da psicofarmacologia, oferecendo ferramentas para a exploração química/biológica dos transtornos mentais e caminhando lado a lado com o desenvolvimento de fármacos como os antidepressivos e os antipsicóticos, inclusive sendo conduzido, em diversas ocasiões, pelos mesmos atores.[2] Ou seja, não seria exagero dizer que a psiquiatria moderna é, em parte, fruto da pesquisa com alucinógenos em saúde mental.

Por outro lado, a chamada psiquiatria psicodélica vai além disso, ao desafiar o *status quo*, levantando importantes questões a respeito da natureza e da classificação dos transtornos mentais, da modalidades de tratamento, da autoridade psiquiátrica e da institucionalização,[2] prometendo uma revolução no cuidado em saúde mental jamais vista na história. Essa afirmação, sem um recorte temporal, pode ser aplicada sobre o debate atual a respeito do uso de psicodélicos pela psiquiatria. Ainda hoje há uma mística em torno do uso de alucinógenos em saúde mental, no qual se tem uma percepção de que pesquisadores corajosos estão enfrentando a psiquiatria moderna e sua relação incestuosa com a indústria farmacêutica por meio da administração de tratamentos alternativos, por vezes clandestinos, com resultados revolucionários.

Essa expectativa, que resiste há 70 anos, motivou no passado tanto a euforia a respeito de seu potencial terapêutico quanto a uma série de problemas graves que levaram ao seu fim precoce. Assim, compreender a história do uso de alucinógenos em saúde mental, em seus erros e acertos, pode ser de grande valia para compreender os desafios – médicos e não médicos – de incorporar alucinógenos às formas de cuidado em saúde mental praticadas pela medicina moderna.

REFERÊNCIAS

1. Jay M. Mescaline: a global history of the first psychedelic. New Haven: Yale University Press; 2019.
2. Dyck E. Flashback: psychiatric experimentation with LSD in historical perspective. Can J Psychiatry. 2005;50(7):381-8.
3. Nichols DE, Walter H. The history of psychedelics in psychiatry. Pharmacopsychiatry. 2020;54(4).
4. Sessa B. The history of psychedelics in medicine. In: von Heyden M, Jungaberle H, Majić T (ed.). Handbuch Psychoaktive Substanzen. Berlim: Springer; 2016. p.1-26.
5. Dyck E, Elcock C. Expanding mindscapes: a global history of psychedelics. Cambridge, MA: MIT Press; 2023.
6. Osmond H. A review of the clinical effects of psychotomimetic agents. Ann N Y Acad Sci. 1957;66(3):418-34.
7. Hoffer A, Osmond H. The hallucinogens. New York: Academic Press; 1967.
8. Blewett DB, Chwelos N. Handbook for the therapeutic use of lysergic acid diethylamide-25: individual and group procedures. OCR by MAPS; 1959.
9. Colpaert FC. Discovering risperidone: the LSD model of psychopathology. Nat Rev Drug Discov. 2003;2(4):315-20.
10. Rucker JJ, Jelen LA, Flynn S, Frowde KD, Young AH. Psychedelics in the treatment of unipolar mood disorders: a systematic review. J Psychopharmacol. 2016;30(12):1220-9.
11. Nichols DE. Psilocybin: from ancient magic to modern medicine. J Antibiot (Tokio). 2020;73(10):679-86.
12. Novak S. LSD before Leary: Sidney Cohen's critique of 1950s psychedelic drug research. Isis. 1997;88(1):87-110.
13. Dahlbeg CC, Mechaneck R, Feldstein S. LSD research: the impact of lay publicity. Am J Psychiatry. 1968;125(5):685-9.
14. Dyck E. Psychedelic psychiatry: LSD from clinic to campus. Baltimore, MD: Johns Hopkins University Press; 2008.
15. Oram M. Prohibited or regulated? LSD psychotherapy and the United States Food and Drug Administration. Hist Psychiatry. 2016;27(3):290-306.

SEÇÃO II

Pesquisas pré-clínicas com alucinógenos

3

Efeitos de alucinógenos em modelos pré-clínicos de depressão, ansiedade e estresse

Lorena Terene Lopes Guerra
Jaime Eduardo Cecilio Hallak
Rafael Guimarães dos Santos

DESTAQUES

- Estudos pré-clínicos mostram que substâncias como psilocibina, ayahuasca, LSD e ibogaína podem ter efeitos antidepressivos e ansiolíticos significativos, com melhorias rápidas e duradouras nos sintomas de depressão, ansiedade e estresse em modelos animais.
- Diversos paradigmas comportamentais, como o teste do nado forçado, labirinto em cruz elevado e testes de medo condicionado, são usados para avaliar os efeitos de alucinógenos sobre comportamentos tipo-depressivo e tipo-ansioso, ajudando a entender como essas substâncias podem atuar no tratamento de transtornos psiquiátricos.
- A plasticidade neuronal, especialmente envolvendo a ativação de receptores serotoninérgicos, é apontada como um dos principais mecanismos pelos quais os alucinógenos podem promover efeitos terapêuticos, sugerindo que essas substâncias podem restaurar e fortalecer conexões cerebrais afetadas por estresse e outras condições psiquiátricas.

INTRODUÇÃO

Transtornos depressivos, de ansiedade e de estresse são cada vez mais prevalentes na população mundial e podem apresentar sintomas debilitantes, prejudicando a vida do indivíduo nos âmbitos pessoal, social e produtivo. Embora esses transtornos sejam cada vez mais comuns e conhecidos pelo público geral, muitos pacientes que sofrem com essas complicações ainda não conseguem tratar os sintomas de forma eficaz.

Embora o desenvolvimento de transtornos psiquiátricos resulte de uma interação complexa entre fatores biológicos, sociais e culturais, é possível traçar paralelos entre algumas respostas comportamentais expressas por modelos animais e alguns dos sintomas presentes nesses transtornos. Ainda que esses modelos não sejam capazes de reproduzir todas as esferas subjetivas que podem ser afetadas, eles são muito úteis para a investigação dos possíveis mecanismos biológicos envolvidos, além de ajudar na investigação de intervenções comportamentais e farmacológicas que possam ser adotadas para tratamento dos pacientes.[1]

A crescente necessidade de novas alternativas de tratamento tem levado a um aumento dos estudos acerca do uso das substâncias alucinógenas para tratamento de diferentes condições psiquiátricas. As alterações moleculares e comportamentais induzidas por essas substâncias parecem ser alternativas promissoras, especialmente pela rapidez com que parecem ser capazes de induzir melhoras nos sintomas.[2]

Nos últimos anos, há um crescente de literatura com modelos pré-clínicos que, paralelamente à produção de dados clínicos, buscam compreender diferentes aspectos farmacológicos, moleculares e comportamentais dos alucinógenos. Neste capítulo serão abordados brevemente alguns dados sobre a psilocibina, substância encontrada em cogumelos do gênero *Psilocybe*; a ayahuasca, bebida de uso tradicional religioso que contém diferentes substâncias, dentre as quais a N,N-dimetiltriptamina (DMT) e as betacarbolinas; a dietilamida do ácido lisérgico (LSD), composto semissintético derivado da ergolina; e a ibogaína, substância extraída a partir da raiz do arbusto *Tabernanthe iboga*.[3]

MODELOS EXPERIMENTAIS E PARADIGMAS COMPORTAMENTAIS

Os protocolos para indução e avaliação de respostas comportamentais podem utilizar características inatas ao comportamento da espécie ou induzir uma expressão comportamental alterada por meio de intervenções ambientais e/ou farmacológicas, como acontece em modelos de estresse crônico e de isolamento social. Alguns modelos ainda podem lançar mão de ferramentas quimiogenéticas para compreender a influência de alterações genéticas sobre a expressão comportamental.

Muitos paradigmas comportamentais desenvolvidos para avaliar comportamento tipo-ansioso exploram um comportamento natural de algumas espécies, a tigmotaxia. Esse comportamento representa uma tendência do animal de evitar os locais mais expostos do ambiente e muitas vezes preferir se posicionar próximo às paredes que limitam a área. Alguns exemplos são o teste do campo aberto (CA), no qual o animal é alocado em uma arena e tem seu comportamento motor avaliado com base no tempo que passa no centro comparado às extremidades da arena (Figura 1B). O teste de neofobia (TN) tem uma lógica similar ao do CA, mas ao centro da arena é colocado um alimento, por exemplo, *pellets* de ração, e, após passar algum tempo em jejum, os animais são avaliados quanto à latência para se alimentar. Maiores latências são observadas em animais com comportamento tipo-ansioso.

O labirinto em cruz elevado (LCE), outro paradigma comportamental clássico para avaliar comportamento tipo-ansioso em roedores, é um labirinto que possui quatro braços, dois abertos (sem paredes) e dois fechados (com paredes). Durante o protocolo, a atividade locomotora do animal é registrada para a avaliação de critérios como tempo gasto em cada braço e número de entradas no braço aberto comparado ao braço fechado (Figura 1C). Em ambas as tarefas, animais com comportamento tipo-ansioso mais acentuado tendem a permanecer mais tempo nas regiões mais protegidas (extremidades do CA e braços fechados no LCE).[4]

Já os protocolos clássicos para avaliação de comportamento tipo-depressivo tendem a explorar dois tipos de comportamento: tempo de imobilidade e anedonia. Em protocolos como o teste do nado forçado (NF), o animal é colocado em um cilindro com água até uma altura que ele não consiga alcançar o fundo com as patas, e é avaliado o tempo em que o animal passa se esforçando para nadar ou para tentar escalar as paredes do aparato. Uma redução desse esforço (e consequente aumento da imobilidade) indica um comportamento tipo-depressivo (Figura 1A).

Outra forma de avaliar o comportamento tipo-depressivo é pela perda de interesse do animal por estímulos normalmente considerados prazerosos (anedonia). O protocolo mais utilizado para mensurar esse comportamento é o teste de consumo de sacarose (SA), no qual o animal é avaliado pela quantidade consumida de solução açucarada à qual é garantido livre acesso. Uma redução no consumo pode indicar aumento de anedonia e comportamento tipo-depressivo.

Tarefas de condicionamento de respostas de medo também podem ser utilizadas para estudar efeitos do estresse e do processamento de memórias de medo, úteis para a compreensão dos mecanismos moleculares e estruturais ligados a transtornos como o de estresse pós-traumático. Nessas tarefas, os animais aprendem a associar um estímulo não condicionado que naturalmente gera uma resposta de medo – por exemplo, uma descarga elétrica ou o cheiro de predador – a um estímulo antes inócuo, como pistas visuais ou sonoras. Na primeira parte do protocolo, os dois estímulos são apresentados de forma simultânea, para que o animal possa associá-los. Formada essa associação, o animal passa a apresentar uma resposta de medo condicionada ao estímulo antes neutro, mesmo na ausência do estímulo não condicionado. Os dois protocolos mais comuns são o medo condicionado ao contexto (MCC), que usa como pista características espaciais, visuais e olfativas, e pequenas descargas elétricas como estímulo não condicionado (Figura 1D). Já o medo condicionado

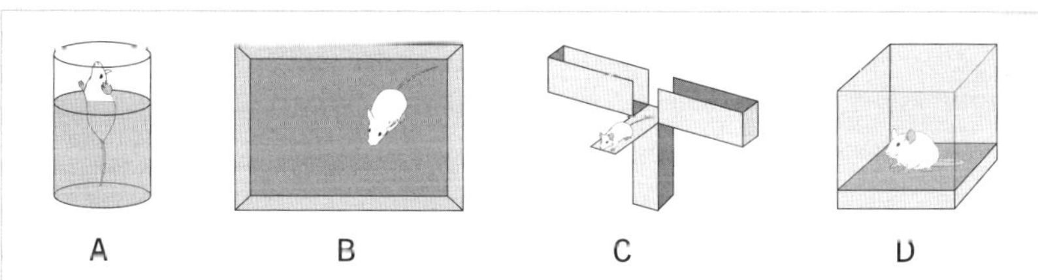

FIGURA 1 Paradigmas utilizados para estudar comportamentos tipo-depressivo, tipo-ansioso e de estresse. A: teste do nado forçado (NF). B: teste do campo aberto (CA). C: teste do labirinto em cruz elevado (LCE). D: teste do medo condicionado ao contexto (MCC).

ao som (MCS) pareia o estímulo aversivo (geralmente descargas elétricas) a uma pista sonora específica.

EFEITOS COMPORTAMENTAIS DO TRATAMENTO COM ALUCINÓGENOS

Psilocibina

O tratamento com psilocibina, mesmo em dose única, parece resultar em uma redução de comportamentos tipo-depressivo. O pré-tratamento com uma dose única de psilocibina foi capaz de prevenir alterações comportamentais induzidas pela exposição de peixes-zebra a um protocolo de estresse agudo.[5] Em roedores, o tratamento agudo (1 mg/kg) foi capaz de reverter o comportamento anedônico no SA em camundongos submetidos a um protocolo de estresse crônico e de reduzir o tempo de imobilidade no NF em camundongos e ratos por várias semanas após o tratamento.[1,6]

Ratos tratados com 1 mg/kg de psilocibina apresentam uma redução no comportamento tipo-ansioso mesmo após 41 dias de tratamento, como indicado por um aumento do tempo no braço aberto do LCE. O tratamento com as doses de 2 e 10 mg/kg, apesar de reduzir a atividade locomotora dos animais, aumentou o número de entradas no centro em um teste de campo aberto, também sugerindo um efeito ansiolítico das duas doses avaliadas.[1]

Em um modelo de estresse, no qual ratos são submetidos a um protocolo de MCS, o tratamento com um extrato obtido a partir do *Psilocybe cubensis* (aproximadamente 25 mg/kg de psilocibina) foi capaz de reduzir as respostas de medo a curto prazo (1 e 3 dias), mas não a longo prazo (21 dias). Por outro lado, uma redução no comportamento tipo-ansioso, avaliada pelo CA, só foi observada no teste de 21 dias.[7]

O estresse parece ser um componente relevante da resposta ansiolítica e antidepressiva da psilocibina. Estudos com animais *naïve* (animais não submetidos a nenhum protocolo prévio de estresse) diferem quanto à resposta eliciada pelo tratamento em comportamentos tipo-ansioso e tipo-depressivo. Além disso, em camundongos tratados com antagonistas de receptores glicocorticoides, a psilocibina não foi capaz de alterar comportamentos tipo-ansioso.[1]

Ayahuasca, N,N-dimetiltriptamina e betacarbolinas

O tratamento agudo de ratos machos com harmina (10 e 15 mg/kg), betacarbolina presente na composição da ayahuasca, foi capaz de reduzir o tempo de imobilidade de animais submetidos ao NF, indicando um efeito antidepressivo do tratamento. Essa redução não está relacionada a uma alteração do comportamento motor, uma vez que os animais tratados com harmina não diferiram dos animais controle na locomoção total avaliada pelo CA. Já o tratamento crônico (com 5, 10 e 15 mg/kg ao dia durante 14 dias) foi capaz de reduzir a imobilidade dos animais no NF em todas as doses avaliadas, também sem alterar a atividade locomotora total avaliada pelo CA.[8]

Já a administração aguda de ayahuasca (doses ajustadas para conter 4,5 ou 9 mg/kg de DMT) em ratas aumentou o tempo de nado no NF, embora tenha reduzido a locomoção no CA. No LCE, os tratamentos resultaram em uma redução do número de entradas nos braços fechados e apontaram para uma tendência de aumento de tempo gasto nos braços abertos, sugerindo uma atividade ansiolítica.[9]

Em roedores machos submetidos a um protocolo de estresse crônico, o tratamento por 7 dias com harmina (15 mg/kg ao dia) foi capaz de prevenir o comportamento de anedonia avaliado pelo SA, sugerindo um efeito protetor e antidepressivo do tratamento. Em camundongos expostos a estresse crônico, o tratamento crônico com harmina (10 ou 20 mg/kg ao dia) preveniu o aumento da anedonia avaliado pelo SA e reduziu o tempo de imobilidade no NF.[8]

Além disso, o tratamento com ayahuasca parece estar ligado ao processamento de respostas de medo. Ratos tratados com ayahuasca (0,3 mg/kg de DMT) após o protocolo de MCC apresentam uma facilitação da extinção da resposta de medo condicionado.[10]

LSD

A administração de uma dose única de LSD (0,15 mg/kg) em ratos é capaz de reduzir comportamentos tipo-depressivo, avaliados pelo NF, mesmo 4 semanas após o tratamento. Esse mesmo tratamento, entretanto, não alterou o comportamento tipo-ansioso avaliado pelo LCE.[3]

Por outro lado, o tratamento com LSD (30 mcg/kg) durante 7 dias é capaz de prevenir alguns dos efeitos de aumento da expressão de comportamento do tipo-ansioso em camundongos submetidos a um protocolo de estresse crônico. Os animais tratados com LSD tiveram mais entradas ao centro do CA que aqueles animais do grupo veículo e redução na latência para se alimentar no TN, embora mais uma vez não tenham apresentado diferenças nos parâmetros avaliados pelo LCE. Quando esse mesmo protocolo de tratamento é administrado em animais não submetidos ao estresse crônico, não é observada diferença nos parâmetros avaliados pelo CA.[3]

Além dos parâmetros clássicos de avaliação de comportamento tipo-depressivo, o LSD também parece ser capaz de modular respostas comportamentais como as interações sociais. Camundongos tratados com LSD (30 mcg/kg) por 7 dias consecutivos apresentam aumento de sociabilidade em testes específicos para avaliação do comportamento social.[3]

Ibogaína

A administração aguda de ibogaína (40 mg/kg, 3 horas antes do teste) ou de seu principal metabólito, a noribogaína (20 e 40 mg/kg, 30 minutos antes do teste), antes do NF reduz o tempo de imobilidade em ratos, sem afetar a atividade locomotora total avaliada pelo CA, indicando uma possível atividade antidepressiva.[11] Além disso, o tratamento agudo com ibogaína (40 mg/kg) também altera o padrão de sono em ratos submetidos a um teste de polissonografia. De forma similar ao que ocorre em indivíduos tratados com antidepressivos inibidores seletivos de recaptação da serotonina, a ibogaína aumentou o tempo de vigília e reduziu a duração do sono com movimento rápido dos olhos (sono REM).[12]

POSSÍVEIS MECANISMOS MOLECULARES

Entre os possíveis mecanismos que podem estar por trás dos efeitos terapêuticos das substâncias alucinógenas, a plasticidade tem sido apontada como a principal alternativa. Em nível neuronal, os alucinógenos parecem ativar vias de sinalização celular que promovem processos de plasticidade estrutural, com o aumento das ramificações dendríticas, especialmente em regiões corticais, podendo inclusive atuar prevenindo alterações causadas pela exposição a eventos estressores.[1,2] Também existem estudos que sugerem uma ação sobre outras populações celulares, como os astrócitos.[13]

O aumento da plasticidade parece estar relacionado à atuação dos alucinógenos sobre receptores serotoninérgicos, especialmente os receptores do subtipo 2A, uma vez que o uso de antagonistas ou de animais que não expressam esses receptores pode prevenir tanto as respostas moleculares quanto as respostas comportamentais normalmente induzidas pelo tratamento com alucinógenos.[14] Assim como observado nas respostas comportamentais, a plasticidade induzida pelos alucinógenos muitas vezes já pode ser observada após tratamentos agudos, com efeitos que chegam a durar semanas em alguns casos.[1]

Apesar de esses compostos serem conhecidos por sua afinidade com o sistema serotoninérgico, o tratamento com alucinógenos pode promover aumento da sinalização excitatória glutamatérgica. Esse efeito pode ser consequência da expressão, por neurônios glutamatérgicos, de receptores serotoninérgicos. Essa interação pode aumentar a sinalização excitatória em regiões corticais e hipocampais.[1,15]

CONCLUSÕES

Apesar do crescente interesse sobre as propriedades terapêuticas das substâncias alucinógenas, a literatura disponível ainda é limitada, em níveis pré-clínico e clínico. Os resultados comportamentais sugerem que o tratamento com diferentes alucinógenos pode ter efeitos antidepressivos e ansiolíticos, entretanto, assim como acontece nos estudos com humanos, as condições ambientais e comportamentais prévias parecem afetar significativamente o desfecho, com protocolos de tratamento idênticos podendo resultar em comportamentos diferentes entre grupos estressados ou *naïve*.

Os modelos animais são de suma importância para auxiliar na compreensão das alterações moleculares que sustentam essas respostas comportamentais. Uma melhor compreensão desses mecanismos pode auxiliar na resposta a perguntas relevantes que não são facilmente avaliadas por estudos clínicos, além de ajudar no desenvolvimento de intervenções terapêuticas mais direcionadas e seguras.

REFERÊNCIAS

1. Gattuso JJ, Wilson C, Hannan AJ, Renoir T. Psilocybin as a lead candidate molecule in preclinical therapeutic studies of psychiatric disorders: a systematic review. J Neurochem. 2023.
2. Lukasiewicz K, Baker JJ, Zuo Y, Lu J. Serotonergic psychedelics in neural plasticity. Front Mol Neurosci. 2021;14:748359.
3. Mastinu A, Anyanwu M, Carone M, Abate G, Bonini SA, Peron G, et al. The bright side of psychedelics: latest advances and challenges in neuropharmacology. Int J Mol Sci. 2023;24(2):1329.
4. Carlini EA, Mendes FR. Protocolos em psicofarmacologia comportamental: um guia para pesquisa de drogas com ação sobre o SNC, com ênfase nas plantas medicinais. São Paulo: Fap-Unifesp; 2011.
5. Braun D, Rosenberg AM, Rabaniam E, Haruvi R, Malamud D, Barbara R, et al. High-resolution tracking of unconfined zebrafish behavior reveals stimulatory and anxiolytic effects of psilocybin. Mol Psychiatry. 17 jan. 2024. Disponível em: https://www.nature.com/articles/s41380-023-02391-7. Acesso em: 4 set. 2024.
6. Takaba R, Ibi D, Yoshida K, Hosomi E, Kawase R, Kitagawa H, et al. Ethopharmacological evaluation of antidepressant-like effect of serotonergic psychedelics in C57BL/6J male mice. Naunyn-Schmiedeberg's Arch Pharmacol. 24 out. 2023. Disponível em: https://link.springer.com/10.1007/s00210-023-02778-x. Acesso em: 4 set. 2024.
7. Ghofrani-Jahromi Z, Nouri-Darehno S, Rahimi-Danesh M, Talaee N, Jasemi E, Razmi A, et al. Psilocybe cubensis extract potently prevents fear memory recall and freezing behavior in short- but not long-term in a rat model of posttraumatic stress disorder. Behav Neurosci. 2024;138(2):73-84. Disponível em: https://doi.apa.org/doi/10.1037/bne0000579. Acesso em: 4 set. 2024.
8. Ferraz CAA, de Oliveira Júnior RG, Picot L, da Silva Almeida JRG, Nunes XP. Pre-clinical investigations of β-carboline alkaloids as antidepressant agents: a systematic review. Fitoterapia. 2019;137:104196. Acesso em: 4 set. 2024.
9. Pic-Taylor A, da Motta LG, de Morais JA, Junior WM, Santos A de FA, Campos LA, et al. Behavioural and neurotoxic effects of ayahuasca infusion (Banisteriopsis caapi and Psychotria viridis) in female Wistar rat. Behav Processes. 2015;118:102-10.
10. Werle I, Nascimento LMM, Dos Santos ALA, Soares LA, Dos Santos RG, Hallak JEC, et al. Ayahuasca-enhanced extinction of fear behaviour: Role of infralimbic cortex 5-HT 2A and 5-HT 1A receptors. Br J Pharmacol. 2024;181(11):1671-89.
11. Rodríguez P, Urbanavicius J, Prieto JP, Fabius S, Reyes AL, Havel V, et al. A single administration of the atypical psychedelic ibogaine or its metabolite no-

ribogaine induces an antidepressant-like effect in rats. ACS Chem Neurosci. 2020;11(11):1661-72.

12. González J, Prieto JP, Rodríguez P, Cavelli M, Benedetto L, Mondino A, et al. Ibogaine acute administration in rats promotes wakefulness, long-lasting REM sleep suppression, and a distinctive motor profile. Front Pharmacol. 27 abr. 2018;9. Disponível em: https://www.frontiersin.org/journals/pharmacology/articles/10.3389/fphar.2018.00374/full. Acesso em: 4 set. 2024.
13. Liu F, Wu J, Gong Y, Wang P, Zhu L, Tong L, et al. Harmine produces antidepressant-like effects via restoration of astrocytic functions. Prog Neuropsychopharmacol Biol Psychiatry. 2017;79:258-67.
14. Ly C, Greb AC, Cameron LP, Wong JM, Barragan EV, Wilson PC, et al. Psychedelics promote structural and functional neural plasticity. Cell Reports. 2018;23(11):3170-82.
15. Rossi GN, Guerra LTL, Baker GB, Dursun SM, Saiz JCB, Hallak JEC, et al. Molecular pathways of the therapeutic effects of ayahuasca, a botanical psychedelic and potential rapid-acting antidepressant. Biomolecules. 2022;12(11):1618.

4

Efeitos do uso de substâncias alucinógenas em modelos animais de uso de drogas

Lorena Terene Lopes Guerra
Bianca Villanova
Jaime Eduardo Cecilio Hallak
Rafael Guimarães dos Santos

DESTAQUES

- O capítulo descreve como modelos animais, como o teste de preferência por lugar (PPL) e as tarefas de autoadministração (AA), são utilizados para investigar os comportamentos de falta de controle e alterações farmacológicas associadas ao uso de substâncias.
- Substâncias alucinógenas como ibogaína, LSD, psilocibina e ayahuasca têm demonstrado potencial para reduzir comportamentos de consumo de álcool e drogas em modelos animais.
- Os alucinógenos atuam em vias de sinalização que modulam o sistema de recompensa do cérebro, principalmente por meio dos receptores serotoninérgicos. Essa modulação é relevante para alterar comportamentos consolidados de busca por substâncias e promover maior flexibilidade comportamental e estrutural nos circuitos cerebrais afetados pelo uso de drogas.

INTRODUÇÃO

Definição do transtorno por uso de substâncias

O transtorno por uso de substâncias (TUS) envolve um padrão patológico do uso de uma substância. Os critérios diagnósticos podem ser divididos em sintomas de falta de controle no uso da substância, deterioração social e uso arriscado, bem como critérios farmacológicos, os quais serão descritos a seguir.[1]

Os sintomas relacionados à falta de controle no uso envolvem desde o uso prolongado e em grandes quantidades da substância à presença da fissura e desejo intenso de usar a substância, especialmente quando exposto a ambientes e pistas que remetem aos usos anteriores. Esses sintomas podem ser relacionados ao condicionamento clássico e estão associados à atividade de circuitos cerebrais de recompensa.

Em relação aos critérios farmacológicos, esses englobam os fenômenos da tolerância e da abstinência. A tolerância é definida pela necessidade de uma dose cada vez maior da substância para a obtenção dos efeitos desejados. Por sua vez, a abstinência é uma síndrome que pode decorrer da queda das concentrações da substância no organismo. Embora esses dois fenômenos não sejam mandatórios para o diagnóstico do TUS, seus efeitos são relevantes no curso e na gravidade do transtorno, além de apresentarem alta variabilidade entre os indivíduos.

Modelos animais para estudo do transtorno por uso de substâncias

Embora existam limitações na avaliação dos aspectos subjetivos e de cunho social, os comportamentos ligados à falta de controle no padrão de consumo da substância e as alterações farmacológicas são frequentemente investigados em estudos empregando modelos animais. Os testes mais comuns utilizados nesse contexto são o teste de preferência por lugar (PPL) e as tarefas de autoadministração (AA).

O PPL utiliza os princípios do condicionamento clássico para associar determinado espaço/contexto ao efeito de uma substância. Diante disso, durante o condicionamento clássico, o indivíduo é treinado para associar um estímulo inicialmente neutro, e que não gera uma resposta comportamental (estímulo condicionado), a outro que gera uma resposta comportamental (estímulo não condicionado). Inicialmente, os dois estímulos são apresentados de forma simultânea, mas após alguns pareamentos o indivíduo passa a apresentar uma resposta comportamental mesmo quando exposto apenas ao estímulo condicionado.

Para a realização do PPL, é necessária uma caixa contendo três câmaras, uma câmara central e duas laterais que possuem pistas sensoriais distintas; por exemplo, diferentes texturas de piso. Inicialmente, para que ocorra o processo de condicionamento, o animal é alocado em uma dessas câmaras laterais, onde recebe doses da substância psicoativa que está sendo avaliada (estímulo não condicionado), de forma que ele passe a relacionar o efeito da substância ao contexto (estímulo condicionado) (Figura 1A). Na outra câmara lateral, o animal recebe algum tratamento controle, como administração de solução salina. Após os pareamentos entre os contextos e os tratamentos, o animal é testado, sendo posicionado na câmara central do aparato, na ausência dos estímulos não condicionados, podendo percorrer livremente os diferentes ambientes. O principal parâmetro comportamental avaliado é a quantidade de tempo que o animal passa em cada ambiente, ou seja, se existe preferência por algum dos contextos.

As tarefas de AA podem utilizar os princípios do condicionamento operante para avaliar os efeitos reforçadores das substâncias psicoativas. Nesse caso, o indivíduo precisa realizar alguma tarefa para receber a dose da substância, como apertar uma alavanca (Figura 1B). Entretanto, outros modelos de AA podem oferecer a droga livremente para o consumo, sem que haja a necessidade de executar nenhuma ação. Um protocolo comumente empregado para estudos sobre consumo de etanol oferece aos animais duas garrafas para livre consumo: uma garrafa contendo água e uma com solução de etanol. O animal é então avaliado quanto ao consumo total de etanol e a preferência pelo etanol em relação à água.

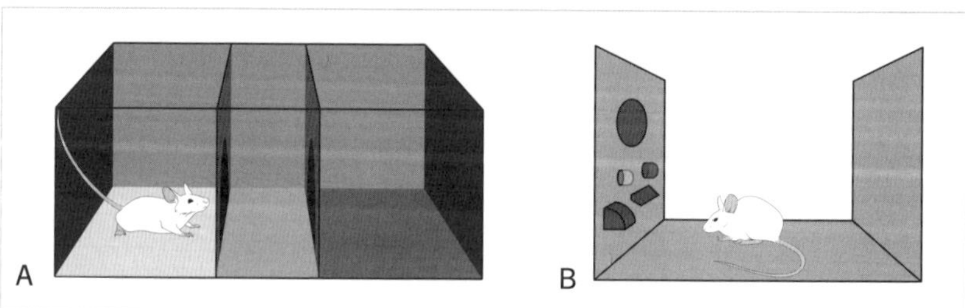

FIGURA 1 Modelos animais para estudo do transtorno por uso de substâncias. A: teste de preferência por lugar. B: tarefa de autoadministração.

ALUCINÓGENOS

Na literatura, é possível observar resultados promissores referentes ao emprego de substâncias alucinógenas em modelos animais do TUS. A seguir, estão descritos alguns estudos com essa temática.

Ibogaína

Em testes de AA, o tratamento com ibogaína parece ter um efeito sobre o padrão de consumo de etanol. Ratos machos tratados com uma dose de ibogaína (40 mg/kg via intraperitoneal) apresentaram redução no consumo do etanol e na sua preferência (quando comparado ao consumo de água) no teste das duas garrafas. Em outro protocolo de AA que empregou um modelo de condicionamento operante (Figura 1B), o consumo também foi reduzido após os animais receberem o mesmo tratamento com ibogaína.[2]

Além de alterar comportamentos de consumo do etanol, a ibogaína parece ser eficiente na extinção de respostas comportamentais ligadas ao uso do etanol. Após períodos de abstinência, é comum observar nos animais um aumento de consumo da droga, uma vez que o acesso é restabelecido. Enquanto nos animais controle o consumo de etanol após o período de abstinência supera o consumo basal, ratos tratados com uma dose única de ibogaína (40 mg/kg via intraperitoneal), apesar de consumiram etanol, apresentaram uma redução no consumo em relação ao basal.[2] Já no teste de PPL, o tratamento com ibogaína (10 e 30 mg/kg via oral) ao longo de oito dias preveniu o restabelecimento da resposta comportamental de PPL mesmo após os animais serem submetidos a um protocolo de reexposição ao contexto e ao etanol.[3]

Diferentes alcaloides extraídos da raiz da iboga apresentam potencial de reduzir a AA de cocaína e morfina em ratas. Todos os alcaloides testados (ibogaína 40 mg/kg, R- e S-ibogamina 40 mg/kg, R- e S-coronaridina 40 mg/kg, tabernantina 40 mg/kg e desetilcoronaridina 20 mg/kg) foram eficazes em reduzir a AA por pelo menos um dia após o tratamento com dose única. Para os grupos tratados com ibogaína, tabernantina, desetilcoronaridina, R-coronaridina e R-ibogaína, uma redução significativa ainda podia ser observada dois dias após o tratamento.[4] Já em ratos machos submetidos ao teste de PPL, o tratamento com ibogaína preveniu a aquisição do comportamento de preferência induzido pela morfina e pela anfetamina em até duas exposições, mas esse efeito não se manteve após a quarta exposição do indivíduo a essas substâncias, indicando uma possível tolerância ao efeito da ibogaína.[5]

LSD

Camundongos machos com comportamento de preferência por etanol foram avaliados no teste de AA das duas garrafas após receberem tratamento com uma dose de LSD (25 ou 50 μg/kg). O grupo tratado com a menor dose de LSD não diferiu do grupo controle quanto ao consumo total e à preferência pelo etanol; já o grupo tratado com a maior dose apresentou uma redução nesses dois parâmetros, que se sustentou durante os 46 dias nos quais os animais foram avaliados.[6]

Para avaliar o efeito do LSD sobre a abstinência, camundongos machos e fêmeas com preferência pelo etanol foram submetidos a esse mesmo teste de AA. Os animais foram tratados com duas doses de LSD em um intervalo de uma semana (2 doses de 0,08 mg/kg ou 2 doses de 0,32 mg/kg), durante a qual os animais passaram por um período de abstinência. Depois do tratamento os animais receberam novamente livre acesso ao etanol, mas nenhuma das duas doses de LSD foi capaz de prevenir o aumento no consumo de álcool após a reexposição.[7]

Psilocibina

Camundongos machos e fêmeas, condicionados à preferência pelo etanol por meio do protocolo de AA das duas garrafas, foram tratados com dose única de psilocibina em diferentes concentrações (0,1, 0,5, 1 e 2 mg/kg via intraperitoneal). Nos machos, o tratamento com psilocibina foi capaz de reduzir o consumo total e a preferência pelo etanol por até três dias após o tratamento. Entretanto, não foi capaz de prevenir o aumento de consumo após um período de dois dias de abstinência do etanol. Já entre as fêmeas, o tratamento não foi capaz de alterar nenhum dos parâmetros avaliados.[8] Já em ratos, o tratamento com cinco doses de psilocibina via intraperitoneal (1 mg/kg) foi capaz de reduzir o aumento do consumo de etanol após um período de abstinência. Esse efeito foi observado em machos e fêmeas, mas não foi duradouro. Protocolos empregando doses mais altas e administração menos frequente (2 doses de 2,5 ou de 10 mg/kg) ou com administração de microdoses (8 doses de 0,1 mg/kg) não alteraram o consumo de etanol.[7]

No teste de PPL, o tratamento de camundongos machos com uma dose de psilocibina (1 mg/kg, via intraperitoneal) foi capaz de inibir a aquisição do comportamento de preferência por lugar induzido pela metanfetamina (2 mg/kg, via intraperitoneal), além de reduzir o aumento de locomoção causado por essa droga. O tratamento, entretanto, não facilitou a extinção da PPL, nem impediu o restabelecimento da resposta condicionada após uma nova sessão de pareamento droga/lugar.[9]

Ayahuasca

A administração aguda de etanol em roedores produz um aumento da locomoção que é intensificado por repetidas exposições, caracterizando uma resposta de sensibilização comportamental. Em camundongos machos tratados com ayahuasca (30, 100, 200, 300 ou 500 mg/kg via intraperitoneal), essa resposta de sensibilização não foi observada após o tratamento com etanol (1,8 g/kg via intraperitoneal).[10] Além de prevenir a sensibilização comportamental, o tratamento com ayahuasca [8 doses ajustadas para conter 1,76 mg/kg de dimetiltriptamina (DMT) cada, administradas via oral] reduziu em camundongos o comportamento tipo ansioso causado pela abstinência de álcool.[11]

Camundongos machos, condicionados à preferência pelo etanol na tarefa de AA de duas garrafas, receberam tratamento com cinco doses de ayahuasca (100 mg/kg, via oral) durante um período de abstinência. Após 15 dias de abstinência, os animais foram testados em três episódios de reexposição ao etanol. Embora os animais tratados com ayahuasca não tenham diferido do controle no primeiro episódio; no segundo e no terceiro o consumo de etanol nesse grupo foi significativamente menor.[12] Já no teste de PPL, o tratamento prévio com ayahuasca (100 ou 300 mg/kg, via oral) impediu a PPL induzida pelo etanol.[13]

Ratos machos e juvenis com preferência pelo consumo de anfetamina (0,6 mg/mL) no teste de AA de duas garrafas foram tratados por uma semana com doses diárias de ayahuasca (2 mL/kg, via oral). O tratamento foi capaz de reduzir a preferência pela solução de anfetamina, além de reduzir a expressão de comportamentos tipo-ansioso resultantes do consumo de anfetaminas.[13] Além disso, em animais com PPL condicionada ao metilfenidato (10 mg/kg, via intraperitoneal), o tratamento diário com ayahuasca (100 mg/kg) ao longo de oito dias preveniu a expressão do comportamento de PPL mesmo após uma reexposição dos camundongos ao metilfenidato.[13]

MECANISMOS MOLECULARES

Grande parte dos estudos que buscam elucidar as bases neurobiológicas e moleculares por trás dos TUS focam alterações no sistema de recompensa do cérebro, uma vez que esse sistema regula comportamentos de busca por recompensas e é alterado pela atividade de diferentes drogas de abuso. A principal via de interesse é o circuito mesolímbico, especialmente a sinalização dopaminérgica, que envolve projeções neuronais da área tegumentar ventral (VTA) em direção ao estriado. A maior ativação dessa via, e o consequente aumento da dopamina sendo liberada pelas projeções da VTA no estriado, parece ser um mecanismo comum das drogas de abuso.[14]

Apesar de grande parte dos estudos se concentrar no sistema dopaminérgico, os mecanismos farmacológicos por trás de uma possível resposta terapêutica do uso de alucinógenos estão relacionados à atuação dessas substâncias sobre outras vias de sinalização que modulam o sistema de recompensa. Embora alguns alucinógenos tenham afinidade com receptores dopaminérgicos, como é o caso do LSD, sua atividade, em grande maioria, se concentra nas vias de sinalização serotoninérgica.[15]

A liberação de dopamina no circuito de recompensa é mediada por receptores serotoninérgicos: os receptores serotoninérgicos do subtipo 2A (5-HT2A), quando ativos, aumentam a liberação de dopamina pela VTA, enquanto a ativação dos receptores serotoninérgicos do subtipo 2C fazem o papel contrário. Além da expressão direta em neurônios dopaminérgicos, os receptores 5-HT2A também estão altamente concentrados em regiões corticais que, por sua vez, também modulam a atividade da VTA através de projeções glutamatérgicas. Assim, a atividade dos alucinógenos sobre os receptores corticais 5-HT2A expressos em neurônios glutamatérgicos também pode resultar em um aumento da liberação de dopamina pela VTA.[14]

Os prejuízos funcionais e comportamentais presentes no TUS provêm de alterações plásticas em circuitos como o de recompensa, mas também em sistemas de memória e aprendizado, dificultando a modificação das associações que o indivíduo faz entre pistas contextuais e o uso de substâncias. Da mesma forma, os alucinógenos parecem atuar sobre mecanismos de plasticidade celular de forma ampla, promovendo flexibilidade comportamental, estrutural e funcional, necessária para alterar respostas comportamentais consolidadas.[15]

CONCLUSÕES

Apesar do crescente acúmulo de evidências observacionais e clínicas acerca do potencial das substâncias alucinógenas para tratamento do TUS, os estudos pré-clínicos ainda são escassos. A literatura disponível sugere que essas substâncias têm diferenças na sua capacidade de alterar as respostas comportamentais ligadas a esse transtorno, apresentando até mesmo respostas sexualmente dimórficas.

Essa variabilidade reforça ainda mais a necessidade de estudos que explorem não apenas transtornos causados por substâncias variadas, mas também o emprego de modelos comportamentais das diferentes fases e comportamentos associados ao TUS.

REFERÊNCIAS

1. American Psychiatric Association (APA). Manual diagnóstico e estatístico de transtornos mentais: DSM-5-TR. 5.ed. – Texto revisado. Porto Alegre: Artmed; 2022. 1050p.
2. He DY, McGough NNH, Ravindranathan A, Jeanblanc J, Logrip ML, Phamluong K, et al. Glial cell line-derived neurotrophic factor mediates the desirable actions of the anti-addiction drug ibogaine against alcohol consumption. J Neurosci. 2005;25(3):619-28.
3. Henriques GM, Anjos-Santos A, Rodrigues IRS, Nascimento-Rocha V, Reis HS, Libarino-Santos M, et al. Ibogaine blocks cue- and drug-induced reinstatement of conditioned place preference to ethanol in male mice. Front Pharmacol. 2021;12:739012.

4. Glick SD, Kuehne ME, Raucci J, Wilson TE, Larson D, Keller RW, et al. Effects of iboga alkaloids on morphine and cocaine self-administration in rats: relationship to tremorigenic effects and to effects on dopamine release in nucleus accumbens and striatum. Brain Res. 1994;657(1-2):14-22.
5. Moroz I, Parker LA, Siegel S. Ibogaine interferes with the establishment of amphetamine place preference learning. Exp Clin Psychopharmacol. 1997;5(2):119-22.
6. Alper K, Dong B, Shah R, Sershen H, Vinod KY. LSD Administered as a single dose reduces alcohol consumption in C57BL/6J mice. Front Pharmacol. 2018;9:994.
7. Meinhardt MW, Güngör C, Skorodumov I, Mertens LJ, Spanagel R. Psilocybin and LSD have no long-lasting effects in an animal model of alcohol relapse. Neuropsychopharmacology. 2020;45(8):1316-22.
8. Alper K, Cange J, Sah R, Schreiber-Gregory D, Sershen H, Vinod KY. Psilocybin sex-dependently reduces alcohol consumption in C57BL/6J mice. Front Pharmacol. 2023;13. Disponível em: https://www.frontiersin.org/journals/pharmacology/articles/10.3389/fphar.2022.1074633/full. Acesso: 4 set. 2024.
9. Wang J, Liang M, Shang Q, Qian H, An R, Liu H, et al. Psilocin suppresses methamphetamine-induced hyperlocomotion and acquisition of conditioned place preference via D2R-mediated ERK signaling. CNS Neurosci Ther. 2023;29(3):831-41.
10. Oliveira-Lima AJ, Santos R, Hollais AW, Gerardi-Junior CA, Baldaia MA, Wuo-Silva R, et al. Effects of ayahuasca on the development of ethanol-induced behavioral sensitization and on a post-sensitization treatment in mice. Physiol Behav. 2015;142:28-36.
11. Almeida CAF, Pereira-Junior AA, Rangel JG, Pereira BP, Costa KCM, Bruno V, et al. Ayahuasca, a psychedelic beverage, modulates neuroplasticity induced by ethanol in mice. Behav Brain Res. 2022;416:113546.
12. Serra YA, Barros-Santos T, Anjos-Santos A, Kisaki ND, Jovita-Farias C, Leite JPC, et al. Role of 5-HT2A receptors in the effects of ayahuasca on ethanol self-administration using a two-bottle choice paradigm in male mice. Psychopharmacology. 2022;239(6):1679-87.
13. Rodrigues LS, Rossi GN, Rocha JM, L Osório F, Bouso JC, Hallak JEC, et al. Effects of ayahuasca and its alkaloids on substance use disorders: an updated (2016–2020) systematic review of preclinical and human studies. Eur Arch Psychiatry Clin Neurosci. 2022;272(4):541-56.
14. Howell LL, Cunningham KA. Serotonin 5-HT2 receptor interactions with dopamine function: implications for therapeutics in cocaine use disorder. Pharmacol Rev. 2015;67(1):176-97.
15. Mertens LJ, Preller KH. Classical psychedelics as therapeutics in psychiatry – current clinical evidence and potential therapeutic mechanisms in substance use and mood disorders. Pharmacopsychiatry. 2021;54(04):176-90.

5

Evidências pré-clínicas dos efeitos dos alucinógenos na dor

Bianca Villanova
Jaime Eduardo Cecilio Hallak
Rafael Guimarães dos Santos

DESTAQUES

- O capítulo aborda a complexidade da dor crônica, que pode ser nociceptiva, neuropática ou nociplástica, e destaca que o tratamento atual é multidisciplinar, envolvendo terapias comportamentais, exercícios e medicamentos, incluindo opioides.
- Alucinógenos como psilocibina, ayahuasca e derivados da Peganum harmala têm demonstrado potencial para efeitos antinociceptivos e anti-inflamatórios em modelos animais.
- Os psicodélicos atuam principalmente como agonistas dos receptores de serotonina 5-HT2A, influenciando tanto a resposta imune quanto a modulação da dor em níveis periféricos e centrais.

INTRODUÇÃO

A dor está associada a uma experiência desagradável, que pode estar associada a um dano tecidual real ou potencial, e atua como mecanismo de proteção do corpo humano. Sua etiologia está associada a fatores biológicos, psicológicos e sociais.[1,2]

Subdividida em três tipos, a dor pode ser classificada conforme seu mecanismo biológico; assim, descrevem-se como dor nociceptiva (aquela que acomete os nociceptores e apresenta uma dor profunda do tipo latejante, como tendinopatias), neuropática (acomete o nervo, do tipo superficial, como neuropatia diabética) e nociplástica (uma hipersensibilidade em tecidos sem lesão, característica da dor crônica, como fibromialgia).[1]

Além da classificação mecânica, a dor pode ser caracterizada pelo tempo de duração: aguda (quando persiste por dias ou semanas) ou crônica (quando o quadro álgico perdura por mais de 3 meses).[1,3]

O desenvolvimento da dor crônica (DC) é complexo e de difícil compreensão, e em muitos casos é possível observar o surgimento de comorbidades como ansiedade e depressão. Tal agravo está relacionado a sintomas que afetam a qualidade de vida do paciente, como alterações no padrão do sono, do apetite, da libido e da interação social.[3-5] Em relação à incidência, a DC afeta aproximadamente 40% da população brasileira, sendo a lombalgia a dor mais frequente.[1]

Até o presente momento, o tratamento para a DC é multidisciplinar e consiste em terapias comportamentais, exercícios terapêuticos, fármacos anti-inflamatórios não esteroides e analgésicos, incluindo opioides.[1-3] Entretanto, esta última classe de medicamentos está associada a diversos efeitos colaterais e a um alto risco de dependência.[3] A epidemia por opioides é um problema de saúde pública e está cada vez mais em ascensão. Essa alta prescrição é prejudicial e culmina em inúmeras mortes por *overdose*.[6]

O paciente com dor crônica tem baixa adesão ao tratamento pelo medo intenso de sentir dor e, muitas vezes, pela ineficácia da intervenção.[1,3] Dessa forma, faz-se necessária a pesquisa de novas abordagens terapêuticas que culminem em resultados positivos e prolongados, e com menos efeitos colaterais e risco de dependência.

ALUCINÓGENOS/PSICODÉLICOS E DOR

Os alucinógenos clássicos ou psicodélicos atuam como agonistas do receptor de serotonina 5-HT_{2A} e incluem compostos como as ergolinas (dietilamida do ácido lisérgico – LSD), feniletilaminas (mescalina) e triptaminas (N,N-dimetiltriptamina – DMT; psilocibina).[4,7] Também conhecidos como alucinógenos serotoninérgicos, os alucinógenos clássicos estão sendo amplamente estudados no contexto clínico, especialmente em psiquiatria. Ademais, existem alguns estudos da década de 1970 que avaliaram o papel do LSD na dor de pacientes com câncer, relatando resultados promissores, como redução da dor.[8] Entretanto, nos últimos anos e até o presente momento, apenas poucos estudos foram desenvolvidos com alucinógenos e dor em humanos, sendo esses estudos restritos a ensaios clínicos preliminares com enxaqueca e cefaleia em salvas com psilocibina.[2] Alguns estudos observacionais descrevem possíveis efeitos analgésicos dos psicodélicos, e são poucos os estudos pré-clínicos envolvendo modelos antinociceptivos com esses compostos (Tabela 1).

Embora os mecanismos de ação dos psicodélicos nos processos de dor não sejam bem descritos, sabe-se que a serotonina (5-hidroxitriptamina ou 5-HT) está envolvida na modulação desses processos em nível tanto periférico (através das vias inibitórias descendentes do sistema serotoninérgico) como central (por meio da expressão de receptores 5-HT em áreas cerebrais envolvidas com a percepção e a interpretação da dor).[3,4,7] O receptor 5-HT_{2A}, por exemplo, está intimamente ligado à resposta imune, e sua ativação com psicodélicos produz efeitos anti-inflamatórios em modelos pré-clínicos.[7,9] Dessa forma, corroborando tal achado, através do receptor sigma-1, foi observado que o tratamento com DMT e 5-MeO-DMT diminui os índices de citocinas pró-inflamatórias e de quimiocinas nas células dendríticas derivadas de monócitos humanos.[9]

Um possível mecanismo sugerido está relacionado à conectividade funcional do cérebro e à alteração da percepção da dor. A ativação do receptor 5-HT_{2A} pelos psicodélicos altera a sinalização cortical, e novas conexões funcionais são criadas. Em pacientes com dor crônica, parece ocorrer uma reorganização entre os córtices pré-frontal e insular, que resultaria em uma reinterpretação das respostas nociceptivas e emocionais. Dessa forma, a percepção de dor é alterada nesses indivíduos.[4,7] Ademais, outras hipóteses de possíveis mecanismos para a produção do efeito antinociceptivo de psicodélicos serão descritos a seguir.

ESTUDOS PRÉ-CLÍNICOS DE ALUCINÓGENOS E DOR

Os principais psicodélicos serotoninérgicos estudados nesse âmbito são a psilocibina e a ayahuasca. Ademais, alguns estudos também avaliaram as propriedades da harmalina (betacarbolina presente na ayahuasca) e da arruda síria (*Peganum harmala*), que também contém betacarbolinas como a harmina e harmalina.[10,11] Embora esses compostos não sejam classicamente descritos como alucinógenos serotoninérgicos, serão discutidos por sua presença na ayahuasca e na *P. harmala* (utilizada em alguns países como análogo da ayahuasca) e por possuírem estrutura química similar ao grupo das triptaminas.

Existem diversos modelos pré-clínicos para a avaliação de efeitos antinociceptivos em animais, especialmente em roedores. Entre esses métodos, destacam-se os testes de placa quente, retirada da cauda, contorção abdominal e injeção por formalina (Figura 1). Os testes de placa quente e retirada de cauda configuram o tipo de nocicepção térmica, no qual o animal deve responder ao estímulo térmico ofertado, ou seja, retirando a pata e a cauda do aparelho quente.[12] Porém, nos testes de contorção abdominal e injeção por formalina, a nocicepção é manifestada por meio de agentes analgésicos, como ácido acético e solução de formalina, respectivamente. No primeiro, o ácido acético é administrado via injeção intra-

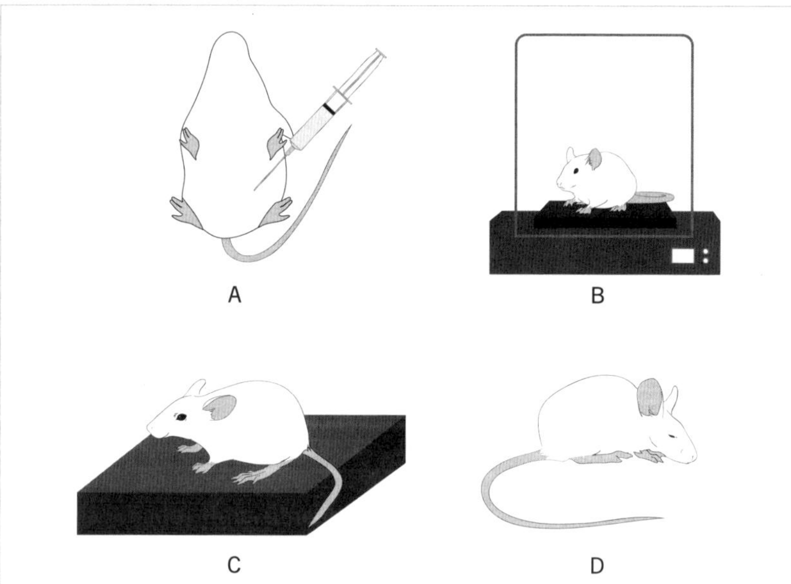

FIGURA 1 A: injeção de ácido acético. B: teste de placa quente. C: teste de retirada de cauda. D: teste de formalina.

peritoneal e observa-se a resposta de contorção e extensão abdominal do animal. Já no teste de formalina é realizada a injeção subplantar na pata traseira e verifica-se o tempo em que o animal lambe ou morde a pata.[10,12] A seguir, encontram-se os estudos que aplicaram esses modelos e obtiveram respostas antinociceptivas com a administração de psicodélicos.

A fim de verificar os efeitos analgésico e anti-inflamatório da *P. harmala*, um estudo foi realizado com camundongos machos expostos ao teste de formalina. Os animais foram submetidos a doses intraperitoneais de 12, 16, 20, 24, 28 e 30 mg/kg de um extrato de *P. harmala*, e 25 μL de formalina via subcutânea. Os resultados obtidos demonstraram efeitos antinociceptivos do extrato nas doses de 16, 20, 24 e 28 mg/kg em ambas as fases do teste de formalina. Além disso, após o preparo e isolamento, identificaram a harmalina como alcaloide efetivo e consideraram-na como principal agente dos efeitos antinociceptivos.[12] Aliando-se a tal achado, um estudo investigou o possível mecanismo de ação do extrato de *P. harmala*. Para essa finalidade, ratos e camundongos foram submetidos a doses do extrato (12,5 e 25 mg/kg, intraperitoneal; 30 e 60 mcg, intracerebroventricular) e receberam um pré-tratamento de naloxona (1 mg/kg) subcutânea para aferir a atuação do sistema opioide no efeito antinociceptivo. O estudo sugeriu que a atividade antinociceptiva central e periférica do extrato de *P. harmala* pode ser mediada por receptores opioides. Isso deve-se ao fato de que a naloxona não foi capaz de reverter o efeito antinociceptivo do extrato na segunda fase do teste de formalina.[10] Por fim, em um estudo avaliando a combinação de harmalina (1,25 e 5 mg/kg) com morfina (2 e 6 mg/kg) na resposta nociceptiva em camundongos, verificou-se que a harmalina potencializou o efeito da morfina, bem como reduziu a tolerância à morfina. Postula-se que a analgesia promovida pela harmalina mais morfina é mediada pela interação do sistema glutamatérgico com os receptores μ-opioides.[11]

Em um único estudo conduzido com psilocibina intravenosa (1 e 10 mg/kg) em ratos, encontrou-se uma atenuação significativa da hipersensibilidade mecânica induzida pela formalina, no entanto, houve efeito limitado na hiperalgesia térmica.[13] Já em dois estudos distintos realizados com camundongos, a administração oral de ayahuasca nas doses de 12, 120 e 1.200 mg/kg e 24, 120, 600 e 3.000 μL/kg demonstrou ter efeito antinociceptivo no teste de formalina,[14,15] como pode ser observado na Tabela 1.

TABELA 1 Efeitos antinociceptivos dos alucinógenos em modelos animais

Referência	Substância e via	Animal e modelo de dor	Resultados	Possíveis mecanismos
Monsef et al., 2004[12]	*Peganum harmala* (12, 16, 20, 24, 28 e 30 mg/kg) Intraperitoneal	Camundongos – Injeção de formalina	Efeito antinociceptivo do extrato de alcaloide	Afinidade pelos receptores opioide delta e mi
Farouk et al., 2008[10]	*P. harmala* (12, 5 e 25 mg/kg intraperitoneal; 30 e 60 mcg intracerebroventricular) Naloxona (1 mg/kg) subcutânea	Ratos e camundongos – Teste de contorção, teste de formalina e teste de placa quente	A atividade antinociceptiva central e periférica do extrato de *P. harmala* pode ser mediada por mecanismo opioide	Receptores opioides
Pires et al., 2018[14]	Ayahuasca (12, 120 e 1.200 mg/kg) Oral	Camundongos – Teste de contorção, teste de placa quente e teste de formalina	A ayahuasca sozinha mostrou efeito antinociceptivo nos testes de formalina e contorção e intensificou o efeito analgésico da morfina no teste de placa quente	Sistema opioide
Alijanpour e Zarrindast, 2019[11]	Harmalina (1,25 e 5 mg/kg) Morfina (2 e 6 mg/kg) Intraperitoneal	Camundongos – Teste de retirada da cauda	A harmalina potencializou o efeito analgésico da morfina e reduziu a tolerância à morfina	Sistema glutamatérgico e receptores μ-opioides

(continua)

TABELA 1 Efeitos antinociceptivos dos alucinógenos em modelos animais (*continuação*)

Referência	Substância e via	Animal e modelo de dor	Resultados	Possíveis mecanismos
Kolbman et al., 2023[13]	Psilocibina (1 ou 10 mg/kg) Intravenosa	Ratos – Injeção de formalina	A psilocibina atenuou a hipersensibilidade mecânica bilateral induzida pela formalina, mas teve efeito limitado na hiperalgesia térmica	Efeitos neuroplásticos
Lauria et al., 2024[15]	Ayahuasca (24, 120, 600 e 3.000 μL/kg) Oral	Camundongos – Teste de formalina, CFA e teste de retirada de cauda	A ayahuasca reduziu os comportamentos semelhantes à dor induzidos pela formalina e a alodinia mecânica induzida pelo CFA	Receptores serotoninérgicos e GABA

CFA: adjuvante completo de Freund; GABA: ácido gama-aminobutírico.
Fonte: elaborada pelos autores.

CONCLUSÕES

Pela baixa adesão da população ao tratamento para dor e, muitas vezes, por sua ineficácia, buscam-se novas abordagens terapêuticas que proporcionem melhor qualidade de vida ao paciente. Os psicodélicos têm ganhado espaço no contexto clínico, inclusive como forma de tratamento das algias. Apesar de o mecanismo pelo qual os psicodélicos influenciam o processamento nociceptivo ser incerto, estudos pré-clínicos apresentam resultados promissores no que diz respeito a ações antinociceptivas e anti-inflamatórias, sugerindo, assim, uma nova abordagem terapêutica. Entretanto, os modelos animais possuem limitações e não existem evidências clínicas suficientes para o uso médico desses compostos no contexto da dor.

REFERÊNCIAS

1. Brasil. Ministério da Saúde. Protocolo clínico e diretrizes terapêuticas da dor crônica. Brasília: Ministério da Saúde; 2022.
2. Schindler EA, Hendricks PS. Adapting psychedelic medicine for headache and chronic pain disorders. Expert Rev Neurother. 2023;23(10):867-82.
3. Iliff J. Could psychedelics treat neuropathic chronic pain? Neurol Sci Neurosurg. 2023;4(1):1-13.
4. Kooijman NI, Willegers T, Reuser A, Mulleners WM, Kramers C, Vissers KCP, van der Wal SEI. Are psychedelics the answer to chronic pain: a review of current literature. Pain Pract. 2023;23(4):447-58.
5. Pereira FG, França MH, Paiva MCA de, Andrade LH, Viana MC. Prevalence and clinical profile of chronic pain and its association with mental disorders. Rev Saúde Pública. 2017;51(96).
6. Hunter P. New therapies to relieve pain. The search for more efficient and safer alternatives to opioid pain killers. EMBO Rep. 2018;19(10):e46925.
7. Castellanos JP, Woolley C, Bruno KA, Zeidan F, Halberstadt A, Furnish T. Chronic pain and psychedelics: a review and proposed mechanism of action. Reg Anesth Pain Med. 2020;45(7):486-94.
8. Kast EC, Collins VJ. Study of lysergic acid diethylamide as an analgesic agent. Anesth Analg. 1964;43:258-91.
9. Szabo A, Kovacs A, Frecska E, Rajnavolgyi E. Psychedelic N,N-dimethyltryptamine and 5-methoxy-N,N-dimethyltryptamine modulate innate and adaptive inflammatory responses through the sigma-1 receptor of human monocyte-derived dendritic cells. PLoS One. 2014;9(8):1-12.
10. Farouk L, Laroubi A, Aboufatima R, Benharref A, Chait A. Evaluation of the analgesic effect of alkaloid extract of Peganum harmala L.: possible mechanisms involved. J Ethnopharmacol. 2008;115:449-54.
11. Alijanpour S, Zarrindast MR. Potentiation of morphine-induced antinociception by harmaline: involvement of u-opioid and ventral tegmental area NMDA receptors. Psychopharmacology (Berl). 2019;237(2):557-70.
12. Monsef HR, Ghobadi A, Iranshahi M. Antinociceptive effects of Peganum harmala L. alkaloid extract on mouse formalin test. J Pharm Sci. 2004;7(1):65-9.
13. Kolbman N, Liu T, Guzzo P, et al. Intravenous psilocybin attenuates mechanical hypersensitivity in a rat model of chronic pain. Curr Biol. 2023;33(24):R1282-3.
14. Pires JM, Mendes FR, Pires APS, Yonamine M, Amaral JLG, Carlini EA. Pre-clinical interaction of ayahuasca, a brew used in spiritual movements, with morphine and propofol. Braz J Pharm Sci. 2018;54(1):1-11.
15. Lauria PSS, Gomes JM, Abreu LS, Santana RC, Nunes VLC, Couto RD, et al. Ayahuasca and its major component harmine promote antinociceptive effects in mouse models of acute and chronic pain. J Ethnopharmacol. 2024;323:117710.

SEÇÃO III

Estudos experimentais em voluntários saudáveis e pesquisas observacionais envolvendo alucinógenos

6

Efeitos subjetivos induzidos por psicodélicos e estudos de neuroimagem*

Katrin H. Preller

DESTAQUES

- As substâncias psicodélicas, como LSD, psilocibina e DMT, induzem estados alterados de consciência caracterizados por mudanças na percepção sensorial, no processamento emocional e na autoconsciência. Esses efeitos subjetivos variam significativamente entre os indivíduos e até mesmo dentro do mesmo indivíduo em diferentes sessões.
- Avaliar as experiências subjetivas induzidas por psicodélicos é um desafio, geralmente realizado por meio de questionários como o 5D-ASC. Essas avaliações ajudam a entender a relação entre as experiências subjetivas e os efeitos clínicos dos psicodélicos.
- Estudos de neuroimagem têm explorado os circuitos cerebrais envolvidos nos efeitos subjetivos de psicodélicos, revelando que diferentes áreas do cérebro estão associadas a experiências específicas, como a dissolução do ego e a sinestesia audiovisual. Esses estudos buscam elucidar como os psicodélicos alteram a conectividade cerebral para produzir seus efeitos únicos.

---

* Revisão da tradução de Rafael Guimarães dos Santos.

INTRODUÇÃO

Substâncias psicodélicas induzem um estado alterado de consciência. Esse estado é caracterizado por mudanças na percepção sensorial do ambiente, do corpo e do tempo, alterações no processamento emocional, e na percepção de si mesmo e dos outros.[1] Embora esse estado seja frequentemente experimentado como agradável ou até mesmo extático, algumas pessoas também relatam fases de ansiedade. A duração desses efeitos subjetivos depende da droga, sendo de aproximadamente 4 a 6 horas após a ingestão de psilocibina e 8 a 12 horas após a administração de LSD. Deve-se notar, no entanto, que a experiência varia significativamente entre indivíduos,[2] no mesmo indivíduo em diferentes sessões, e até mesmo durante as diferentes fases da viagem.[3] Embora seja objeto de debate, alguns pesquisadores argumentam que esses efeitos subjetivos são necessários para a eficácia clínica dos psicodélicos. De fato, em alguns estudos, a intensidade de experiências subjetivas positivas estava correlacionada aos resultados do tratamento.

No entanto, os mecanismos neurobiológicos subjacentes a essas experiências psicodélicas não são completamente conhecidos. Desenvolver melhor compreensão desses processos é importante por várias razões. Primeiro, isso pode fornecer *insights* sobre a organização neurobiológica e farmacológica do cérebro humano. Especialmente considerando que algumas dessas experiências são difíceis de serem induzidas de forma experimental (como as mudanças na autoconsciência), os psicodélicos oferecem um meio para estudar sua neurobiologia em um ambiente controlado. Segundo, se os efeitos subjetivos contribuem para a eficácia clínica desses compostos, entender sua neurobiologia pode ajudar a otimizar a abordagem de tratamento.

Este capítulo se concentra nas alterações subjetivas induzidas por psicodélicos clássicos, como LSD, psilocibina e DMT, em participantes saudáveis que receberam as substâncias em estudos sob condições controladas. Após discutir a natureza multifacetada das experiências subjetivas induzidas por psicodélicos e seus preditores, as mudanças neurobiológicas subjacentes e as áreas cerebrais ligadas a esses efeitos são exploradas. Até o momento, ainda não há um entendimento abrangente dos efeitos psicodélicos agudos, mas pesquisas futuras avaliando tanto mudanças subjetivas quanto neurobiológicas podem ajudar a descobrir como o cérebro produz esse estado alterado de consciência único.

AVALIAÇÃO DOS EFEITOS SUBJETIVOS INDUZIDOS POR PSICODÉLICOS

Avaliar a experiência subjetiva de um estado alterado de consciência é notoriamente difícil. Questionários de autorrelato são tradicionalmente usados, perguntando aos participantes se, e em que grau, eles experimentaram um efeito específico. Como muitas vezes é difícil para as pessoas em um estado alterado descrever sua experiência em tempo real ou ler um questionário longo sem alterar a experiência, essas escalas são geralmente administradas retrospectivamente e, portanto, sujeitas a viés de memória. Além disso, elas não capturam a natureza flutuante da experiência.

Um dos questionários mais utilizados é o Questionário de Estados Alterados de Consciência de 5 Dimensões (do inglês *5-Dimension Altered States of Consciousness questionnaire*, ou 5D-ASC), desenvolvido por Dittrich e colaboradores.[4] Após estudos de validação e três iterações, o 5D-ASC agora compreende três dimensões primárias: infinitude oceânica (do inglês *oceanic boundlessness*), dissolução ansiosa do ego (do inglês *anxious ego-dissolution*) e reestruturação visionária (do inglês *visionary restructuralization*). Além delas, duas dimensões secundárias: alterações acústicas (do inglês *acoustic alterations*) e redução da vigilância (do inglês *vigilance reduction*). Esse questionário fornece 94 afirmações (p. ex., "Vi padrões regulares com os olhos fechados ou na completa escuridão") e os participantes avaliam em que medida as afirmações se aplicam à sua experiência particular em comparação à consciência de vigília normal, em uma escala contínua que vai de "Não mais do que o usual" até "Muito mais do que o usual". Posteriormente, Studerus e colaboradores[5] desenvolveram 11 subescalas com base em 42 itens contidos no questionário 5D-ASC. Essas 11 subescalas são: experiência de unidade (*experience of unity*), experiência espiritual (*spiritual experience*), estado de bem-aventurança (*blissful state*), perspicácia (*insightfulness*), descorporificação (*disembodiment*), controle e cognição prejudicados (*impaired control and cognition*), ansiedade (*anxiety*), imagens complexas (*complex imagery*), imagens elementares (*elementary imagery*), sinestesia audiovisual (*audio-visual synesthesia*) e mudança no significado das percepções (*changed meaning of percepts*). A Figura 1 mostra as pontuações de um participante após a administração de 100 mcg de LSD nessas subescalas.[6]

Outro instrumento amplamente utilizado é o Questionário de Experiência Mística (do inglês *Mystical Experience Questionnaire*, ou MEQ). A versão MEQ-30 foi validada em estudos com psilocibina[7] e mede as seguintes dimensões: mística (*mystical*), humor positivo (*positive mood*), transcendência de tempo e espaço (*transcendence of time and space*) e inefabilidade (*ineffability*). O MEQ, portanto, é mais voltado para experiências psicodélicas positivas que, em certo grau, se sobrepõem à dimensão de infinitude oceânica (*oceanic boundlessness*) do 5D-ASC. Outros questionários frequentemente utilizados para avaliar os efeitos subjetivos dos psicodélicos incluem, entre outros, a Escala de Avaliação de Efeitos Alucinógenos (*Hallucinogen Rating Scale*, ou HRS), o Inventário de Avanço Emocional (*Emotional Breakthrough Inventory*), o Inventário de Dissolução do Ego (*Ego-Dissolution Inventory*) e o Questionário de Experiência Desafiadora (*Challenging Experience Questionnaire*). Mais recentemente, estudos incorporaram entrevistas microfenomenológicas para obter uma resolução temporal mais alta dos efeitos subjetivos. Experiências visuais, corporais e emocionais/metacognitivas foram identificadas usando essa técnica após a administração de DMT.[8]

PREDITORES DOS EFEITOS SUBJETIVOS

Atualmente, é impossível prever a experiência de um indivíduo antes da administração de uma substância psicodélica. No entanto, tanto o estado mental do participante quanto o ambiente físico e social foram descritos como possíveis moduladores da experiência, frequentemente referidos como *set* e *setting*, respectivamente. Em um ambiente de pesquisa controlado, a dose foi o preditor mais importante dos efeitos subjetivos após a administração de psilocibina. Além disso, o traço de personalidade "absorção" e poucos problemas psicológicos foram asso-

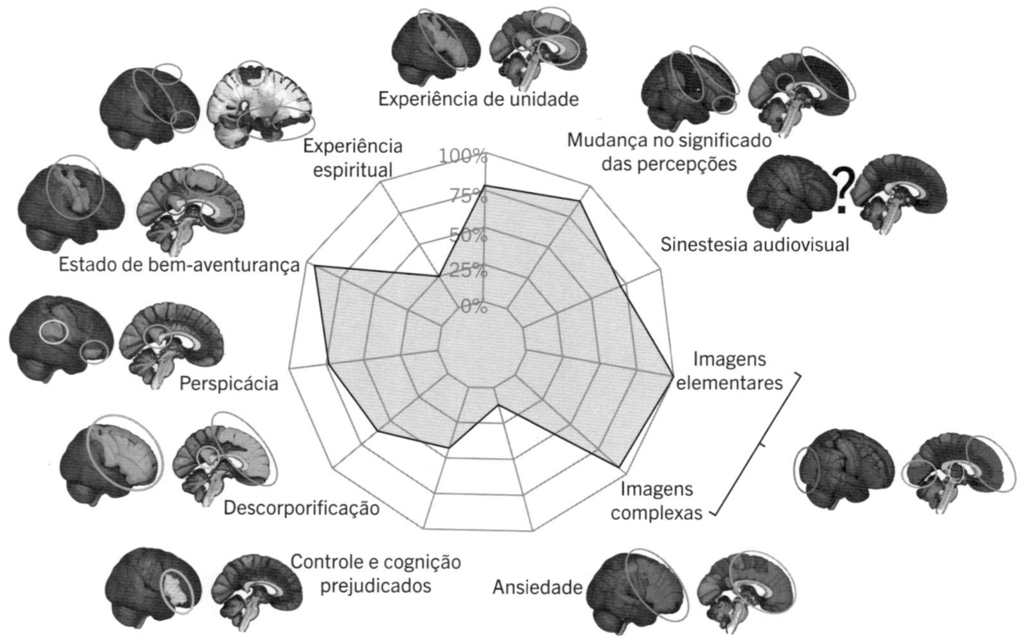

FIGURA 1 Modelo operacional de correlatos de neuroimagem dos efeitos subjetivos induzidos por psicodélicos. O gráfico apresenta dados sobre os efeitos subjetivos de um único participante após a administração de 100 mcg de LSD avaliados com o questionário 5D-ASC. Os mapas cerebrais representam dados sobre as regiões cerebrais que foram relatadas como estando associadas aos respectivos efeitos subjetivos.[6]

ciados a experiências positivas. Por outro lado, idade mais jovem e um ambiente desagradável/técnico foram associados a experiências negativas ou ansiosas.[9]

Até agora, poucos estudos investigaram se a variabilidade nos fatores neurobiológicos está associada aos efeitos subjetivos agudos. No entanto, alguns resultados sugerem que a heterogeneidade interindividual na organização do cérebro pode explicar diferenças nas respostas aos psicodélicos. Por exemplo, uma menor ligação (*binding*) no receptor 5-HT_{2A} na linha de base previu efeitos de pico mais longos e experiências místicas mais intensas. Também foi mostrado que as alterações neurobiológicas observadas após a administração de psicodélicos usando imagens cerebrais dependem de medidas funcionais basais da atividade e conectividade cerebral.[10] Embora o entendimento dessa heterogeneidade esteja apenas no começo, esses resultados podem ajudar o desenvolvimento de biomarcadores preditivos dos efeitos subjetivos e, potencialmente, até mesmo o sucesso do tratamento.

ASSOCIAÇÕES ENTRE EFEITOS SUBJETIVOS AGUDOS E ALTERAÇÕES NEUROBIOLÓGICAS

Diversas técnicas de neuroimagem têm sido usadas para aumentar nosso entendimento dos circuitos cerebrais envolvidos nos efeitos subjetivos induzidos por psicodélicos. Essas técnicas incluem a ressonância magnética funcional (do inglês *functional magnetic resonance imaging*, ou fMRI), usando imagens dependentes do nível de oxigênio no sangue (do inglês *blood-oxygen-level-dependent*, ou BOLD) e *arterial spin labeling* (ASL), tomografia por emissão de pósitrons (do inglês *positron emission tomography*, ou PET), eletroencefalografia e magnetoencefalografia. Dados de neuroimagem podem ser coletados enquanto os participantes realizam uma tarefa para estudar alterações induzidas pela droga em mecanismos cognitivos ou emocionais específicos ou durante o estado de repouso (*resting state*). A imagem em *resting state* é conduzida na ausência de uma tarefa e é usada para entender o efeito geral que uma droga tem no cérebro. Os parágrafos seguintes resumem o entendimento atual do envolvimento de diferentes circuitos cerebrais nas experiências subjetivas específicas induzidas por psicodélicos, com base nas 11 subescalas do questionário 5D-ASC. Uma ilustração dessas regiões cerebrais é mostrada na Figura 1.

- **Experiência de unidade:** essas experiências têm sido associadas com aumento do fluxo sanguíneo cerebral no giro frontal inferior, mudanças na conectividade na rede somatomotora e atividade cerebral alterada no córtex cingulado anterior durante o processamento de estímulos sociais.[6,10-12] Além disso, o conceito relacionado "dissolução do ego" foi repetidamente associado a alterações na rede de modo padrão (do inglês *default mode network*, ou DMN).[10]
- **Mudança no significado das percepções:** alterações no significado das percepções foram associadas a mudanças na atividade do córtex cingulado posterior durante o processamento de estímulo social e com mudanças na conectividade na rede somatomotora.[6,13] Isso está alinhado com um estudo que testou a reação do cérebro à música expressiva/emotiva sob o efeito do LSD, mostrando mudanças na atividade da área motora suplementar e de áreas pré-frontais.[14]
- **Sinestesia audiovisual:** até agora, os estudos não encontraram correlações claras entre os resultados de neuroimagem e as experiências de sinestesia.
- **Imagens elementares e complexas:** as alterações visuais induzidas por psicodélicos têm sido predominantemente associadas a alterações neurais na rede visual, especificamente conectividade das áreas visuais primárias, conectividade entre o tálamo e o giro fusiforme, e atividade nas áreas cerebrais frontais.[10]
- **Ansiedade:** na maioria dos estudos com psicodélicos, os participantes são bem preparados psicologicamente, e o ambiente é criado de maneira a evitar reações ansiosas intensas. Portanto, a ansiedade geralmente é baixa em ambientes controlados (ver Figura 1), e estudar as bases neurobiológicas da ansiedade sob a influência de psicodélicos é difícil. Em qualquer caso, experiências psicodélicas negativas foram associadas a níveis mais altos de glutamato no córtex pré-frontal medial e aumento da taxa metabólica de glicose no córtex pré-frontal.[10]

- **Controle e cognição prejudicados:** o controle e a cognição prejudicados autorrelatados têm sido associados ao aumento do fluxo sanguíneo no giro frontal inferior.[12] Além do autorrelato, a cognição prejudicada sob a influência de psicodélicos foi demonstrada nas áreas de memória de trabalho, função executiva e flexibilidade cognitiva usando tarefas objetivas.[15] Embora esses déficits transitórios apontem para o envolvimento de estruturas médio-temporais e frontais, isso ainda não foi investigado usando imagens cerebrais.
- **Descorporificação:** a experiência de descorporificação tem sido associada ao aumento do fluxo sanguíneo cerebral no giro frontal inferior, mudanças no potencial cortical *mismatch megativity* (MMN)* em eletrodos frontais, e mudanças na conectividade na rede somatomotora.[6,11,16] De maneira similar à "experiência de unidade", a descorporificação contribui para o conceito de "dissolução do ego", que foi associado a alterações na rede de modo padrão (DMN).[10]
- **Perspicácia:** a perspicácia autorrelatada sob a influência aguda de psicodélicos foi correlacionada com a conectividade funcional do giro supramarginal[17] e com a sincronização das oscilações delta entre o córtex retrosplenial, o giro para-hipocampal e a região orbitofrontal lateral, medida com eletroencefalografia.[18]
- **Estado de bem-aventurança:** a experiência de bem-aventurança sob a influência de psicodélicos tem sido associada a mudanças na conectividade na rede somatomotora.[6] A escala "estado de bem-aventurança" se sobrepõe, em certo grau, às chamadas "experiências místicas". Embora a base neurobiológica dessas experiências místicas agudas ainda não seja bem compreendida, acredita-se que estejam associadas à atividade na rede de modo padrão (DMN).
- **Experiência espiritual:** similar à perspicácia, a experiência espiritual foi correlacionada com oscilações delta sincronizadas no

* O *mismatch negativity* (MMN) é um potencial cortical automático (sem a necessidade de atenção do indivíduo) que mede a capacidade do cérebro de discriminar o som (avaliando, por meio do eletroencefalograma, a resposta a uma mudança de um estímulo acústico em meio a uma sequência de estímulos repetidos).

córtex retrosplenial, giro para-hipocampal e região orbitofrontal lateral,[18] mas também, como outras experiências subjetivas, com conectividade alterada na rede somatomotora.[6]

MODELOS DE AÇÃO DAS DROGAS PSICODÉLICAS NO CÉREBRO

Vários modelos foram desenvolvidos para resumir os dados recentes sobre os efeitos dos psicodélicos no cérebro humano. Até agora, o modelo do filtro talâmico (*thalamic filter model*), a hipótese do cérebro entrópico (*entropic brain hypothesis*) e o modelo de conectividade do claustro (*claustrum connectivity model*) receberam mais atenção e avaliação empírica. O modelo talâmico sugere que os psicodélicos desencadeiam seus diversos efeitos subjetivos alterando o processamento de informações em ciclos de *feedback* córtico-estriado-tálamo-corticais (*cortico-striato-thalamo-cortical feedback loops*). Em estados habituais de consciência desperta, esse circuito garante uma percepção regular, filtrando informações irrelevantes e não atendidas. Alterações nessa função do filtro talâmico induzidas por psicodélicos aumentariam o fluxo de informações sensoriais ascendentes ("de baixo para cima" ou *bottom-up*) para o córtex, levando a alterações no processamento sensorial. Ao mesmo tempo, o processamento de informações em áreas de associação do cérebro é alterado sob a influência de psicodélicos. O aumento potencial no processamento sensorial pode, portanto, não ser contrabalançado pelo processamento integrativo nos córtices de associação, e esse desequilíbrio é sugerido como responsável pelos efeitos psicodélicos.[1]

A hipótese do cérebro entrópico é um modelo complementar que se concentra na dinâmica da atividade cerebral sob a influência de psicodélicos. Esse modelo sugere que os psicodélicos reduzem a precisão de expectativas ou crenças sobre o mundo, enquanto aumentam o processamento "de baixo para cima" (*bottom-up*). Isso leva ao aumento da entropia e complexidade das dinâmicas neuronais, resultando em efeitos psicodélicos subjetivos.[19] O modelo de conectividade do claustro ou modelo córtico-claustro-cortical foi desenvolvido mais recentemente e se concentra no claustro como um coordenador da atividade cerebral em várias redes corticais. Sugere-se que os psicodélicos desorganizam a estrutura da rede neural ativando o claustro e desintegrando a atividade do córtex pré-frontal, levando à redução do controle cognitivo.[20] Todos os modelos focam diferentes aspectos da função cerebral, mas não são mutuamente exclusivos. Mais trabalho empírico são necessários para testar as previsões desses diferentes modelos e sua especificidade para substâncias psicodélicas.

CONCLUSÕES

Os psicodélicos têm efeitos únicos na percepção e na emoção, que podem oferecer importantes *insights* sobre a organização e a farmacologia do cérebro humano. No entanto, continua difícil avaliar e estudar esses efeitos subjetivos em razão da variabilidade significativa inter e intraindividual, e da natureza flutuante e inefabilidade de alguns efeitos. Mesmo assim, medidas padronizadas foram desenvolvidas e são agora quase consistentemente empregadas em pesquisas. Predizer os efeitos subjetivos continua a ser difícil, embora estejamos aumentando nossa compreensão dos fatores farmacológicos, psicológicos e neurobiológicos que influenciam a experiência. Investigar os correlatos neurais dessas experiências subjetivas tem sido abordado com diferentes técnicas de imagem cerebral enquanto os participantes estavam sob a influência de uma substância psicodélica.

Embora mais pesquisas sejam certamente necessárias e estejamos carentes de conhecimento em relação a alguns dos fenômenos induzidos por psicodélicos, alguns padrões consistentes estão surgindo, ligando alterações na atividade e conectividade cerebral aos efeitos subjetivos. Dito isso, é necessário muito mais trabalho sobre a associação entre mudanças neurobiológicas e subjetivas agudas e potenciais efeitos benéficos a longo prazo em populações clínicas, para uma compreensão abrangente do estado psicodélico agudo.

REFERÊNCIAS

1. Vollenweider FX, Preller KH. Psychedelic drugs: neurobiology and potential for treatment of psychiatric disorders. Nat Rev Neurosci. 2020;21(11):611-24.

2. Moujaes F, Preller KH, Ji JL, Murray JD, Berkovitch L, Vollenweider FX, Anticevic A. Toward mapping neurobehavioral heterogeneity of psychedelic neurobiology in humans. Biol Psychiatry. 2023;93(12):1061-70.
3. Preller KH, Vollenweider FX. Phenomenology, structure, and dynamic of psychedelic states. Curr Top Behav Neurosci. 2018;36:221-56.
4. Dittrich A. The standardized psychometric assessment of altered states of consciousness (ASCs) in humans. Pharmacopsychiatry. 1998;31(Suppl 2):80-4.
5. Studerus E, Gamma A, Vollenweider FX. Psychometric evaluation of the altered states of consciousness rating scale (OAV). PLoS One. 2010;5(8):e12412.
6. Preller KH, Burt JB, Ji JL, Schleifer CH, Adkinson BD, Stampfli P, et al. Changes in global and thalamic brain connectivity in LSD-induced altered states of consciousness are attributable to the 5-HT2A receptor. Elife. 2018;7:e35082.
7. Barrett FS, Johnson MW, Griffiths RR. Validation of the revised Mystical Experience Questionnaire in experimental sessions with psilocybin. J Psychopharmacol. 2015;29(11):1182-90.
8. Timmermann C, Roseman L, Schartner M, Milliere R, Williams LTJ, Erritzoe D, et al. Neural correlates of the DMT experience assessed with multivariate EEG. Sci Rep. 2019;9(1):16324.
9. Studerus E, Gamma A, Kometer M, Vollenweider FX. Prediction of psilocybin response in healthy volunteers. PLoS One. 2012;7(2).
10. Rieser N, Schmidt TT, Preller KH. Neurobiological correlates of psychedelic experiences. Curr Top Behav Neurosci. 2024.
11. Preller KH, Pokorny T, Hock A, Kraehenmann R, Stampfli P, Seifritz E, at al. Effects of serotonin 2A/1A receptor stimulation on social exclusion processing. Proc Natl Acad Sci U S A. 2016;113(18):5119-24.
12. Rieser NM, Gubser LP, Moujaes F, Duerler P, Lewis CR, Michels L, et al. Psilocybin-induced changes in cerebral blood flow are associated with acute and baseline inter-individual differences. Sci Rep. 2023;13(1):17475.
13. Preller KH, Schilbach L, Pokorny T, Flemming J, Seifritz E, Vollenweider FX. Role of the 5-HT2A receptor in self- and other-initiated social interaction in lysergic acid diethylamide-induced states: a pharmacological fMRI study. J Neurosci. 2018;38(14):3603-11.
14. Preller KH, Herdener M, Pokorny T, Planzer A, Kraehenmann R, Stampfli P, et al. The fabric of meaning and subjective effects in LSD-induced states depend on serotonin 2A receptor activation. Curr Biol. 2017;27(3):451-7.
15. Pokorny T, Duerler P, Seifritz E, Vollenweider FX, Preller KH. LSD acutely impairs working memory, executive functions, and cognitive flexibility, but not risk-based decision-making. Psychol Med. 20;50(13):2255-64.
16. Duerler P, Brem S, Fraga-Gonzalez G, Neef T, Allen M, Zeidman P, et al. Psilocybin induces aberrant prediction error processing of tactile mismatch responses-A simultaneous EEG-fMRI study. Cereb Cortex. 2021;32(1):186-96.
17. Moujaes F, Rieser NM, Phillips C, de Matos NMP, Brugger M, Durler P, et al. Comparing neural correlates of consciousness: from psychedelics to hypnosis and meditation. Biol Psychiatry Cogn Neurosci Neuroimaging. 2024;9(5):533-43.

18. Kometer M, Pokorny T, Seifritz E, Volleinweider FX. Psilocybin-induced spiritual experiences and insightfulness are associated with synchronization of neuronal oscillations. Psychopharmacology (Berl). 2015;232(19):3663-76.
19. Carhart-Harris RL, Friston KJ. REBUS and the anarchic brain: toward a unified model of the brain action of psychedelics. Pharmacol Rev. 2019;71(3):316-44.
20. Doss MK, Madden MB, Gaddis A, Nebel MB, Griffiths RR, Mathur BN, Barrett FS. Models of psychedelic drug action: modulation of cortical-subcortical circuits. Brain. 2022;145(2):441-56.

7

Emoções, faces, empatia: psicodélicos e cognição social

José Augusto Silva Reis
Jaime Eduardo Cecilio Hallak
Rafael Guimarães dos Santos

DESTAQUES

- O capítulo visa investigar como os psicodélicos afetam a cognição social, incluindo o reconhecimento de emoções, empatia e processos de mentalização. O objetivo é compreender os mecanismos pelos quais essas substâncias podem influenciar as interações sociais e o comportamento interpessoal.
- Um dos objetivos é detalhar as bases neurobiológicas dos processos de cognição social e como os psicodélicos modulam esses processos, focando áreas cerebrais específicas como a amígdala e a rede do modo padrão (DMN).
- O capítulo pretende avaliar como os psicodélicos podem ser usados no tratamento de transtornos mentais ao corrigir déficits na cognição social.

DEFINIÇÃO E COMPONENTES DA COGNIÇÃO SOCIAL

Definir cognição social é uma tarefa complexa, que não pode ser resumida de maneira satisfatória em uma frase ou parágrafo, posto que, historicamente, dezenas de modelos teóricos, análises e conceituações distintas (e por vezes conflitantes) foram apresentadas. De maneira geral, com base na compreensão de que os seres humanos interagem em um mundo que, por definição, é social, o termo cognição social pode ser usado para abranger uma ampla variedade de habilidades e processos cognitivos recrutados para permitir a aquisição, o processamento e a utilização de informações obtidas a partir desse mundo social.[1]

Tais habilidades, adquiridas de maneira precoce no desenvolvimento infantil, permitem que o indivíduo associe uma série de variáveis internas, como afetos, julgamentos e motivações, com elementos do mundo externo, como cultura, contexto e normas sociais, a fim de moldar a maneira como o indivíduo se apercebe da realidade e age sobre ela.

Dessa forma, a cognição social envolve processos cognitivos particulares, que diferem das outras habilidades cognitivas. Esses processos estão envolvidos na aquisição de informações, por meio da captação e interpretação das pistas sociais advindas de aspectos da linguagem verbal (como cadência e entonação) e não verbal (como expressões faciais e postura corporal). Tais estímulos são processados, de forma a compreender a complexidade das interações sociais, produzindo inferências sobre intenções, pensamentos, emoções, crenças e outros processos internos do outro, criando representações a respeito dos próprios estados mentais e dos estados mentais das outras pessoas, atribuindo sentidos a eles.

A partir das informações adquiridas e das representações construídas, o indivíduo é capaz de produzir respostas de forma flexível e adaptativa, permitindo interações sociais que vão desde a formação de família, trabalho e relacionamentos até o desenvolvimento de interações complexas, como o altruísmo e a autoridade, e, em última análise, fornece as bases para a organização de todo o tecido social.[1]

IMPORTÂNCIA DA COGNIÇÃO SOCIAL PARA A SAÚDE MENTAL

Aberrações nos processos de cognição social se refletem em uma pior capacidade dos indivíduos em compreender e se adaptar aos diferentes contextos e normas sociais, em uma pior regulação emocional em resposta a estressores sociais, problemas com o uso social da linguagem e com a formação assertiva de julgamentos e sentidos. Como efeito, indivíduos com uma cognição social deficitária apresentarão uma deterioração de suas relações interpessoais, com redes de socialização mais escassas, menos íntimas e de pior qualidade e um prejuízo no funcionamento ocupacional (escola, trabalho, lazer, autocuidado etc.), o que está intimamente associado ao adoecimento mental.

De fato, praticamente todos os transtornos mentais catalogados na quinta edição do *Manual diagnóstico e estatístico de transtornos mentais* (DSM-5) descrevem prejuízos em algum dos aspectos do funcionamento social e pesquisadores já observaram alterações objetivas na cognição social em diversos transtornos, como esquizofrenia, transtornos do neurodesenvolvimento (autismo, déficit de atenção e hiperatividade), transtornos de personalidade (*borderline*, antissocial), transtorno de estresse pós-traumático e transtornos de humor (depressão, transtorno afetivo bipolar, transtornos do espectro da ansiedade).[1-3]

Nesses quadros, os prejuízos na cognição social podem ser observados antes do início dos sintomas e, de maneira crucial, contribuem negativamente para uma série de desfechos negativos, como uma piora dos eventuais episódios de auto ou heteroagressividade, uma maior demanda por serviços de saúde mental, incluindo internações hospitalares, e um pior ajustamento social e funcionamento interpessoal, resultando em uma maior recorrência, persistência e resistência ao tratamento e, em última análise, em uma menor qualidade de vida.[1,3]

Em alguns quadros, como pacientes com depressão, há evidências de que diversas modalidades independentes de tratamento (fármacos antidepressivos, psicoterapias ou tratamentos intervencionistas como a estimulação magnética transcraniana) possam interferir positivamente na cognição social, sendo especulado que seja um desfecho necessário para o tratamento de quadros de depressão.[2]

ALUCINÓGENOS ENQUANTO EXPERIÊNCIAS SOCIAIS

Ao longo da história humana, o consumo de drogas alucinógenas esteve frequentemente associado a experiências sociais nos mais diversos cenários, desde os usos tradicionais indígenas com função de cura ou celebração e os ritos performados pelas religiões ayahuasqueiras, até o consumo hedonístico dentro da cultura de *raves* e festivais e o uso predominantemente grupal promovido pelos "retiros terapêuticos" ocidentais.

Com base em uma perspectiva antropológica, sugere-se que o uso de psicodélicos precede esses fenômenos grupais e se torna elemento-chave na organização desses grupos, persistindo por milênios em diferentes formas de cultura humana por suas características pró-sociais, intrínsecas à experiência psicodélica.[4]

Durante o consumo de alucinógenos, emerge-se uma série de fenômenos, como as experiências místicas e de dissolução de limites do *self*, associados a sentimentos de unidade, conexão e pertencimento, fenômenos de *insight*, compreensão do mundo, de si mesmo e do outro e a própria vulnerabilidade e sugestionabilidade, que tornam o indivíduo mais receptivo às conexões interpessoais. Além disso, os efeitos sensoriais (principalmente imagéticos) podem levar à produção de conteúdos culturalmente relevantes, simbólicos ou verbais, produzindo mitos, valores, bem como contribuindo para a formação de uma identidade cultural.

Além da promoção de uma socialização baseada na experiência psicodélica, aspectos sociais incidem sobre ela, à medida que os próprios efeitos psicoativos são fortemente influenciados pelo contexto (ou *setting*) no qual a substância foi utilizada, levando as comunidades que adotam essas substâncias a desenvolverem uma série de sistemas únicos de socialização, com relações e laços sociais, produções artísticas e simbólicas, cultura, linguagem, crenças e ideologias próprias.

Em conjunto, essas características acabariam por favorecer o uso comunitário, resultando em uma série de efeitos benéficos ao indivíduo e ao grupo, variando de uma maior capacidade de socialização, empatia, vinculação e coesão social até aspectos mais profundos, como a segurança ontológica e as experiências de cura, alívio ou aquisição de ferramentas para enfrentar estados mentais desagradáveis, problemas interpessoais, adoecimento do corpo e angústias relacionadas à parte espiritual ou sobrenatural.[4,5]

Evidências a respeito dos efeitos pró-sociais dos alucinógenos são observadas em diversos estudos contemporâneos. Os psicodélicos parecem promover uma série de alterações comportamentais e no funcionamento psicossocial que estão correlacionadas a uma maior sociabilidade. Essas alterações incluem aumento da confiança, da empatia, da aceitação, da gratidão e do altruísmo; maior regulação emocional em relação a estímulos sociais; alterações positivas na personalidade, como maior extroversão, abertura à experiência e redução do neuroticismo (traço de personalidade associado a ansiedade, baixa tolerância ao estresse, além de problemas de autoestima e autoconfiança); e maior tendência ao altruísmo e à conexão interpessoal.[4,5]

Um exemplo para ilustrar esse fenômeno foi demonstrado com uma pesquisa realizada *on-line* a respeito do uso de psicodélicos durante a pandemia de covid-19.[6] Nessa pesquisa, indivíduos que já faziam uso de psicodélicos foram questionados a respeito de suas experiências durante o período pandêmico e relataram que, quando comparadas às experiências pré-pandemia, o uso perdeu o caráter grupal em detrimento das experiências individuais, porém mantiveram seu caráter pró-social, resultando em relatos de experiências de conexão, solidariedade e compaixão, que foram considerados pelos participantes fatores importantes para o enfrentamento do distanciamento social e de outras angústias impostas pela pandemia.[6]

BASES NEUROCOGNITIVAS

Desde os anos 1990, técnicas modernas de pesquisa neurocientífica têm sido utilizadas para revelar os mecanismos subjacentes aos processos relacionados à cognição social, em termos estruturais, funcionais, neuroendócrinos e genéticos. Diversas redes neuronais vêm sendo propostas e delimitadas, relacionadas a diferentes domínios da cognição social e a processos cognitivos relacionados, como a percepção facial, os neurônios-espelho, a mentalização e a regulação emocional. Em termos da pesquisa científica relacionada aos alucinógenos, dois construtos da cognição social se destacam: o reconhecimento de emoções em expressões faciais e a empatia.

Percepção facial

A face é um dos grandes meios pelos quais os indivíduos conseguem trocar informações. Ao observar um rosto, humanos conseguem, de maneira quase instantânea, reunir diversas informações sobre o outro, desde aspectos estruturais (cor dos olhos, formato do nariz, presença de rugas) até outras características dinâmicas (expressões faciais, movimentos oculares, movimentos labiais), e, com base nessas informações, conseguem atribuir identidades distintas a pessoas distintas.[1,7]

Porém, mais do que compreender o que são as faces, os humanos conseguem decifrar o que as faces significam, ou seja, são capazes de reconhecer e decifrar emoções em expressões faciais, de maneira extremamente refinada, detectando diferentes emoções mesmo que dissimuladas ou ambíguas, construindo relações causais entre processos desencadeadores da emoção em si mesmo e nos outros e relacionando essas emoções com comportamentos e contextos sociais. O processamento emocional de faces permite que se possa construir impressões sobre o outro em termos de parceria romântica, amizades, trabalho, posicionamento político e julgamentos sobre caráter, personalidade, confiabilidade e atratibilidade, entre diversas outras habilidades necessárias para uma vida socialmente competente.[1,7]

Em termos neurobiológicos, esse processo representa uma grande demanda cognitiva, existindo estruturas e redes neurais dedicadas exclusivamente à percepção facial, como as áreas faciais occipital (OFA) e fusiforme (FFA), além de regiões do sulco temporal posterior superior (pSTS) e do giro frontal inferior (IFG). O processamento emocional das faces se desenvolve de maneira ainda mais complexa, recrutando diversas redes neurais corticais e subcorticais e se inter-relacionando com outras redes neurais responsáveis por uma variedade de processos cognitivos como atenção, memória e outras funções cognitivas superiores.[1,7]

A amígdala se apresenta como uma estrutura de grande importância para o processamento de emoções em expressões faciais. Tem sido recorrentemente demonstrado que a amígdala encontra-se ativa durante a avaliação emocional de faces em indivíduos tanto saudáveis quanto com déficits no processamento facial e, a partir da amígdala, partem diversas conexões funcionais em outras regiões cerebrais envolvidas nessa tarefa, notadamente a ínsula anterior, os gânglios da base e várias regiões corticais, como córtex orbitofrontal (OFC), córtex cingulado anterior (ACC) e córtex pré-frontal medial (mPFC), entre outras.[1,7]

Estudos avaliando os efeitos de drogas psicodélicas sobre o processamento de emoções faciais vêm sendo publicados desde 2013, sendo o construto da cognição social o mais estudado até então, com estudos envolvendo psilocibina, LSD e ayahuasca.[8,9] Os resultados das tarefas construídas para avaliar a reação a emoções em expressões faciais são, de certa forma, conflitantes. Por exemplo: um estudo mostrou que a psilocibina foi capaz de promover um aumento no tempo de resposta a faces de raiva, alegria e medo em voluntários saudáveis, enquanto outro estudo em pacientes depressivos observou uma redução global nos tempos de reação.[8,9]

Uma redução universal nos tempos de reação também foi observada por Rossi,[10] ao administrar ayahuasca isoladamente ou em associação com canabidiol em indivíduos saudáveis, porém um estudo realizado por Rocha[11] não evidenciou alterações significativas no reconhecimento de emoções em expressões faciais após o uso de ayahuasca nessa mesma população. Somadas, as evidências sugerem que a administração aguda de psicodélicos é capaz de promover uma redução da sensibilidade a estímulos negativos, observada por meio de uma redução da ativação da amígdala em resposta a faces de valência negativa, uma menor ativação de regiões do córtex frontal medial, giro para-hipocampal e córtex temporal direito e uma redução na conectividade funcional entre a amígdala e regiões frontais e entre a amígdala e o corpo estriado, com base em estudos de neuroimagem funcional, além de reduzir potenciais elétricos relacionados à face (N170) em testes eletrofisiológicos.[8]

Como apresentado em outros capítulos deste livro, a principal aplicação dos alucinógenos serotoninérgicos em psiquiatria atualmente se dá em quadros de transtornos de humor, notadamente o transtorno depressivo maior. Nesses quadros, sugere-se que uma hipersensibilidade da amígdala a estímulos negativos seria um dos mecanismos fisiopatológicos do transtorno e levanta-se a hipótese de que a resposta aos tratamentos antidepressivos se deve, ao menos parcialmente, a uma correção de aberrações nos processos de reconhecimento de emoções em expressões faciais.[2] Dessa forma, acredita-se que, embora a literatura ainda apresente diversos pontos contrastantes, o estudo do reconhecimento de emoções em expressões faciais pode ser um campo muito valioso para elucidar os mecanismos de ação subjacentes aos efeitos terapêuticos dos psicodélicos.

Empatia, mentalização e tomada de perspectivas

A empatia é um mecanismo complexo de inferência psicológica, que recruta uma série de processos cognitivos para permitir ao indivíduo compreender as experiências internas de outros indivíduos. É possível dividir a empatia em dois processos distintos, porém correlacionados.

O primeiro, chamado empatia cognitiva, está ligado ao julgamento a respeito dos estados mentais produzidos por outros indivíduos; em termos simples, "compreender o que o outro sente". Para isso ser possível, é necessário que o indivíduo construa representações internas sobre o outro indivíduo sem perder a diferenciação eu-outro, ou seja, consiga construir representações mentais do outro e se relacionar com essas representações compreendendo que se trata de estados mentais distintos e externos, que diferem dos próprios estados mentais e, a partir disso, atribuir sentidos e intencionalidades às ações do outro, permitindo a regulação do próprio comportamento de maneira adaptativa.[1,12]

Já a empatia emocional se refere à habilidade de produzir experiências emocionais em resposta aos afetos produzidos por um outro, "sentir o que o outro sente", sendo, portanto, necessário que o indivíduo possua seus mecanismos cognitivos de aquisição de informações afetivas (como o reconhecimento de emoções em expressões faciais) preservados, dividindo-se em empatia emocional implícita, que trata do compartilhamento de estados emocionais entre dois ou mais indivíduos, e empatia emocional explícita, relacionada à experiência de comportamentos de solidariedade e simpatia direcionados aos estados afetivos do outro.[1,12]

Aparentemente, ambos os conceitos estão relacionados a redes neurais distintas, porém com uma ampla sobreposição, envolvendo regiões do mPFC, ACC, vPMC, córtex cingulado posterior, córtex temporal lateral, ínsula, IFG, junção temporoparietal, entre outras áreas.[9,10] De maneira interessante, muitas das áreas neurais relacionadas com empatia e mentalização também apresentam uma grande sobreposição com as regiões da chamada *default mode network* (DMN).

A DMN é uma rede funcional composta principalmente de regiões do mPFC, córtex cingulado posterior, precúneo e giro angular, associada com processos cognitivos autovoltados, ou seja, aspectos como devaneio, pensamento autorreferencial (pensar sobre si mesmo, seu passado e projeções para o futuro), introspecção e ruminação.[12,13] Também há evidências de que a DMN esteja envolvida no processo de mentalização, deduzindo experiências emocionais dos outros a partir de uma perspectiva mais abstrata.

Por sua vez, o processo de empatia emocional necessita de estímulos emocionais externos para elicitar uma resposta empática, dessa forma requerendo uma redução na ativação da DMN.[12]

Os estudos existentes na literatura envolvendo LSD, psilocibina e ayahuasca demonstraram que tais drogas podem promover aumento significativo da empatia emocional, com pouco ou nenhum efeito sobre a empatia cognitiva, além de efeitos subjetivos considerados pró-sociais, como "sentir-se conectado às outras pessoas", "desejar estar com outras pessoas", "abertura a experiências" e "confiança nos outros".[9]

Esses achados sugerem que essa ativação diferencial da DMN nos processos de empatia pode ser o mecanismo subjacente que justifica o efeito dos psicodélicos apenas sobre a empatia emocional, fortemente dependente de estímulos externos. Essa hipótese é consistente com uma extensa literatura demonstrando que o uso de alucinógenos pode reduzir agudamente a atividade da DMN, enquanto promove um aumento funcional das conexões entre outras vias,[13] porém ainda necessita ser testada objetivamente.

O papel da serotonina

Acredita-se que a ativação dos receptores serotonérgicos, notadamente os receptores 5-HT_{2A} no mPFC, seja importante para a modulação neuroplástica de vias relacionadas ao processamento de informações sociais, principalmente afetivas, tomada de decisões socialmente relevantes e aprendizado social. Estímulos externos, por meio da comunicação e das interações sociais, podem ser capazes de aumentar os níveis de serotonina, o que, por sua vez, se reflete na promoção de comportamentos pró-sociais.[14]

Estudos com psilocibina e LSD sugerem que a ação sobre os receptores $5\text{-HT}_{1A/2A}$ está associada ao processamento afetivo de expressões faciais, notadamente as de valência negativa, bem como nos processos associados à empatia emocional, tanto implícita quanto explícita, diferenciação eu-outro e processos de influência social, posto que a administração de cetanserina (um antagonista do receptor 5-HT_{2A}) foi capaz de reverter esses processos.[8,14]

Em contrapartida, um estudo mais recente demonstrou que o pré-tratamento com cetanserina promoveu uma redução discreta nas alterações observadas do LSD sobre a empatia afetiva, que se mantiveram significativamente relevantes comparadas com placebo, sugerindo que o efeito dos alucinógenos sobre a cognição social não seja exclusivamente dependente da ativação 5 HT_{2A}, podendo ocorrer por outras vias, possivelmente via ativação 5-HT_{1A},[15] e o tema permanece em aberto.

CONCLUSÕES

O campo de pesquisa sobre alucinógenos e cognição social é relativamente recente, existindo há pouco mais de uma década e, naturalmente, reproduz as dificuldades encontradas na pesquisa sobre cognição social como um todo, que apresenta construtos e definições de certa forma imprecisos e uma grande heterogeneidade de resultados.[2] Por sua vez, os estudos sobre cognição social podem auxiliar a compreender os mecanismos de ação dos psicodélicos e a própria fisiopatologia dos transtornos mentais.

Atualmente, as evidências apontam que os psicodélicos possuem um potencial terapêutico transdiagnóstico, ou seja, capaz de aliviar os sintomas relacionados a diferentes transtornos mentais. A cognição social poderia explicar essa capacidade, ao corrigir déficits encontrados e permitir novas formas de integração e reestruturação de informações e representações referentes a si mesmo e a outros indivíduos, assim como de comportamentos desadaptativos? Os déficits encontrados seriam uma via comum resultando em diversas formas de adoecimento mental?

Hoje em dia há mais questões abertas do que respostas, porém as diversas formas pelas quais os alucinógenos modulam os diferentes processos relacionados à cognição social, durante e após a experiência psicodélica, oferecem um horizonte gigantesco de possibilidades para compreender melhor como os psicodélicos interagem com o cérebro humano.

REFERÊNCIAS

1. Mecca TP, Dias NM, Berberian AA (orgs.). Cognição social: teoria, pesquisa e aplicação. São Paulo: Memnon; 2016.
2. Reis JAS, Rossi GN, Osório FL, Bouso JC, Hallak JEC, Dos Santos RG. Interventions for deficits in recognition of emotions in facial expressions in major depressive disorder: an updated systematic review of clinical trials. Neurosci Biobehav Rev. 2023;153:105367.

3. Bellido-Zanin G, Pérez-San-Gregorio MÁ, Martín-Rodríguez A, Vázquez-Morejón AJ. Social functioning as a predictor of the use of mental health resources in patients with severe mental disorder. Psychiatry Res. 2015;230(2):189-93.
4. Rodríguez-Arce JM, Winkelman MJ. Psychedelics, sociality, and human evolution. Front Psychol. 2021;12:729425.
5. Roseman L, Preller KH, Fotiou E, Winkelman MJ. Editorial: Psychedelic sociality: Pharmacological and extrapharmacological perspectives. Front Pharmacol. 2022;13:979764.
6. Evens R, Reiche S, Marek RM, Moon DU, Groß RE, Romanello A, et al. Psychedelic experiences during the early COVID-19 pandemic: findings from an international online survey. Front Psychiatry. 2021;12:732028.
7. Mende-Siedlecki P, Said CP, Todorov A. The social evaluation of faces: a meta-analysis of functional neuroimaging studies. Soc Cogn Affect Neurosci. 2013;8(3):285-99.
8. Preller KH, Vollenweider FX. Modulation of social cognition via hallucinogens and "entactogens". Front Psychiatry. 2019;10:881.
9. Bălăeţ M. Psychedelic cognition-the unreached frontier of psychedelic science. Front Neurosci. 2022;16:832375.
10. Rossi GN, Rocha JM, Osório FL, Bouso JC, Ona G, Silveira GO, et al. Interactive effects of ayahuasca and cannabidiol in social cognition in healthy volunteers: a pilot, proof-of-concept, feasibility, randomized-controlled trial. J Clin Psychopharmacol. 2023;43(4):339-49.
11. Rocha JM, Rossi GN, de Lima Osório F, Bouso JC, de Oliveira Silveira G, Yonamine M, et al. Effects of ayahuasca on the recognition of facial expressions of emotions in naive healthy volunteers: a pilot, proof-of-concept, randomized controlled trial. J Clin Psychopharmacol. 2021;41(3):267-74.
12. Arioli M, Cattaneo Z, Ricciardi E, Canessa N. Overlapping and specific neural correlates for empathizing, affective mentalizing, and cognitive mentalizing: a coordinate-based meta-analytic study. Hum Brain Mapp. 2021;42(14):4777-804.
13. Gattuso JJ, Perkins D, Ruffell S, Lawrence AJ, Hoyer D, Jacobson LH, et al. Default mode network modulation by psychedelics: a systematic review. Int J Neuropsychopharmacol. 2023;26(3):155-88.
14. Duerler P, Vollenweider FX, Preller KH. A neurobiological perspective on social influence: Serotonin and social adaptation. J Neurochem. 2022;162(1):60-79.
15. Holze F, Avedisian I, Varghese N, Eckert A, Liechti ME. Role of the 5-HT2A receptor in acute effects of LSD on empathy and circulating oxytocin. Front Pharmacol. 2021;12:711255.

8

Psicodélicos e personalidade: aprofundando-se no problema do ovo e da galinha*

José Carlos Bouso
Maja Kohek
Genís Oña

DESTAQUES

- Desde o início da pesquisa psicodélica, a experiência psicológica profunda induzida por essas substâncias tem sido relacionada a uma mudança na personalidade dos usuários.
- Os primeiros estudos transversais realizados em policonsumidores refletiam uma tendência para comportamentos não convencionais nos usuários de alucinógenos.
- Estudos naturalísticos realizados com usuários regulares de ayahuasca em contextos religiosos estabeleceram um perfil de personalidade consistente entre os estudos, mesmo realizados em diferentes países, que mostram que esse perfil de personalidade é consistentemente diferente do perfil dos grupos de controle.
- No entanto, estudos prospectivos em usuários de ayahuasca de diferentes contextos não encontraram tanta consistência quanto às mudanças eventuais que a ingestão de ayahuasca provoca na personalidade, nem são consistentes com os resultados de ensaios clínicos controlados.
- Os resultados dos ensaios clínicos controlados realizados na administração aguda de um psicodélico (psilocibina, LSD e ayahuasca) também são inconsistentes.

* Revisão da tradução de Rafael Guimarães dos Santos.

- Existem diversas variáveis extrafarmacológicas que modulam as mudanças eventuais na personalidade após a administração de um psicodélico.
- Na direção oposta, as evidências indicam que a personalidade prévia dos sujeitos modula o efeito dos psicodélicos.
- O estudo das relações entre o uso de psicodélicos e a personalidade surge como outra fonte de evidências no aprofundamento do conhecimento da personalidade humana.

INTRODUÇÃO

Os psicodélicos são drogas que sempre estiveram rodeadas de certas atribuições especiais relacionadas à mudança pessoal e psicológica. Numerosos estudos realizados nos primeiros tempos da pesquisa psicodélica durante as décadas de 1950 e 1960 relatavam que tal mudança se devia a uma alteração na personalidade dos pacientes, fruto da inefável experiência psicológica e espiritual que essas substâncias produzem.

Durante a década de 1960, na época da contracultura, até foi cunhado o termo "cabeças ácidas" (do inglês *acid heads*) para se referir a um tipo específico de personalidade que seria consequência do uso recreativo repetido dos psicodélicos, manifestada por um conjunto de crenças mágico-místicas e atitudes profundamente não agressivas.

Porém, a maioria desses estudos pioneiros relacionando mudanças na personalidade com o consumo de psicodélicos foi realizada com as metodologias da época, menos sofisticadas que as disponíveis atualmente. Nos últimos anos, com o renovado interesse dos pesquisadores no estudo dos psicodélicos, o interesse dentro do âmbito da personalidade também se renovou.

A maleabilidade da personalidade é um tema classicamente controverso nas ciências psicológicas e psiquiátricas, em que os pesquisadores encontram diferentes tipos de evidências dependendo do referencial teórico particular utilizado no desenho de seus respectivos estudos. Por exemplo, existem vários modelos de personalidade e transtornos de personalidade, e os termos usados para caracterizar os domínios da personalidade não são sempre equivalentes entre modelos e estão de fato em constante transformação.

Além disso, os avanços recentes em biologia molecular e epigenética sugerem que a personalidade pode ser modulada por interações gene-ambiente, nas quais mudanças na expressão gênica podem ser causadas por fatores psicológicos (p. ex., estresse) ou toxicológicos (p. ex., drogas), sugerindo que a personalidade não é tão estável ao longo do tempo nem tão previsível como se pensava anteriormente. Um dos expoentes científicos do renovado interesse na pesquisa psicodélica centrou-se em estudar se essas drogas podem induzir mudanças de personalidade, oferecendo assim outros tipos de evidências ao debate.

Essas novas pesquisas também começaram a explorar os possíveis mecanismos neurobiológicos envolvidos nessas mudanças de personalidade, já que é bem sabido que esses compostos atuam como agonistas nos receptores serotoninérgicos 5 HT2A corticais expressos em áreas fronto-têmporo-parieto-occipitais. No presente capítulo, serão descritos os principais tipos de estudos que relacionam o uso de psicodélicos com mudanças na personalidade provenientes de diferentes fontes de evidência, como estudos observacionais e ensaios clínicos controlados.

ESTUDOS TRANSVERSAIS COM POLICONSUMIDORES

Existem numerosos estudos transversais relacionando o uso de psicodélicos com traços de personalidade. Como a maioria sofre de falhas metodológicas (como o fato de que, pela natureza transversal dos estudos, não é possível saber se as pessoas já eram assim antes ou se tornaram como consequência do consumo e, principalmente, por se tratar de populações de policonsumidores, o que dificulta a interpretação dos resultados), serão descritos aqui apenas dois desses estudos que poderiam ser representativos dos demais.

Em um estudo realizado nos Estados Unidos com trabalhadores de fábrica/plantas industriais, os pesquisadores exploraram como o uso de substâncias como LSD, maconha e outros psicodélicos afeta a personalidade e as atitudes. Eles descobriram que o uso ocasional dessas substâncias estava ligado a traços de personalidade como a busca por emoções e uma menor conformidade com as normas sociais.[1]

Outro estudo interessante realizado no Brasil avaliou mais de 8 mil adultos para entender como diferentes drogas impactam a personalidade usando o questionário TCI-R (Inventário de Temperamento e Caráter-Revisado). Esse questionário consiste em dois grandes traços: Temperamento, que seria mais biologicamente determinado, e Caráter, mais influenciado pelo ambiente. Dentro da dimensão de Temperamento, há quatro dimensões: Busca de Novidade, Evitação de Danos, Dependência de Recompensa e Persistência, e dentro da dimensão de Caráter há três dimensões: Autodirecionamento, Cooperatividade e Autotranscendência.

Os pesquisadores utilizaram pesquisas *on-line* para medir os traços de personalidade e compararam usuários e não usuários de substâncias como álcool, maconha e alucinógenos. Os resultados mostraram que as pessoas que usavam alucinógenos ocasionalmente eram menos propensas a evitar riscos e mais direcionadas a metas pessoais, enquanto aqueles que abusavam dessas substâncias tendiam a ter uma maior inclinação para a autotranscendência, o que poderia estar relacionado com a busca por experiências espirituais ou de superação pessoal.

Curiosamente, o traço mais comum entre os usuários de álcool, maconha e cocaína foi a busca de novidades, o que poderia indicar um maior nível de impulsividade e extravagância. Isso contrasta com os usuários de alucinógenos, que parecem ser mais contemplativos e focados em superar limites pessoais.[2]

ESTUDOS NATURALÍSTICOS COM AYAHUASCA

A ayahuasca é uma substância especial porque é utilizada por grupos religiosos brasileiros. Nesses grupos, a ayahuasca é tomada regularmente, em geral, a cada 15 dias, e há membros que consomem ayahuasca desde o ventre materno. Por isso, representa uma população de enorme interesse para avaliar os efeitos a longo prazo do uso regular de alucinógenos.

Além disso, nesses grupos há pouco consumo de outras drogas, exceto maconha, que em alguns grupos é usada ritualmente. O primeiro estudo realizado com grupos religiosos ayahuasqueiros foi no início dos anos 1990 em Manaus, Brasil, com 15 membros da União do Vegetal (UDV). Foi utilizado o Questionário de Personalidade Tridimensional, que é a versão anterior do TCI-R e inclui apenas a dimensão de Temperamento. Os membros da UDV mostraram pontuações significativamente mais baixas em Busca de Novidade e Evitação de Danos, não havendo diferenças com os controles em Dependência de Recompensa.[3]

Em um estudo longitudinal realizado no Brasil, utilizou-se o TCI em membros da religião do Santo Daime (n = 54), que viviam no interior da selva amazônica, e Barquinha (n = 54), em contexto urbano na cidade de Rio Branco, Acre, que foram pareados com respectivos grupos-controle. As avaliações foram repetidas um ano depois. Em comparação com os controles, o grupo do Santo Daime pontuou mais baixo em Evitação de Danos e Autodirecionamento, e mais alto em Dependência de Recompensa e Autotranscendência, não havendo diferenças em Busca de Novidade, Persistência e Cooperatividade.

O mesmo padrão ocorreu com Barquinha, embora não houvesse diferenças com os controles em Dependência de Recompensa. A Dependência de Recompensa, embora seja um traço pensado como biologicamente determinado, pode ser mais necessária nas condições mais hostis de um ambiente selvático, o que pode explicar a diferença entre ambos os grupos nessa dimensão. A avaliação repetida um ano depois replicou esses mesmos resultados.[4]

Em outro estudo observacional realizado na Espanha, na escala TCI-R um grupo do Santo Daime (n = 65) *versus* controle (n = 63) pontuou mais baixo em Evitação de Danos e mais alto em Autodirecionamento, Cooperatividade e Autotranscendência. Em uma subamostra desse estudo de 15 sujeitos, a quem se mediu a espessura cortical com técnicas de ressonância magnética, encontrou-se correlação entre Autotranscendência e a espessura do córtex cingulado posterior em cada grupo de estudo separadamente. Nos usuários de ayahuasca, bem como nos grupos-controle, houve correlações negativas, sendo mais acentuada no grupo do Santo Daime. Não foram encontradas diferenças em desempenho neuropsicológico nem em testes psicométricos de saúde mental, portanto, essa modificação física não parece ter mais consequência do que tornar as pessoas mais inclinadas à espiritualidade.[5]

Em um estudo realizado nos Estados Unidos, comparou-se a personalidade de 30 membros experientes da UDV com 27 controles pareados utilizando dessa vez o Inventário dos Cinco Grandes Fatores (BFI), um questionário que avalia a personalidade nas seguintes escalas: Extroversão, Amabilidade, Conscienciosidade, Neuroticismo e Abertura para a Experiência. Comparado com os controles, os membros da UDV obtiveram pontuações significativamente mais altas nas subescalas de Amabilidade e Abertura. Assim como nos estudos anteriores, em comparação aos grupos-controle, não houve diferenças em desempenho neuropsicológico, sugerindo que as diferenças em personalidade não se devem a possíveis danos (ou melhorias) neurológicos produzidos pela ayahuasca.[6]

Esses dados, tomados em conjunto, sugerem diferenças culturais na personalidade. Sendo grupos de religiões em que o ritual e a frequência de uso de ayahuasca são semelhantes, quase não há diferenças entre os grupos brasileiros (UDV, Barquinha e Santo Daime), mas existem diferenças em relação ao grupo do Santo Daime espanhol. Mais interessante é que, na escala de Busca de Novidade, não há diferenças entre os grupos-controle e os ayahuasqueiros e, inclusive, para a UDV a pontuação é menor.

Isso contrasta com o estudo anteriormente citado de policonsumidores de Schneider e colaboradores,[2] em que os usuários de álcool, maconha e cocaína pontuavam mais alto em Busca de Novidade. O uso de ayahuasca, portanto, não parece estar relacionado com a exposição ao risco vista em consumidores de drogas de abuso. Apesar de haver uma alta congruência entre os diferentes grupos e sobretudo uma dimensão na qual todos coincidem, que é Autotranscendência, a natureza transversal desses estudos não permite saber se essas pessoas eram assim antes ou se a ayahuasca as modificou.

Além disso, há o fator de confusão de que a ayahuasca é utilizada em um contexto ritual muito específico, não extrapolável para outros contextos de uso. Por enquanto, esses resultados apenas nos permitem saber que as pessoas que tomam ayahuasca em contextos religiosos são diferentes das que não o fazem. Posteriormente, será necessário recorrer a estudos prospectivos para poder conhecer o papel específico do alucinógeno na eventual modificação da personalidade.

Em um desses estudos realizados no Brasil, avaliou-se com o TCI-125 a personalidade antes de tomar ayahuasca pela primeira vez e seis meses depois (n = 23) em sujeitos que participaram de cerimônias do Santo Daime e da UDV. Comparado com as pontuações iniciais, o uso de ayahuasca foi associado significativamente com pontuações mais baixas em Dependência de Recompensa aos seis meses, uma primeira evidência de uma possível mudança na personalidade associada ao uso de ayahuasca.[7] No entanto, em outro estudo prospectivo realizado na Espanha em contextos neoxamânicos, não foram encontradas diferenças em nenhuma variável do TCI de 1 a 6 meses após um primeiro consumo de ayahuasca.[8]

Um estudo (n = 256) realizado em três centros espirituais e de cura com ayahuasca nas Américas do Sul e Central, onde foram feitas avaliações com o BFI antes, logo após e três meses depois da participação em retiros nos quais a ayahuasca era administrada com doses e contextos variáveis, a mudança mais notável foi uma diminuição no traço de Neuroticismo. Além disso, descobriu-se que as mudanças na personalidade não dependem apenas da experiência inicial com a ayahuasca, mas também da personalidade prévia do indivíduo e de suas experiências durante a cerimônia.[9]

Em resumo, a inconsistência entre estudos sobre mudanças observadas na personalidade nos estudos naturalísticos provavelmente se deve a variáveis extrafarmacológicas, como os ambientes naturais onde a ayahuasca é consumida e os contextos (religiosos, xamânicos ou neoxamânicos) nos quais, além da ayahuasca, existe um ritual específico, geralmente um convívio com um grupo, e uma série de fatores que podem estar modulando o efeito final. Para poder determinar o papel de um alucinógeno em uma eventual mudança na personalidade, deve-se recorrer a ensaios clínicos randomizados e controlados.

ENSAIOS CLÍNICOS CONTROLADOS

Os resultados dos ensaios clínicos com psicodélicos nos quais foram medidas variáveis de personalidade são contraditórios. Em um estudo experimental realizado nos Estados Unidos, o grupo de Griffiths e colaboradores[10] comparou psilocibina (30 mg/70 kg) com metilfenidato (40 mg/70 kg) e administrou o Inventário de Personalidade NEO (NEO PI-R), que possui as mesmas subescalas que o BFI. Não foram encontradas diferenças entre ambos os tratamentos, também no acompanhamento de 14 meses.[11]

Em um estudo posterior desse mesmo grupo combinando dados de diferentes estudos controlados com psilocibina administrada várias vezes em diferentes doses para analisar mudanças na personalidade usando o NEO PI-R, encontrou-se que a psilocibina aumentava significativamente as pontuações de Abertura para a Experiência, mas apenas no subgrupo que tinha tido uma "experiência mística completa" (medida com o *Mys-*

tical Experience Questionnaire), embora o tamanho do efeito fosse relativamente pequeno. As diferenças entre a linha de base e a medição aos 1-2 meses foram significativas, mas diminuíram aos 16 meses, sendo apenas marginalmente mais altas nessa medição. O subgrupo que não vivenciou a "experiência mística" não mostrou mudanças na personalidade.[12]

Outro estudo do mesmo grupo encontrou apenas uma pontuação marginalmente mais alta em Conscienciosidade um mês após a administração de psilocibina.[13] Um estudo aberto realizado no Reino Unido com 19 pacientes com depressão maior resistente ao tratamento mostrou que a psilocibina reduziu as pontuações de Neuroticismo e aumentou as de Extroversão e Abertura à Experiência.[14]

Com relação ao LSD, uma dose intravenosa de 75 mcg aumentou significativamente as medidas de Otimismo e Abertura nos participantes duas semanas após a administração.[15] No entanto, uma dose oral de 200 mcg não teve efeito em nenhuma das escalas do BFI após 1 e 12 meses.[16]

Já em relação à ayahuasca, em dois estudos randomizados envolvendo a administração de uma dose oral (1 mL/kg) para voluntários saudáveis e aplicando o *NEO-Five Factor Inventory* (NEO-FFI), foi observado um aumento significativo em Abertura à Experiência após três semanas em apenas um dos estudos.[17]

Por último, a direção dos efeitos também pode ser a contrária: a personalidade modula os efeitos dos psicodélicos? Studerus e colaboradores,[18] analisando dados de 23 experimentos, encontraram que a dose é o fator mais determinante em como os indivíduos reagem, mas outras condições, como o estado emocional antes de tomar a droga e certos traços de personalidade, como o Neuroticismo, estão relacionados a experiências menos agradáveis, enquanto aqueles com altos níveis do traço de Absorção geralmente experimentam reações mais positivas e místicas. Outro estudo, em que um grupo de 65 estudantes recebeu uma dose de LSD, encontrou que os indivíduos com alta Extroversão e Neuroticismo experimentaram uma gama mais ampla de efeitos agudos.[19]

CONCLUSÕES

As relações entre o uso de psicodélicos e a personalidade são complexas (ver quadro de Destaques no início do capítulo). Embora, como em qualquer campo da ciência, sejam necessários mais estudos com metodologias mais sofisticadas para avançar no conhecimento das relações entre essas duas variáveis, já existem inúmeros estudos que nos permitem estabelecer algumas conclusões e lançar as bases para futuras investigações.

Por um lado, existem os estudos naturalísticos transversais, principalmente com membros de grupos religiosos que tomam ayahuasca de forma regular. Nesses grupos, há claras diferenças em comparação aos grupos-controle em medidas tanto de temperamento quanto de caráter. O mais notável é a baixa pontuação em Busca de Novidades, uma variável relacionada ao início e à manutenção do consumo de drogas de abuso, e uma alta pontuação em Autotranscendência, um reflexo claro da espiritualidade que é a essência dessas doutrinas. No entanto, tanto estudos prospectivos quanto ensaios clínicos controlados em usuários de ayahuasca encontraram resultados contraditórios, dependendo do contexto de uso.

Por outro, os ensaios clínicos controlados não foram mais esclarecedores. Novamente, mesmo estudos do mesmo grupo realizados com psilocibina não encontram mudanças consistentemente mantidas ao longo do tempo na personalidade dos sujeitos. Também não há consistência entre diferentes grupos de pesquisa que utilizam psilocibina, nem consistência entre diferentes drogas (pelo menos entre ayahuasca, LSD e psilocibina, que foram mencionadas aqui).

Por último, embora haja menos estudos sobre isso, parece haver maior consistência na ideia de que a personalidade pode modular o efeito de um psicodélico. Essa é uma área de grande interesse para melhor controlar possíveis efeitos adversos na administração de psicodélicos em contextos terapêuticos, além de potencializar os eventuais benefícios.

Em suma, parece que uma eventual mudança na personalidade das pessoas após a administraçao de um alucinógeno não depende exclusivamente da substância, mas também do contexto em que é usada, da intenção ou do propósito do uso, das condições psicológicas prévias dos sujeitos, e de toda uma série de fatores extrafarmacológicos. Esses fatores devem ser considerados se a administração de um psicodélico tiver como objetivo induzir uma mudança na personalidade que se presume ter um efeito benéfico final, outro debate que, por sua vez, também está atualmente em aberto.

Provavelmente, um dos desafios que o fascinante campo do estudo das influências entre personalidade e psicodélicos enfrenta é justamente o fato de que ainda temos muito a avançar no próprio estudo da personalidade, um dos âmbitos mais complexos da psicologia, mas essencial para compreender a natureza humana e os transtornos psicopatológicos. Sem dúvida, o renovado interesse pela pesquisa psicodélica será outra linha de investigação que trará novas evidências e fatos ao estudo da personalidade. São necessários desenhos inovadores e criativos que possam aprofundar ainda mais o conhecimento dessas relações.

REFERÊNCIAS

1. Mabry EA, Khavari KA. Attitude and personality correlates of hallucinogenic drug use. Int J Addict. 1986;21:691-9.
2. Schneider R Jr, Ottoni GL, de Carvalho HW, Elisabetsky E, Lara DR. Temperament and character traits associated with the use of alcohol, cannabis, cocaine, benzodiazepines, and hallucinogens: evidence from a large Brazilian web survey. Rev Bras Psiquiatr. 2015;37:31-9.
3. Grob CS, McKenna DJ, Callaway JC, Brito GS, Neves ES, Oberlaender G, et al. Human psychopharmacology of hoasca, a plant hallucinogen used in ritual context in Brazil. J Nerv Ment Dis. 1996;184(2):86-94.
4. Bouso JC, González D, Fondevila S, Cutchet M, Fernández X, Ribeiro Barbosa PC, et al. Personality, psychopathology, life attitudes and neuropsychological performance among ritual users of Ayahuasca: a longitudinal study. PLoS One. 2012;7(8):e42421.
5. Bouso JC, Palhano-Fontes F, Rodríguez-Fornells A, Ribeiro S, Sanches R, Crippa JA, et al. Long-term use of psychedelic drugs is associated with differences in brain structure and personality in humans. Eur Neuropsychopharmacol. 2015;25(4):483-92.
6. Barbosa PC, Strassman RJ, da Silveira DX, Areco K, Hoy R, Pommy J, et al. Psychological and neuropsychological assessment of regular hoasca users. Compr Psychiatry. 2016;71:95-105.
7. Barbosa PC, Cazorla IM, Giglio JS, Strassman RJ. A six-month prospective evaluation of personality traits, psychiatric symptoms and quality of life in ayahuasca naïve subjects. J Psychoactive Drugs. 2009;41:205-12.
8. Jiménez-Garrido DF, Gómez-Sousa M, Ona G, Dos Santos RG, Hallak JEC, Alcázar-Córcoles MA, Bouso JC. Effects of ayahuasca on mental health and quality of life in naïve users: a longitudinal and cross-sectional study combination. Sci Rep. 2020;10(1):4075.
9. Weiss B, Miller JD, Carter NT, Keith Campbell W. Examining changes in personality following shamanic ceremonial use of ayahuasca. Sci Rep. 2021;11(1):6653.
10. Griffiths RR, Richards WA, McCann U, Jesse R. Psilocybin can occasion mystical-type experiences having substantial and sustained personal meaning and spiritual significance. Psychopharmacology. 2006;187:268-83.

11. Griffiths R, Richards W, Johnson M, McCann U, Jesse R. Mystical-type experiences occasioned by psilocybin mediate the attribution of personal meaning and spiritual significance 14 months later. J Psychopharmacol. 2008;22:621-32.
12. MacLean KA, Johnson MW, Griffiths RR. Mystical experiences occasioned by the hallucinogen psilocybin lead to increases in the personality domain of openness. J Psychopharmacol. 2011;25(11):1453-61.
13. Barrett FS, Doss MK, Sepeda ND, Pekar JJ, Griffiths RR. Emotions and brain function are altered up to one month after a single high dose of psilocybin. Sci Rep. 2020;10(1):2214.
14. Erritzoe D, Roseman L, Nour MM, MacLean K, Kaelen M, Nutt DJ, Carhart-Harris RL. Effects of psilocybin therapy on personality structure. Acta Psychiatr Scand. 2018;138(5):368-78.
15. Carhart-Harris RL, Kaelen M, Bolstridge M, Williams TM, Williams LT, Underwood R, et al. The paradoxical psychological effects of lysergic acid diethylamide (LSD). Psychol Med. 2016;46(7):1379-90.
16. Schmid Y, Liechti ME. Long-lasting subjective effects of LSD in normal subjects. Psychopharmacology (Berl). 2018;235(2):535-45.
17. Mendes Rocha J, Rossi GN, Osório FL, Bouso Saiz JC, Silveira GO, Yonamine M, et al. Effects of ayahuasca on personality: results of two randomized, placebo-controlled trials in healthy volunteers. Front Psychiatry. 2021;12:688439.
18. Studerus E, Kometer M, Hasler F, Vollenweider FX. Acute, subacute and long term subjective effects of psilocybin in healthy humans: a pooled analysis of experimental studies. J Psychopharmacol. 2011;25:1434-52.
19. Lienert GA, Netter P. LSD response in Eysenckian trait types identified by polypredictive CFA. Pers Individ Dif. 1996;21:845-50.

9

Microdosagem de psicodélicos: evidências atuais de estudos clínicos*

Kim P. C. Kuypers

DESTAQUES

- O capítulo busca apresentar uma visão geral do conhecimento científico atual sobre a microdosagem de psicodélicos, com base em estudos clínicos. O objetivo é avaliar se há evidências suficientes para considerar a microdosagem uma prática com potencial terapêutico.
- Serão analisados os efeitos agudos e de longo prazo da microdosagem de substâncias como LSD e psilocibina, tanto em voluntários saudáveis quanto em populações clínicas.
- O capítulo também destaca as limitações dos estudos atuais, incluindo o papel das expectativas dos usuários e do efeito placebo.

INTRODUÇÃO

Ao longo dos anos, as evidências sobre o potencial terapêutico dos psicodélicos no tratamento de transtornos mentais vêm se acumulando.[1] Estudos sugerem que uma ou duas doses moderadas/plenas de um psi-

1 Revisão da tradução de Giordano Novak Rossi e Rafael Guimarães dos Santos.

codélico em combinação com algum tipo de assistência psicológica são eficazes no combate a transtornos psiquiátricos graves e persistentes.[1] Evidências anedóticas sugerem que mesmo doses muito baixas dessas substâncias sem cuidados terapêuticos adjacentes são eficazes no tratamento de certas psicopatologias. O uso repetido de alucinógenos em doses pequenas subpsicodélicas (geralmente um décimo de uma dose plena) é conhecido como microdosagem.[2,3] Os usuários afirmam que esse uso está ligado a efeitos positivos sobre criatividade, produtividade, humor, relações interpessoais e com o ambiente, além do bem-estar geral.[4,5] Os motivos de uso variam desde o desenvolvimento pessoal até o aprimoramento cognitivo e a melhoria da saúde mental.[4,5]

A maioria das evidências da eficácia terapêutica de microdosagem vem de estudos observacionais nos quais os usuários relatam seus efeitos retrospectivamente.[4] No entanto, alguns ensaios clínicos foram realizados. Este capítulo apresentará uma visão geral do conhecimento científico sobre a microdosagem de psicodélicos, com base nesses estudos clínicos,[6] e tentará responder se há motivos para acreditar no potencial terapêutico nessa prática. Além disso, serão apontados quais perguntas permanecem sem resposta e os desafios que essa pesquisa enfrenta.

Neste capítulo, um estudo clínico será definido como um experimento no qual os participantes receberam uma dose específica de LSD ou psilocibina sintética no laboratório, no qual permaneceram para realizar tarefas a fim de avaliar os efeitos agudos da droga. Outros estudos fora do escopo dessa definição são aqueles em que os participantes não receberam uma dose padronizada de uma substância, por exemplo, quando eles mesmos encheram cápsulas com cogumelos contendo psilocibina e/ou cogumelos comestíveis não psicoativos administrados pelos pesquisadores. Outra categoria que não será descrita são os estudos naturalísticos em que os indivíduos tomam microdoses e preenchem questionários e/ou realizam tarefas no computador em um ambiente de retiro (contexto xamânico/ritualístico) ou em casa.

ESTUDOS CLÍNICOS COM BAIXAS DOSES DE LSD

Até o momento, foram realizados alguns estudos experimentais controlados por placebo com o objetivo de avaliar os efeitos das baixas doses de LSD sobre a cognição, a experiência subjetiva, o humor e a atividade cerebral.[6] Todos esses estudos foram realizados com voluntários saudáveis, com exceção de um, que incluiu pessoas que sofriam de ansiedade relacionada a doenças com risco de morte. Há também um estudo em andamento que investiga os efeitos da microdosagem de LSD no transtorno do déficit de atenção e hiperatividade (TDAH).

Um aspecto importante sobre as doses de LSD é especificar se foi usado LSD base (também chamado de base livre de LSD) ou tartarato de LSD (considerado quimicamente um sal), em particular quando se considera a amplitude de doses dentro da faixa de microdosagem, em que uma pequena variação na dose é proporcionalmente grande em relação à dose total sendo ingerida. Conforme explicado pelo Dr. Liechti em um comentário sobre um artigo de microdosagem, "uma dose de 100 mcg de LSD base corresponde a 123 mcg de LSD tartarato".[3]

Efeitos agudos após a administração de dose única

Vários estudos controlados por placebo investigaram os efeitos de doses únicas baixas de LSD sobre o humor, a cognição, o sono e a atividade neural. Esses estudos envolveram participantes saudáveis que receberam diferentes doses de LSD, variando entre 6,5 e 26 mcg de LSD tartarato (ou 5-20 mcg de LSD base), bem como placebo, em condições duplo-cegas.

De modo geral, as descobertas indicam que baixas doses de LSD podem ter efeitos positivos específicos sobre o humor, a cognição, a sensibilidade à dor, a duração do sono e os níveis de um marcador de neuroplasticidade chamado fator neurotrófico derivado do cérebro (*brain-derived neurotrophic factor* ou BDNF na sigla em inglês). Os participantes relataram aumento de humor positivo, amistosidade, excitação/ativação e diminuição dos lapsos de atenção com baixas doses de LSD. Entretanto, efeitos negativos como confusão e ansiedade foram observados em alguns casos.

Efeitos neurofisiológicos também foram examinados por meio de eletroencefalografia (EEG) e medições de potenciais evocados (*event-related potential* ou ERP na sigla em inglês). Descobriu-se que baixas doses de LSD reduzem a potência oscilatória em várias faixas de frequência durante condições de repouso e diminuem as amplitudes de alguns potenciais evocados, enquanto aumentam a latência de outros. Esses efeitos foram semelhantes aos observados com doses mais altas de substâncias psicodélicas.

Além disso, os estudos sugerem que doses muito baixas de LSD podem alterar a atividade neural e a conectividade cerebral nos circuitos límbicos (de recompensa cerebral). O aumento da conectividade da amígdala com regiões específicas do cérebro foi associado a mudanças positivas de humor.

Também foi demonstrado que, quando comparado com placebo, o LSD levou a um aumento estatisticamente significativo (embora clinicamente irrelevante) da pressão arterial sistólica e diastólica 2 horas após a administração, sem afetar a frequência cardíaca. Em geral, esses estudos indicam que baixas doses de LSD podem causar alterações comportamentais agudas sutis, sugerindo possíveis efeitos terapêuticos sem induzir a experiência psicodélica completa. No entanto, é preciso mencionar que várias medidas comportamentais não foram afetadas de forma alguma por microdosagens.[6]

Efeitos agudos após a administração de doses repetidas ("microdosagem")

Além dos estudos de administração de dose única, alguns estudos investigaram os efeitos agudos da administração repetida de baixas doses de LSD sobre o humor e a cognição. Esses estudos foram controlados por placebo e envolveram participantes adultos saudáveis com idades entre 22 e 62 anos. Um estudo em particular se concentrou em adultos mais velhos que receberam doses de LSD de 0, 5, 10 e 20 mcg a cada três dias por um total de 21 dias. A principal descoberta foi que o LSD (10 mcg) produziu uma superestimação de intervalos superiores a 2.000 milissegundos (ms) em uma tarefa de percepção de tempo. A presença de LSD no sangue foi detectada após a administração das doses de 10 e 20 mcg, com um pico cerca de meia hora após a administração. A meia-vida média do LSD foi de 8,25 ± 7,5 horas, comparável a uma dose psicodélica completa. Os eventos adversos não foram significativamente diferentes entre os grupos do LSD e do placebo, embora dor de cabeça leve a moderada tenha sido relatada com mais frequência no grupo do LSD.

Outras pesquisas foram realizadas com voluntários jovens. Em um desses estudos, os voluntários receberam quatro doses repetidas de tartarato de LSD (13 ou 26 mcg) ou placebo a cada 3 a 4 dias. Em outro estudo, os participantes receberam 14 doses de LSD (10 mcg) ou placebo a cada três dias durante seis semanas, com a primeira dose administrada em um ambiente de laboratório supervisionado, e as doses subsequentes autoadministradas em um contexto naturalístico.

O primeiro estudo constatou que o LSD produziu efeitos subjetivos modestos, mas não melhorou o humor nem afetou o desempenho na maioria das tarefas cognitivas e emocionais. Além disso, não foram observados efeitos residuais durante a sessão de acompanhamento (sem administração de drogas). Concluiu-se que a administração repetida de um número relativamente pequeno de baixas doses de LSD em um ambiente controlado é segura, mas não produz efeitos significativos sobre o humor ou a cognição em voluntários saudáveis.

O segundo estudo constatou que a microdosagem de LSD foi relativamente segura, mas aumentou a ansiedade, o que levou à desistência de alguns participantes. Os questionários diários mostraram evidências de melhora nas pontuações de criatividade, conexão, energia, felicidade, irritabilidade e bem-estar nos dias de dosagem em comparação aos dias sem o LSD. Entretanto, não houve mudanças significativas no humor ou na cognição entre a linha de base e a avaliação de seis semanas.[6]

Em resumo, esses estudos sugerem que doses baixas repetidas de LSD são em geral seguras, mas não melhoram consistentemente o humor ou a cognição em voluntários saudáveis. Embora a microdosagem de LSD possa produzir aumentos transitórios em determinadas escalas relacionadas ao humor, ela não leva a mudanças duradouras no humor ou na cognição. Os autores concluíram que estudos futuros talvez precisem abordar os efeitos do placebo e a variabilidade interindividual na resposta aos psicodélicos ao investigar a microdosagem em populações clínicas.

O uso de uma dose baixa como condição de controle

Um estudo examinou a segurança e a eficácia do LSD combinado com psicoterapia em pacientes com ansiedade associada a doenças com risco de morte. O primeiro grupo recebeu 200 mcg de LSD duas vezes, enquanto o grupo-controle com placebo ativo recebeu 20 mcg de LSD duas vezes, com um eventual cruzamento para 200 mcg depois que o cegamento foi suspenso. A dosagem mais baixa de LSD tinha como objetivo induzir efeitos leves e de curta duração do LSD, sem melhorar significativamente a terapia. Cada sessão de LSD foi seguida por duas sessões de psicoterapia padronizada. A ansiedade autorrelatada (traço e estado) diminuiu após duas sessões de LSD com a dose alta, efeito que persistiu até 12 meses após o tratamento. Por outro lado, os níveis de ansiedade aumentaram depois de duas sessões com 20 mcg de LSD no grupo de baixa dose, mas diminuíram depois do cruzamento para a dose de 200 mcg, e esse efeito também foi observado no acompanhamento de 12 meses. Embora a dose alta tenha apresentado eventos adversos mais frequentes e intensos, a dose baixa apresentou ocorrências mais frequentes de raiva, ansiedade e pensamento anormal. O LSD não afetou os parâmetros fisiológicos.

É importante observar o pequeno tamanho da amostra do estudo e que apenas três participantes receberam a dose baixa. Os autores reconheceram que as condições médicas dos participantes podem ter influenciado seu estado psicológico e, consequentemente, seus níveis de ansiedade. Embora os dados pareçam sugerir que uma dose baixa de LSD não melhore o processo terapêutico, esse estudo não teve como objetivo testar essa hipótese, e são necessárias investigações futuras com amostras maiores para corroborar esse fato.[3]

ESTUDOS CLÍNICOS COM BAIXAS DOSES DE PSILOCIBINA

Estudos de laboratório controlados com placebo: dose única, efeitos agudos

Uma investigação duplo-cega e controlada com placebo examinou os efeitos agudos e de curto prazo de uma dose baixa de psilocibina. Os participantes relataram efeitos subjetivos mais intensos na condição de psilocibina em comparação com o placebo, mas somente quando identificaram corretamente o tratamento administrado. Foram observadas alterações na atividade cerebral, particularmente uma diminuição na intensidade de ondas teta, juntamente com níveis sustentados de complexidade do sinal. No entanto, não foram encontradas evidências de melhora no bem-estar, na criatividade ou na função cognitiva por meio da microdosagem, exceto por algumas pequenas alterações que indicaram possível prejuízo cognitivo. O estudo concluiu que os benefícios percebidos associados à microdosagem de cogumelos com psilocibina podem ser atribuídos às expectativas e não aos efeitos reais sobre o bem-estar, a criatividade ou a cognição. Além disso, a influência das expectativas e do efeito placebo pode moldar significativamente as vantagens percebidas da microdosagem, destacando a necessidade de mais pesquisas nessa área.[3]

Dose baixa como condição de controle ou em estudos de dose-resposta

Alguns estudos investigaram os efeitos de baixas doses de psilocibina sintética sobre medidas fisiológicas, efeitos subjetivos e desempenho cognitivo em voluntários saudáveis e pacientes com transtorno obsessivo-compulsivo (TOC) e sintomas de ansiedade e/ou depressão em pacientes com câncer.

Nos três estudos experimentais controlados por placebo em voluntários saudáveis, foram encontrados efeitos sutis sobre as medidas fisiológicas e a subjetividade em comparação com o placebo. A frequência cardíaca diminuiu 6 horas após a ingestão de 2,3 mg de psilocibina/70 kg-pessoa (45 mcg de psilocibina/kg de peso corporal), juntamente com um ligeiro aumento da sonolência e maior sensibilidade e intensidade de estados de humor preexistentes, que foram os efeitos mais proeminentes nesse nível de dosagem.[3] Uma dose ligeiramente maior (3 mg, dose fixa), no estudo de Madsen e colaboradores, levou a uma experiência psicodélica de intensidade média (40%).[7]

Em outra investigação, efeitos psicodélicos leves foram demonstrados em uma dose de 5 mg/70 kg de peso corporal em comparação com o placebo. Foi relatado que a psilocibina (3-30 mg) se liga ao receptor de serotonina 2A (5-HT_{2A}), com uma relação positiva entre o grau de ligação ao receptor (%) e a intensidade da experiência psicodélica. A ligação no receptor 5-HT_{2A} após a dose de 3 mg foi de 43%. A dose mais alta de psilocibina (30 mg) levou a uma experiência psicodélica de intensidade máxima (100%) e uma taxa de ligação de 65%.

Outro estudo que avaliou vários níveis de hormônios e o desempenho usando um teste de papel e lápis não mostrou efeitos em comparação com o placebo.

Tratando-se de populações clínicas, uma pesquisa de pequena amostragem em pacientes com TOC (N = 9) investigou os efeitos de uma série de doses de psilocibina, administradas em ocasiões separadas. Além de uma dose baixa de psilocibina (25 mcg/kg de peso corporal = 1,75 mg/70 kg por pessoa), foram incluídas três doses mais altas (100, 200, 300 mcg/70 kg por pessoa). Em relação à linha de base, a baixa dose de psilocibina induziu redução dos sintomas, sugerindo seu potencial para alterar positivamente os processos cognitivos habituais e de controle, um efeito que também pode ser relevante em outras psicopatologias, como a depressão. No entanto, estudos futuros em amostras maiores de pacientes precisam confirmar esse achado.[8]

Outro estudo investigou os efeitos de doses variadas de psilocibina – baixa (1 ou 3 mg) e alta (22 ou 30 mg) – em pacientes que enfrentavam câncer terminal. Enquanto a dose alta resultou em mudanças mais significativas e alterações mais pronunciadas na experiência subjetiva em comparação com a linha de base do que a dose baixa, esta levou à redução das classificações de ansiedade e depressão em comparação com os níveis de linha de base. Com relação aos efeitos adversos, foram observados efeitos físicos e psicológicos, ocorrendo com mais frequência na condição de dose alta do que na de dose baixa. O desconforto físico (de qualquer tipo) foi relatado em 8% das sessões de baixa dose, em comparação com 21% nas sessões de alta dose, enquanto o desconforto psicológico (de qualquer tipo) foi observado em 12% das sessões de dose baixa, em comparação com 32% nas sessões de dose alta. Episódios de ansiedade foram relatados em 15% das sessões de dose baixa e em 26% das sessões de dose alta.[9]

DISCUSSÃO SOBRE OS ESTUDOS APRESENTADOS

Este capítulo tem como objetivo revisar o conhecimento científico sobre a microdosagem de substâncias psicodélicas para entender seu potencial como futuros agentes farmacoterapêuticos no tratamento de condições psiquiátricas.

Os estudos controlados (com placebo) revisados revelam efeitos sutis de baixas doses de LSD (10-20 mcg, base) e psilocibina ($<$ 1-3 mg) em medidas seletivas de desempenho (percepção do tempo, pensamento divergente/convergente), estados subjetivos (ansiedade, humor positivo) e parâmetros fisiológicos (pressão arterial, conectividade cerebral). A percepção mais lenta do tempo, a diminuição dos sintomas de TOC, o aprimoramento do pensamento convergente e divergente, e as mudanças na conectividade cerebral relacionadas ao humor positivo sugerem o potencial das microdosagens de psicodélicos para aprimorar, respectivamente, o estado de estar "no presente", o equilíbrio entre os processos cognitivos controlados e habituais, e os estados de humor positivo. Esses efeitos podem ser valiosos em uma série de condições psiquiátricas.

Com relação à sua segurança, foi demonstrado que o regime de administração em microdosagem é bem tolerado e tem efeitos mínimos sobre os parâmetros fisiológicos. No entanto, embora as doses baixas (LSD) tenham sido sentidas como agradáveis, também foi demonstrado que a aversão à droga e a ansiedade aumentaram. As limitações aparentes são o número relativamente pequeno de estudos, o pequeno tamanho das amostras de voluntários saudáveis (jovens), a falta de mais avaliações de desempenho e o uso de doses únicas na maioria dos casos, sem avaliação do uso contínuo e possíveis efeitos persistentes. Portanto, a generalização para outros grupos sobre efeitos benéficos ou prejudiciais após doses repetidas é limitada e é algo que os futuros estudos controlados por placebo terão de abordar.[3,6]

LSD E PSILOCIBINA EM DOSES BAIXAS: QUAL É A DIFERENÇA?

É interessante notar que os usuários geralmente atribuem efeitos variados a diferentes substâncias psicodélicas, sendo o LSD mais comumente associado a efeitos cognitivos e/ou estimulantes, e a psilocibina a efeitos emocionais ou de bem-estar. Alguns consideram vantajosa a natureza estimulante mais forte do LSD em comparação à psilocibina, enquanto outros a consideram desconfortável.

Corroborando essa observação, um estudo de 1965 revelou que os participantes treinados para diferenciar os efeitos de várias substâncias às vezes confundiam doses baixas de psilocibina com LSD, sugerindo semelhanças nos efeitos nessas dosagens. No entanto, os resultados desse estudo foram excluídos deste capítulo porque os efeitos experimentados pelos participantes não foram suficientemente descritos, não contribuindo, portanto, para uma compreensão mais clara dos efeitos de baixas doses psicodélicas sobre as medidas mencionadas anteriormente.

Além disso, outro estudo mais antigo demonstrou que o LSD (25 mcg) de fato produz efeitos estimulantes, semelhantes aos induzidos pela anfetamina (20 mg). Embora isso não estabeleça de forma conclusiva que a psilocibina e o LSD tenham efeitos diferentes, esse fato apoia as afirmações dos usuários de que o LSD em baixas doses tem efeitos estimulantes. Portanto, dado o potencial de terapia com baixas doses de LSD e/ou psilocibina, é fundamental verificar se esses compostos apresentam padrões de efeitos distintos e possivelmente complementares que poderiam ser utilizados sequencialmente para tratar vários sintomas (cognitivos ou afetivos) observados em um único transtorno psiquiátrico.

PRECISAMOS DE MICRODOSAGEM QUANDO O POTENCIAL TERAPÊUTICO DE DOSES ALTAS ESTÁ SENDO DEMONSTRADO?

A influência em funções cognitivas específicas observada nos estudos em análise reflete os efeitos observados em estudos com doses psicodélicas altas/plenas, mas ocorre em menor grau e sem afetar negativamente outras funções cognitivas. Juntamente com seu potencial para impactar de forma positiva a neuroplasticidade, propõe-se que baixas doses de psicodélicos poderiam servir a um propósito terapêutico em condições em que uma experiência psicodélica completa não é necessária. Isso inclui distúrbios de desenvolvimento, como o TDAH, distúrbios neurodegenerativos, como a doença de Parkinson, e doenças físicas, como cefaleias/enxaquecas.

Além disso, elas podem ser úteis em situações em que uma experiência psicodélica é potencialmente indesejável. Isso inclui cenários em que o consentimento para tal experiência é limitado, ou a capacidade de contextualizá-la é comprometida, como no caso de pessoas idosas, pessoas com demência, crianças ou indivíduos com deficiências intelectuais.

COMO FAZER A MICRODOSAGEM?

Com relação aos regimes de dosagem, os estudos clínicos atuais têm adotado predominantemente o "esquema Fadiman". Essa abordagem defende a alternância de dias de dosagem com dois dias sem dose, um método inicialmente proposto por Fadiman.[2]

Outro método mencionado é o esquema Stamets, que envolve a dosagem por quatro dias consecutivos seguidos de três dias de descanso. Isso também pode incluir o "empilhamento" (*stacking* em inglês), ou seja, a combinação da psilocibina com outros cogumelos não alucinógenos, como o juba de leão (*lion's mane* em inglês). No entanto, pesquisas indicam uma grande variabilidade nos esquemas de dosagem, que vão além das já mencionadas. Dados também indicam que as concentrações sanguíneas de LSD não foram afetadas após repetidas doses quando foram deixados dois dias sem doses entre as administrações.

É importante observar que um estudo mais antigo observou a ocorrência de tolerância transitória aos efeitos de uma dose mais alta de LSD (75 mcg) após a administração de doses repetidas com doses baixas de LSD (10-30 mcg) administradas duas vezes ao dia por três dias seguidos. Após três dias sem doses, a tolerância foi revertida.

EFEITOS INDESEJADOS

Embora pouco seja relatado na mídia sobre possíveis efeitos negativos, os usuários descrevem tais ocorrências quando solicitados explicitamente. Na maioria das vezes, o desconforto físico e o aumento da sensação de ansiedade ocorrem sob a influência aguda da droga, embora alguns usuários afirmem ter dias "livres" desagradáveis.

Nos estudos experimentais revisados, uma única dose aguda foi geralmente bem tolerada por voluntários saudáveis, embora também tenham sido observadas fases cíclicas de humor e ansiedade. Doses repetidas não produziram mais efeitos adversos que o placebo, embora uma leve dor de cabeça tenha sido mencionada com mais frequência após microdoses de LSD. Em suma, os efeitos negativos associados a baixas doses de substâncias psicodélicas parecem ser leves. No entanto, futuros estudos controlados por placebo em pacientes e dados de farmacovigilância esclarecerão melhor essa questão.

É importante ressaltar que, pelo potencial para o surgimento de ansiedade, futuros ensaios clínicos envolvendo pacientes devem contemplar alternativas a simplesmente dar alta aos participantes após a administração da microdose. Uma observação intrigante é que o início da ansiedade pode indicar o surgimento de emoções latentes, um fenômeno que poderia acelerar o processo de tratamento em um ambiente terapêutico, já que essas emoções podem ser abordadas posteriormente durante a terapia. Pode ser necessário estender esse apoio psicológico além do dia da dose, a depender de efeitos negativos que podem ocorrer em dias sem doses, conforme observado anteriormente.

QUAL É O PAPEL DA EXPECTATIVA?

Embora apenas uma pequena proporção dos estudos revisados tenha usado medidas de desempenho para avaliar os efeitos de baixas doses de psicodélicos, é evidente que os efeitos não são tão pronunciados quanto se esperava com base na cobertura da mídia e nos relatos dos usuários. Em geral, a microdosagem de psicodélicos é retratada como um aprimorador de desempenho, um estímulo à criatividade e/ou um aprimorador social ou de humor. Surge então a questão de saber se os efeitos são parcialmente devidos à expectativa (portanto, um efeito placebo).

Para investigar isso, um estudo testou o desempenho dos usuários e comparou-o com as expectativas que um grupo de usuários tinha sobre os efeitos da microdosagem. Surpreendentemente, os efeitos relatados não corresponderam aos efeitos esperados; além disso, pesquisas de opinião mostraram que as pessoas que esperam determinados efeitos às vezes param de tomar microdoses porque os efeitos não correspondem às suas expectativas.

Em estudos controlados por placebo, o placebo corrige esse efeito de expectativa; no entanto, ele também pode mascarar os efeitos sutis causados pelo tratamento ativo ao diminuir a diferença entre o tratamento ativo e o placebo. Embora em todos os estudos revisados a chance de os participantes receberem LSD ou psilocibina tenha sido igual ou superior a 50%, o padrão de efeitos (com efeitos seletivos em medidas específicas) foi positivo, sugerindo que tais efeitos observados são "reais" e devidos à substância administrada, e não criados pela expectativa.

Em estudos futuros, precauções adicionais (além da inclusão de um placebo) poderiam incluir não revelar antecipadamente a substância exata que os participantes receberão, e em vez disso apresentar uma lista de substâncias que eles poderiam receber, de acordo com um procedimento usado por um laboratório em Chicago; ou usar tratamentos "ativos" adicionais para controlar a expectativa e o efeito placebo. Embora haja benefícios nessa abordagem, as limitações são aumento dos custos do estudo, maior taxa de perdas de dados pela necessidade de mais sessões experimentais para testar diferentes condições e maior complexidade das análises estatísticas.

Além da expectativa, aspectos mais amplos incluem o *set* e o *setting*, fatores contextuais que incluem a personalidade e a intenção específica de iniciar a microdosagem por parte das pessoas (*set*) e o ambiente físico, social e cultural no qual ocorre o uso (*setting*), também chamados "fatores extrafarmacológicos" que podem influenciar o resultado. Em geral, concorda-se que esses fatores desempenham papel importante no resultado terapêutico quando se tomam doses mais altas de um psicodélico. Não se sabe muito sobre sua influência na microdosagem. Embora seja difícil e complexo investigar isso em um ambiente controlado, os estudos naturalistas prospectivos podem dar ênfase a isso, mapeando os fatores do *set* e do *setting* em grandes amostras que podem fornecer informações direcionadas para estudos controlados.

A IMPORTÂNCIA DOS RELATOS DOS USUÁRIOS E DOS ESTUDOS OBSERVACIONAIS EM CONTEXTO NATURALISTA

Conforme indicado anteriormente, a microdosagem de psicodélicos está em sua infância e foram realizados relativamente poucos estudos experimentais controlados por placebo. No entanto, muitos "pré-testes" já foram realizados por usuários que buscam melhorar determinado aspecto de seu funcionamento ou por pessoas que se automedicam por motivos específicos.

Com base nessas informações, é possível formular hipóteses específicas, o que é uma oportunidade do ponto de vista do desenvolvimento de medicamentos. Além da automedicação para transtornos psiquiátricos, as pessoas também utilizam a microdosagem para tratar suas disfunções físicas (como dores de cabeça) ou para tratar o transtorno pré-menstrual.

Além disso, a partir dos relatos dos usuários, aprende-se que, quando a microdosagem é usada de forma direcionada e estruturada, ela é relativamente segura, com baixo potencial de dependência e poucos efeitos indesejáveis. Também fica claro que nem todos se beneficiam com a microdosagem de psicodélicos, o que pode ser devido a fatores biológicos e/ou psicológicos, como características genéticas (expressão do gene do receptor 5-HT_{2A}) ou a maneira como a pessoa interpreta os efeitos experimentados.

A literatura menciona pacientes com psicopatologias que se automedicam com doses psicodélicas baixas para alívio dos sintomas. Por exemplo, um homem de 43 anos com depressão resistente ao tratamento cultivou cogumelos contendo psilocibina e começou a microdosar de acordo com o protocolo de Fadiman. Ele tomou 0,1 g de cogumelos secos uma vez a cada três dias durante oito semanas, seguido de um intervalo de quatro semanas para depois retomar com uma dose de 0,2 g. Sua pontuação na Escala de Avaliação de Depressão de Hamilton diminuiu de 20 para 11 após dois ciclos e para 7 após oito ciclos.

Outro caso envolveu um homem de 70 anos de idade com infecções polimicrobianas transmitidas por carrapatos, que apresentava depressão e ansiedade. Ele começou a fazer uma microdosagem com cogumelos contendo psilocibina, iniciando com 0,1 g três vezes por semana, aumentando posteriormente para 0,125 g. Após duas semanas, ele apresentou melhora no humor e permaneceu em remissão da depressão e da ansiedade por dois anos. Embora sejam casos isolados, eles sugerem o potencial da microdosagem de psilocibina para depressão e ansiedade, incentivando a realização de mais testes clínicos.

CONCLUSÕES

Embora o valor terapêutico da microdosagem de psicodélicos permaneça incerto em virtude dos estudos limitados em amostras de pacientes, os efeitos observados em processos específicos sugerem que baixas doses de psicodélicos podem ter potencial em distúrbios psiquiátricos caracterizados por flexibilidade cognitiva prejudicada ou regulação do humor. É importante reconhecer que essas descobertas são preliminares, com base em um número relativamente pequeno de estudos, envolvendo principalmente voluntários saudáveis e jovens. No entanto, essa área de pesquisa é promissora, em especial para os desenvolvedores de medicamentos que podem elaborar hipóteses a partir de uma grande quantidade de relatos de usuários.

De modo geral, pode-se concluir que as evidências atuais não apoiam de forma integral a afirmação de Albert Hofmann de que baixas doses de alucinógenos poderiam servir como antidepressivos ou substitutos de medicamentos como o metilfenidato. São necessários mais estudos experimentais controlados por placebo envolvendo populações de pacientes clínicos e medidas apropriadas para validar tais afirmações.

REFERÊNCIAS

1. Andersen KA, Carhart-Harris R, Nutt DJ, Erritzoe D. Therapeutic effects of classic serotonergic psychedelics: A systematic review of modern-era clinical studies. Acta Psychiatr Scand. 2021;143(2):101-18.
2. Fadiman J. The psychedelic explorer's guide: safe, therapeutic, and sacred journeys. Nova York: Simon and Schuster; 2011.
3. Kuypers KPC, Ng L, Erritzoe DE, Knudsen GM, Nichols CD, Nichols DE, et al. Microdosing psychedelics: more questions than answers? An overview and suggestions for future research. J Psychopharmacol. 2019;33(9):1039-57.
4. Hutten NRPW, Mason NL, Dolder PC, Kuypers KPC. Motives and side-effects of microdosing with psychedelics among users. Int J Neuropsychopharmacol. 2019;22(7):426-34.
5. Lea T, Amada N, Jungaberle H. Psychedelic microdosing: a subreddit analysis. J Psychoactive Drugs. 2020;52(2):101-12.
6. Murphy RJ, Muthukumaraswamy S, de Wit H. Microdosing psychedelics: current evidence from controlled studies. Biol Psychiatry Cogn Neurosci Neuroimaging. 2024;9(5):500-11.
7. Madsen MK, Fisher PM, Burmester D, Dyssegaard A, Stenbæk DS, Kristiansen S, et al. Psychedelic effects of psilocybin correlate with serotonin 2A receptor occupancy and plasma psilocin levels. Neuropsychopharmacology. 2019;44(7):1328-34.
8. Moreno FA, Wiegand CB, Taitano EK, Delgado PL. Safety, tolerability, and efficacy of psilocybin in 9 patients with obsessive-compulsive disorder. J Clin Psychiatry. 2006;67(11):1735-40.
9. Griffiths RR, Johnson MW, Carducci MA, Umbricht A, Richards WA, Richards BD, et al. Psilocybin produces substantial and sustained decreases in depression and anxiety in patients with life-threatening cancer: a randomized double-blind trial. J Psychopharmacol. 2016;30(12):1181-97.

10

Sono e alucinógenos

Giordano Novak Rossi
Rafael Guimarães dos Santos
Jaime Eduardo Cecilio Hallak

DESTAQUES

- O capítulo aborda as diferentes fases do sono (REM e não REM), destacando a importância de cada uma delas na regulação da saúde mental e física, e explica como a neurotransmissão está associada ao ciclo do sono.
- Além disso analisa as evidências científicas disponíveis sobre como os psicodélicos podem modular a arquitetura do sono, influenciando possivelmente sua qualidade e contribuindo para efeitos terapêuticos.
- Por fim, examina os efeitos preliminares dos psicodélicos no tratamento de condições como depressão e ansiedade, sugerindo que a modulação do sono pode ser um mecanismo pelo qual esses efeitos terapêuticos ocorrem.

INTRODUÇÃO

Os distúrbios do sono são altamente prevalentes em todo o mundo e muitas vezes podem surgir como um sintoma de condições psiquiátricas como depressão, ansiedade e distúrbios do ciclo circadiano, mas também com uso de medicações, envelhecimento e dano cerebral. Por sua vez, a regulação do sono e a melhoria da qualidade do sono estão relacionadas com melhor qualidade de vida e saúde em geral.

Nesse contexto, há evidências preliminares de que os alucinógenos serotoninérgicos (LSD, psilocibina, dimetiltriptamina/ayahuasca) modulam a arquitetura do sono. Além disso, essas substâncias têm demonstrado possível potencial terapêutico nos estudos preliminares atualmente publicados, em especial no tratamento da depressão e da ansiedade. O consumo crônico dessas substâncias no contexto dos estudos observacionais também tem sido associado à melhoria da qualidade de vida e da saúde mental.

Ao considerar os dados já citados, é possível que os efeitos dos alucinógenos no sono possam ser um dos possíveis mecanismos pelos quais essas substâncias induzem os efeitos terapêuticos relatados. Essa é uma área relativamente pouco explorada no contexto científico atual e que possui um possível valor terapêutico importante no caso de haver efeitos terapêuticos a serem explorados.

Dessa forma, neste capítulo serão revisadas brevemente a arquitetura, a neurotransmissão e as funções do sono e será discutido o conhecimento científico disponível atualmente em relação ao uso de psicodélicos como possíveis moduladores dessa arquitetura e da qualidade subjetiva do sono percebida pelos voluntários.

ARQUITETURA DO SONO

Além do ciclo bifásico de vigília e sono que compõe o ciclo circadiano, dentro da fase de sono encontram-se quatro ciclos distintos. Pode-se observar também uma divisão durante o período de sono em duas fases, sendo a primeira composta de sono sem movimento rápido dos olhos, chamado não REM (do inglês *rapid eye movement*), e a segunda composta de sono REM, ou seja, com movimento rápido dos olhos.

Além disso, a fase de sono não REM é posteriormente dividida em três ciclos distintos (N1, N2 e N3, progressivamente mais profundos). Essas quatro diferentes etapas do sono formam o que identificamos como arquitetura do sono.[1] Um ciclo total compõe cinco estágios: N1, N2, N3, N2 e REM, que juntos duram aproximadamente 90 a 110 minutos. A maior parte do sono é composta de sono não REM, sendo gasto maior tempo no estágio N2. Uma noite típica apresenta de 4 a 5 repetições do ciclo total, com a duração dos períodos de sono REM aumentando com o passar da noite.[2]

Essas diferentes fases do sono são identificadas experimentalmente por meio de gravações das ondas cerebrais feitas com eletroencefalograma (EEG).[2] A vigília apresenta predominantemente ondas do tipo beta (~12-35 Hz), com a possibilidade de manifestação de ondas alfa (~8-12 Hz) em estados de relaxamento mais proeminentes. As ondas do tipo beta também predominam durante o sono REM, que é associado à manifestação de sonhos e apresenta características de funcionamento do sistema nervoso central (SNC) relacionadas ao estado de vigília (com algumas exceções notáveis, como a ausência de controle motor de grande parte do corpo).

O estado N1 do sono é o mais leve, normalmente durando menos de 10 minutos. O tônus muscular é mantido com respiração regular e é caracterizado pela substituição de ondas alfa (predominantes no relaxamento durante a vigília que precede o sono) por ondas de frequências mistas de baixa amplitude (LAMF, do inglês *low-amplitude mixed frequency*). As medidas durante o estágio N2 adquiridas por EEG apresentam fusos de sono (manifestações curtas de ~11-16 Hz) e/ou complexos K – oscilações de ondas lentas (~0,8 Hz) e delta (~1,0-4,0 Hz). Já o estágio N3 é o mais profundo, caracterizado pela manifestação de ondas lentas (SWS, do inglês *slow-wave sleep*), de alta amplitude do tipo delta (~1,0-4,0 Hz). Durante essa fase do sono, a pessoa pode apresentar cognição reduzida por até uma hora após ser acordada, fenômeno chamado inércia do sono.[2]

Estudos também demonstram uma tendência clara para uma redução na média das horas de sono ao longo da vida e mudanças na arquitetura do sono, com bebês recém-nascidos dormindo até 18 horas por dia (de forma não contínua) e apresentando menos ciclos durante cada período de sono. Além disso, seu sono tem início na fase REM. Com o desenvolvimento do ciclo circadiano ao longo do tempo (2 a 3 meses de idade) por meio da liberação de cortisol durante o dia e melatonina durante a noite, o sono passa a ter início na fase não REM. Na infância observa-se uma média típica de 11 a 13 horas de sono por dia, reduzindo para 9 a 10 durante a adolescência. Adultos dormem em média de 6 a 8 horas por noite, com as médias de horas dormidas por dia continuando a tender para valores menores em idosos.[2]

É importante notar que há grandes variações entre sujeitos e entre diferentes noites nas mesmas pessoas no ciclo de sono e duração de cada fase, sendo o sexo, a saúde de forma geral, a personalidade e o contexto ambiental importantes fatores dessas variações. Acredita-se que a intensidade variável na profundidade do sono ao longo da noite tenha evoluído como um mecanismo de defesa, propiciando períodos em que há maior facilidade em acordar para a defesa contra uma possível ameaça ambiental.[1]

NEUROTRANSMISSÃO ASSOCIADA AO SONO

No nível celular, nota-se que o neurotransmissor GABA (ácido gama-aminobutírico), sendo o principal neurotransmissor inibitório do SNC, é um dos principais agentes na indução do sono, sendo liberado no hipotálamo anterior e inibindo a ativação de áreas relacionadas com o estado de vigília na mesma região e no tronco cerebral. Outro importante neurotransmissor que promove o sono é a adenosina, agindo como inibidor no hipotálamo lateral, prosencéfalo e núcleo tuberomamilar (NTM).[2]

De forma oposta, é possível observar os papéis da dopamina, da norepinefrina, da acetilcolina, da serotonina, da histamina, da hipocretina e do glutamato na manutenção do estado de vigília.[2] Cada uma dessas substâncias é liberada em diferentes regiões cerebrais e pode agir também como modulador da arquitetura do sono, mas de relevância especial para este capítulo são as influências do sistema serotoninérgico no estado de vigília, por ser o principal alvo de ação dos psicodélicos. A serotonina (5-hidroxitriptamina ou 5-HT) é produzida primariamente em neurônios localizados no núcleo dorsal da rafe (NDR) no tronco cerebral, onde estão localizados primariamente autorreceptores de serotonina 5-HT_{1A}. Além disso, essa região possui projeções para grande parte do cérebro, incluindo hipotálamo lateral e NTM, e seu funcionamento está implicado na catalepsia, um dos sintomas da narcolepsia.[3] No entanto, o papel exato da serotonina no ciclo circadiano ainda não é totalmente entendido e parece resultar de uma série de interações complexas com outros sistemas de neurotransmissores, havendo evidências mais recentes de que essa molécula participe tanto na facilitação e na indução do sono inicial quanto na manutenção do estado de vigília.

Deve-se também evidenciar o papel do sistema endocanabinoide, que pode ser considerado um neuromodulador, agindo primariamente de forma retrógrada nos neurônios pré-sinápticos de forma a regular a neurotransmissão associada a outros neurotransmissores.[4] Os dois endocanabinoides mais estudados relacionados a esse sistema são a anandamida (ANA) e o 2-araquidonilglicerol (2-AG), substâncias que agem nos receptores canabinoides CB1 e CB2.[5] Evidências científicas apontam um papel dos núcleos supraquiasmáticos por meio do efeito gabaérgico relacionado ao receptor CB1 como uma das possíveis vias de influência desse sistema na arquitetura do sono. Além disso, o consumo de maconha ou substâncias derivadas dessa planta também parece ter influência na arquitetura do sono.[5] Apesar disso, ainda é evidente a necessidade de mais estudos para um maior entendimento do papel do sistema endocanabinoide na regulação do estado de vigília. A Figura 1 demonstra uma simplificação baseada em estudos pré-clínicos da operação básica do sistema de controle de vigília e sono, especialmente no que diz respeito ao papel da serotonina.

O SONO E A SAÚDE INDIVIDUAL

O motivo exato para o surgimento e a necessidade do sono ao longo do processo evolutivo ainda não está claramente determinado. Estudos demonstram diversos fenômenos fisiológicos importantes na manutenção da homeostase relacionados ao sono, como mudanças na secreção hormonal, na neurotransmissão, na remoção de metabólitos acumulados no SNC e na maturação neuronal. Esses processos estão relacionados com o desenvolvimento e a manutenção das funções cognitivas, a facilitação do aprendizado e a consolidação de memórias. Apesar disso, ainda há muito a ser investigado em relação ao sono e aos fenômenos associados, como a razão pela qual sonhamos.

Mesmo com um entendimento incompleto do assunto, o conhecimento científico atual deixa claro que os distúrbios do sono estão associados a problemas de saúde mental e ao surgimento de transtornos mentais como depressão, ansiedade, ruminação e estresse. Como exemplo, um estudo observacional com 772 participantes com diagnóstico de insônia demonstrou que essas pessoas apresentavam risco 10 e 17 vezes maior do que os controles saudáveis de experimentar níveis clinicamente significativos de depressão e ansiedade, respectivamente.[7] No nível fisiológico, sabe-se que os distúrbios do sono modulam de forma prejudicial os me-

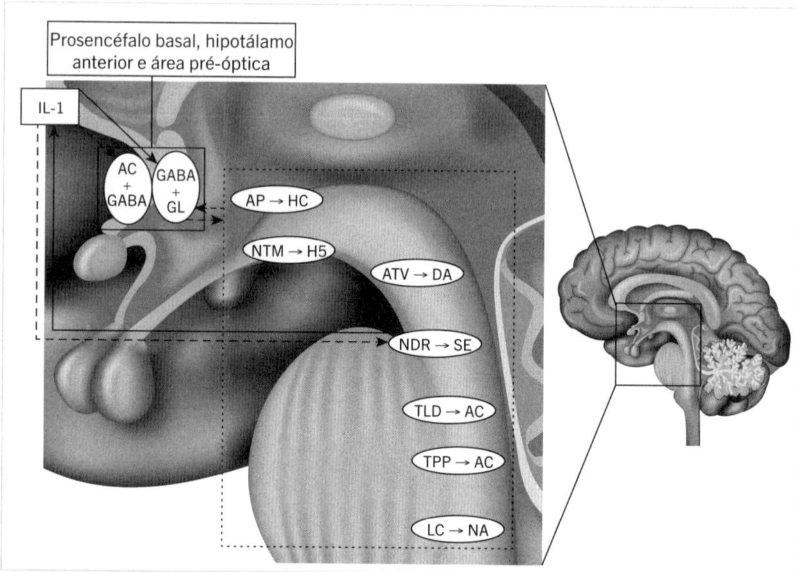

FIGURA 1 O núcleo dorsal da rafe (NDR), juntamente com o *locus coeruleus* (LC), tegmento pedunculopontino (TPP), tegmento dorsal lateral (TLD), área tegmental ventral (ATV), núcleo tuberomamilar (NTM) e área perifornical (AP) possuem neurônios ativos durante a vigília. Os neurônios do LC e TPP também ficam ativos durante o sono REM. Esse grupo de regiões promove a vigília inibindo os neurônios encontrados no hipotálamo anterior e prosencéfalo basal. Entre outras ações sinergéticas, o NDR dá início ao sono que precede à vigília promovendo a liberação de interleucina-1 (IL-1). Esta inibe os neurônios do NDR e ativa os neurônios promotores de sono no hipotálamo anterior e prosencéfalo basal. Estes, por sua vez, inibem as regiões promotoras de vigília para dar início ao sono. Dessa forma, a serotonina participa tanto de processos de manutenção da vigília quanto do início do sono que a precede. AC: acetilcolina; DA: dopamina; GABA: ácido gama-aminobutírico; GL: galanina; HC: hipocretina; HS: histamina; NA: noradrenalina; SE: serotonina.

Fonte: adaptada de Del Gallo et al., 2014.[6]

canismos moleculares associados ao declínio cognitivo e ao surgimento da demência.

Além disso, a privação crônica do sono e a presença de distúrbios do sono estão correlacionadas com um risco aumentado de várias condições fisiológicas potencialmente fatais, incluindo hipertensão, diabetes, obesidade, infarto do miocárdio e acidente vascular encefálico. Inúmeras outras evidências científicas demonstram o papel negativo de uma qualidade de sono ruim na saúde mental e fisiológica individual, mas essa discussão é extensa e está além dos objetivos deste capítulo. Para nossos fins, basta ter em mente que essa relação existe e é cientificamente comprovada (como apresentado de forma extremamente resumida aqui).

PSICODÉLICOS E SONO

Como mencionado anteriormente, a influência dos psicodélicos clássicos na arquitetura do sono e no ciclo circadiano de forma geral foi pouco investigada até o momento. Dessa forma, apesar das limitações metodológicas dos estudos publicados antes da década de 1990, serão descritos todos os estudos clínicos e pré-clínicos dos quais temos conhecimento que envolvem avaliações ligadas ao sono. Tanto a psilocibina (componente psicoativo dos "cogumelos mágicos", especialmente do gênero *Psilocybe*), como o LSD (derivado semissintético feito de substâncias encontradas nos fungos do gênero *Claviceps*) quanto a dimetiltriptamina (DMT, principal psicoativo da ayahuasca) tiveram seus efeitos no sono investigados. Gostaríamos de deixar evidente a necessidade de confirmar os resultados atuais em ensaios clínicos maiores e mais robustos e de expandir o conhecimento sobre o funcionamento dessas substâncias.

Existem evidências pré-clínicas preliminares de que os alucinógenos serotoninérgicos modulam a arquitetura do sono, embora não esteja claro se eles afetam sua qualidade subjetiva. Um estudo pré-clínico com LSD e triptamina demonstrou que o LSD aumentava o tempo proporcional de vigília e de manifestação de fusos enquanto diminuía o sono REM em gatos.[8] Outra investigação mais recente com ratos e psilocibina relatou atraso no início do sono REM e redução do sono NREM após sua administração, com sinais de EEG agudamente melhorados a uma frequência de 4 Hz.[9] Investigações clínicas da década de 1960 com LSD (em doses variando de 7 a 300 mcg) mostraram facilitação aguda e aumento da duração do sono REM quando a droga foi administrada perto da hora do sono ou logo após.[10-12] Esses artigos não investigaram a qualidade subjetiva do sono.

Até o momento da escrita deste capítulo, houve apenas um estudo que investigou os efeitos da administração diurna da DMT/ayahuasca no sono em humanos.[13] Os pesquisadores recrutaram uma amostra de 22 voluntários saudáveis do sexo masculino, que receberam cápsulas liofilizadas de ayahuasca em uma dose equivalente a 1 mg de DMT/kg. Ao contrário dos achados com o LSD, os autores relataram aumento da latência e diminuição do sono REM, provavelmente porque a ayahuasca foi administrada durante o dia.[13] Também foi relatada uma tendência de aumento da atividade de ondas lentas no primeiro ciclo de sono causada pela ayahuasca. No entanto, não encontraram resultados estatisticamente significativos em relação às alterações na qualidade do sono ou do despertar.[13] Um ensaio mais recente com administração diurna de psilocibina (em doses variando de 15 a 22 mg) em 20 voluntários saudáveis apresentou resultados corroborantes e conflitantes, tendo relatado aumento da latência e tendência à diminuição da duração do sono REM, mas também supressão do sono de ondas lentas durante o primeiro ciclo.[14] Não foram encontrados resultados significativos para a duração subjetiva do sono ou para a qualidade do sono, embora os indivíduos tenham relatado um tempo mais longo para adormecer (aumento médio de +10,5 minutos) em comparação com o placebo.[14]

Em uma investigação mais recente sobre o assunto com 80 voluntários saudáveis recebendo um curso de microdosagem de seis semanas de LSD (10 mcg) ou placebo, os pesquisadores descobriram que o LSD aumentou significativamente o tempo de sono quando comparado com o placebo (+24,3 minutos por noite).[15] A Tabela 1 apresenta esses resultados de forma mais detalhada.

CONCLUSÕES

Os dados apresentados são especialmente relevantes quando se considera que a latência reduzida do sono REM e o aumento da duração do sono REM foram propostos como marcadores de depressão e a normalização dessas variáveis está associada a uma redução nos sintomas depressivos. Além disso, os resultados relatados para alterações no sono REM com a ayahuasca e a psilocibina estão alinhados com os efeitos dos antidepressivos comumente usados. Pode-se notar a escassez de estudos

TABELA 1 Detalhes dos estudos que avaliaram a administração de psicodélicos em variáveis do sono

Referência e desenho	Tratamento(s)	Amostra	Variáveis	Resultados	Outros comentários
Estudos com animais					
Kay e Martin, 1978[8]: cruzado	1. LSD (3,75, 7,5 e 15 mcg/kg durante 5 minutos) 2. Triptamina (0,04, 0,08 e 0,12 mg/kg/minuto por 150 minutos) Intravenoso	Dez gatos 1. LSD n = 4 2. Triptamina n = 6	Frequência de diferentes bandas oscilatórias avaliadas com eletrocorticografia	1. LSD: • ↑ tempo proporcional de vigília, de manifestações de fusos do sono e de manifestações de ondas delta • ↓ tempo proporcional em sono REM e em atividade alfa, sigma e beta 2. Triptamina: • ↑ tempo proporcional de sonolência • ↓ tempo proporcional em sono REM e em manifestações de fusos do sono	Sem informações sobre o horário de administração da substância
Thomas et al., 2022[9]: comparação intrassujeitos	1. Não perturbado + veículo 2. Não perturbado + psilocina (2 mg/kg) 3. Privação de sono + veículo 4. Privação de sono + psilocina (2 mg/kg) Intravenoso	Oito camundongos C57BL/6 J machos adultos jovens (com idade entre 14 e 20 semanas)	Frequência de diferentes bandas oscilatórias avaliadas com eletrocorticografia	2. Não perturbado + psilocina: • ↑ tempo para início de sono REM e manifestações de oscilações delta (4 Hz) • ↓ tempo de sono REM 4. Privação do sono + psilocina: • ↓ taxa de recuperação da atividade de ondas lentas do sono (SWS)	Drogas administradas no início da fase clara (quando os animais normalmente dormem)

(continua)

TABELA 1 Detalhes dos estudos que avaliaram a administração de psicodélicos em variáveis do sono (*continuação*)

Referência e desenho	Tratamento(s)	Amostra	Variáveis	Resultados	Outros comentários
			Estudos com humanos		
Green, 1965[10]: relato de caso com comparação entre administração da substância (1 noite) e 4 sessões sem drogas (2 basais e 2 após a sessão com a substância)	LSD (300 mcg) Oral	Um(a) voluntário(a) que apresentava dependência de álcool	Eletroencefalograma e movimentos rápidos dos olhos durante sono REM nos três primeiros ciclos de sono	Aumento da latência para atingir sono REM na noite de tratamento com LSD em comparação com as outras noites. A noite de administração de LSD foi diferente das outras em relação a duração dos sonhos, demora para a manifestação dos sonhos, movimentos corporais durante o sono e resistência galvânica da pele (todos maiores com LSD)	O(A) participante foi acordado(a) todos os dias às 6h da manhã, de acordo com as regras do hospital onde estava internado(a) para tratar dependência de álcool com LSD. O horário de acordar e dormir foi constante durante sua estadia no hospital, de acordo com as regras da ala psiquiátrica. A substância foi administrada às 12h (meio-dia) em uma das cinco sessões experimentais
Muzio et al., 1966[11]: cruzado comparado com placebo	LSD (25 a 30 mcg) ou placebo Oral	Doze voluntários(as) saudáveis (6 mulheres e 6 homens saudáveis)	Eletroencefalograma e movimentos rápidos dos olhos	Prolongamento da duração do sono REM no primeiro ou segundo ciclo de sono (de 20 a 245% a mais) em comparação com noites de controle. A prolongação do sono REM ocorreu sempre no mesmo ciclo em cada participante. Em alguns voluntários houve aumento moderado de movimentos e interrupção do sono na noite de administração do LSD	Substância administrada logo antes ou até 1h após a indução do sono (logo antes da manifestação de SWS). Participantes foram informados de que receberiam um sedativo, estimulante, LSD ou placebo, e que os efeitos subjetivos seriam "mínimos". Na verdade, foi oferecido placebo em 3 noites e LSD em uma, e pelo menos a primeira noite de avaliação foi com placebo para medidas de linha de base

(*continua*)

TABELA 1 Detalhes dos estudos que avaliaram a administração de psicodélicos em variáveis do sono (*continuação*)

Referência e desenho	Tratamento(s)	Amostra	Variáveis	Resultados	Outros comentários
			Estudos com humanos		
Torda et al., 1968[12]: cruzado comparado com placebo	LSD (5 gammas/min durante 30, 40 ou 50 minutos) Intravenoso	Dois (duas) voluntários(as) saudáveis	Eletroencefalograma e movimentos rápidos dos olhos	A infusão de LSD durante o sono diminuiu a latência e a incidência do sono REM e a quantidade de sonhos. Concluiu-se que o sono paradoxal é a manifestação fisiológica da interação de um processo dependente de noradrenalina que promove a excitação e um processo dependente de serotonina	Substância administrada logo após o início do terceiro ciclo de sono REM
Barbanoj et al., 2008[13]: cruzado, duplo-cego e controlado com placebo	Ayahuasca em cápsulas liofilizadas (dose equivalente a 1 mg/kg de DMT), d-anfetamina (20 mg) ou placebo Oral	Vinte e dois voluntários saudáveis (todos homens) com experiência prévia com psicodélicos	Qualidade subjetiva do sono e polissonografia (incluso eletroencefalograma)	Ayahuasca diminuiu a duração do sono REM sem alterações significativas na qualidade do sono relatada	Participantes receberam as substâncias às 12h (meio-dia) e passaram a noite sob acompanhamento dos pesquisadores até o mesmo horário do dia seguinte nas 3 sessões
Dudysová et al., 2020[14]: cruzado, duplo-cego e controlado com placebo	Psilocibina (15-22 mg) ou placebo Oral	Vinte voluntários saudáveis (10 mulheres e 10 homens)	Eletroencefalograma, movimentos rápidos dos olhos, macroestrutura do sono e SWA	A psilocibina aumentou a latência do sono REM e suprimiu a atividade de ondas lentas (SWA) no primeiro ciclo de sono	Substâncias administradas às 9 h da manhã do dia das sessões experimentais

(continua)

TABELA 1 Detalhes dos estudos que avaliaram a administração de psicodélicos em variáveis do sono (*continuação*)

Referência e desenho	Tratamento(s)	Amostra	Variáveis	Resultados	Outros comentários
Estudos com humanos					
Allen et al., 2023[15]: grupos paralelos controlados com placebo	LSD (10 mcg) ou placebo 1 vez a cada 3 dias, em um curso de 6 semanas (microdosagem)	Oitenta voluntários saudáveis	Tempo de latência para a indução do sono, tempo total de sono na noite, duração dos ciclos de sono e atividade física	O LSD aumentou o tempo total de sono (+ 24,3 minutos; intervalo de confiança de 95% 10,3 a 38,3 minutos)	Substâncias administradas até às 11 h da manhã nos dias de sessões experimentais

Fonte: elaborada pelos autores.

com técnicas modernas de pesquisa avaliando efeitos de psicodélicos na qualidade e arquitetura do sono e a necessidade geral de mais conhecimento sobre como essas substâncias funcionam, diferentes regimes de administração (p. ex., macro *vs.* microdosagem), riscos e benefícios de seu uso e possíveis aplicações terapêuticas ainda não descobertas.

REFERÊNCIAS

1. Voss U. Functions of sleep architecture and the concept of protective fields. Rev Neurosci. 2004;15(1):33-46.
2. Patel AK, Reddy V, Shumway KR, Araujo JF. Physiology, sleep stages. Treasure Island (FL): StatPearls; 2024.
3. John J, Wu MF, Boehmer LN, Siegel JM. Cataplexy-active neurons in the hypothalamus: implications for the role of histamine in sleep and waking behavior. Neuron. 2004;42(4):619-34.
4. Marsicano G, Lutz B. Neuromodulatory functions of the endocannabinoid system. J Endocrinol Invest. 2006;29(3 Suppl):27-46.
5. Kaul M, Zee PC, Sahni AS. Effects of cannabinoids on sleep and their therapeutic potential for sleep disorders. Neurotherapeutics. 2021;18(1):217-27.
6. Del Gallo F, Opp MR, Imeri L. The reciprocal link between sleep and immune responses. Arch Ital Biol. 2014;152(2-3):93-102.

7. Taylor DJ, Lichstein KL, Durrence HH, Reidel BW, Bush AJ. Epidemiology of insomnia, depression, and anxiety. Sleep. 2005;28(11):1457-64
8. Kay DC, Martin WR. LSD and tryptamine effects on sleep/wakefulness and electrocorticogram patterns in intact cats. Psychopharmacology (Berl). 1978;58(3):223-8.
9. Thomas CW, Blanco-Duque C, Bréant BJ, Goodwin GM, Sharp T, Bannerman DM, Vyazovskiy VV. Psilocin acutely alters sleep-wake architecture and cortical brain activity in laboratory mice. Transl Psychiatry. 2022;12(1):77.
10. Green WJ. The effect of LSD on the sleep-dream cycle. An exploratory study. J Nerv Ment Dis. 1965;140(6):417-26.
11. Muzio JN, Roffwarg HP, Kaufman E. Alterations in the nocturnal sleep cycle resulting from LSD. Electroencephalogr Clin Neurophysiol. 1966;21(4):313-24.
12. Torda C. Contribution to serotonin theory of dreaming (LSD infusion). N Y State J Med. 1968;68(9):1135-8.
13. Barbanoj MJ, Riba J, Clos S, Giménez S, Grasa E, Romero S. Daytime ayahuasca administration modulates REM and slow-wave sleep in healthy volunteers. Psychopharmacology (Berl). 2008;196(2):315-26.
14. Dudysová D, Janků K, Šmotek M, Saifutdinova E, Kopřivová J, Bušková J, et al. The effects of daytime psilocybin administration on sleep: implications for antidepressant action. Front Pharmacol. 2020;11:602590.
15. Allen N, Jeremiah A, Murphy R, Sumner R, Forsyth A, Hoeh N, et al. LSD increases sleep duration the night after microdosing. medRxiv. 2023:2023.06.27.23291970.

11

Efeitos da ayahuasca na saúde pública e o papel dos psicodélicos na pandemia de covid-19*

Genís Oña
Maja Kohek
José Carlos Bouso

DESTAQUES

- O capítulo busca avaliar os efeitos do uso de ayahuasca em diferentes populações, utilizando indicadores de saúde pública para entender melhor como o consumo dessa substância pode afetar a saúde física e mental dos usuários.
- Investigar como os psicodélicos, como a ayahuasca, podem oferecer suporte psicológico durante situações de estresse global, como a pandemia, e avaliar se esses efeitos podem ser considerados protetores para a saúde mental.
- Por fim, discutir como o uso de psicodélicos, especialmente em contextos controlados ou terapêuticos, pode contribuir para a resiliência psicológica e melhorias na saúde mental, diferenciando esses efeitos dos observados em contextos mais informais.

* Revisão da tradução de Rafael Guimarães dos Santos.

INTRODUÇÃO

No campo da pesquisa clínica, estão sendo coletadas evidências preliminares dos possíveis benefícios para a saúde mental de diferentes substâncias psicodélicas. Ainda existem dúvidas se elas representarão finalmente um avanço substancial em relação às opções que compõem o repertório de psicofármacos disponíveis hoje. De fato, o único estudo existente em que se comparou uma substância psicodélica (psilocibina) com o melhor tratamento disponível (escitalopram) não encontrou diferenças significativas entre ambos os tratamentos.[1]

O que acontece no âmbito clínico, ou dentro do âmbito dos ensaios clínicos, pode não ter absolutamente nada a ver com a realidade encontrada na população geral. Longe de protocolos, doses padronizadas, fones de ouvido e música chata (mas supostamente adequada), e outros elementos próprios da moderna metodologia de ensaios clínicos, existe um cenário rico e complexo de usos mais ou menos informais de substâncias psicodélicas por parte da sociedade. Esse espectro não é apenas amplo no sentido transversal, no que diz respeito à existência de uma grande variedade de práticas e contextos nos quais essas substâncias desempenham papel relativamente central, mas também existe uma longitudinalidade estendida no tempo: em muitas ocasiões, o uso desses produtos remonta a vários séculos, senão milênios.

Os resultados encontrados no âmbito clínico, por sua própria metodologia, serão válidos e até certo ponto replicáveis sempre que os mesmos procedimentos forem aplicados a pessoas com perfis semelhantes aos recrutados nos estudos. No entanto, esses achados, por definição, não serão diretamente extrapoláveis para a população geral. Se temos interesse em conhecer o que está acontecendo no âmbito comunitário em relação ao uso de drogas psicodélicas ou, em outras palavras, quais os possíveis impactos sobre a saúde (física e psicológica) do uso de psicodélicos, não podemos nos limitar a conhecer os resultados dos estudos clínicos. Devemos utilizar outros tipos de metodologias, mas quais podem fornecer as informações mais confiáveis?

Na Fundação ICEERS, na Espanha, desenvolvemos duas linhas de pesquisa inovadoras tentando responder a essa pergunta. Por um lado, utilizamos indicadores de saúde pública em diferentes países para realizar um retrato completo do estado de saúde da população que usa drogas psicodélicas, uma linha produtiva ainda ativa até a data em que estas linhas estão sendo escritas.

Por outro lado, quando se decretou a pandemia de covid-19, em março de 2020, lançamos um projeto ambicioso que analisou como as pessoas que usam substâncias psicodélicas passaram por essa crise. Isso nos permitiu coletar dados longitudinais a partir de um fenômeno social altamente estressante para os indivíduos de uma sociedade, como é uma pandemia, e observar como o uso de psicodélicos poderia modular a resposta a essa situação. Esse projeto, hoje finalizado e cujos achados foram publicados em uma série de quatro artigos científicos distintos, também dá motivo para refletir sobre qual função essas substâncias podem ter em crises globais com repercussões semelhantes às pandemias. Nas próximas páginas, descreveremos brevemente os resultados de ambas as linhas de pesquisa e o que elas nos permitiram saber sobre o uso populacional de substâncias psicodélicas.

AYAHUASCA E SAÚDE PÚBLICA

No meio acadêmico, há anos existe interesse em conhecer o possível impacto do uso crescente de ayahuasca por certos setores da população. Para obter essa resposta, foram feitas pesquisas com usuários de ayahuasca, aplicando escalas psicométricas antes e depois de suas experiências, ou comparando a população que consome ayahuasca regularmente há anos com a população não consumidora. Inclusive, foram realizados ensaios clínicos de fase I, por exemplo, no Hospital de la Santa Creu i Sant Pau, em Barcelona, determinando alguns parâmetros básicos de segurança, tolerabilidade ou farmacocinética dessa bebida.[2,3]

Essas abordagens, embora relatem informações valiosas, também têm muitas limitações. Principalmente, os problemas tanto das pesquisas quanto dos ensaios clínicos estariam relacionados a medidas pouco confiáveis ou sensíveis aos possíveis efeitos da ayahuasca em termos de saúde, já que esse conceito é, na realidade, um constructo altamente complexo, modulado por um número profuso de variáveis de natureza distinta (fatores físicos, psicológicos, relacionais, nutricionais, de estilo de vida etc.), que são difíceis de agrupar e discernir entre eles qual papel específico a ayahuasca estaria desempenhando. Além disso, no caso dos ensaios clínicos, eles têm a limitação, antes mencionada, de fornecer dados baseados em amostras muito reduzidas e selecionadas, que não seriam extrapoláveis para a população em geral.

Interessados em responder de forma diferente à pergunta sobre qual efeito a ayahuasca tem na saúde, desenhamos um estudo inovador[4] para avaliar o estado de saúde dos consumidores de ayahuasca. Após muitas idas e vindas, decidiu-se realizar um estudo utilizando indicadores de saúde. Tratam-se de indicadores básicos do estado de saúde que os governos de muitos países usam para explorar a saúde de grandes grupos populacionais. São medidas objetivas, pouco suscetíveis a apresentar vieses e, o mais importante de tudo, durante anos foram consideradas especialmente úteis para comparar o estado de saúde de populações de diferentes regiões geográficas ou contextos culturais.

Entre alguns indicadores básicos desse tipo é possível mencionar, por exemplo, ter sofrido problemas de hipertensão, porções de frutas ou verduras consumidas diariamente ou quantidade e tipo de exercício físico realizado. Dado o enfoque especial desses indicadores e seu uso por parte dos governos para estabelecer os níveis de saúde pública em seus territórios e sua capacidade de estabelecer medidas comparativas, essas ferramentas pareciam especialmente adequadas para avaliar o impacto do consumo regular de ayahuasca. Além disso, seria o primeiro estudo no mundo em que esses indicadores seriam aplicados a pessoas consumidoras de ayahuasca.

Metodologia dos estudos

O primeiro estudo foi realizado na Espanha. Para aumentar a confiabilidade das medidas tomadas, decidiu-se processar a coleta de dados pessoalmente, evitando preencher os questionários *on-line*. Dessa forma, uma equipe de quatro voluntários (Tomàs Messeguer, Alfred Gomariz, Maja Kohek e Genís Ona) dedicou-se a visitar diferentes locais onde se realizavam cerimônias de ayahuasca e recrutar pessoas experientes para coletar dados sobre esses indicadores de saúde.

Assim, acabou-se coletando uma amostra de 380 pessoas, que foi considerada representativa do total de consumidores de ayahuasca na Espanha naquela época. Esses dados puderam ser comparados com indicadores de saúde da população geral espanhola, na maioria das vezes recuperados de pesquisas nacionais, mas também utilizamos dados de entidades privadas ou outros organismos que realizaram estudos de grande escala coletando indicadores semelhantes aos nossos.

Após a publicação dos dados desse primeiro estudo na Espanha, iniciou-se outro estudo na Holanda seguindo os mesmos procedimentos.[5] A única diferença foi que, em muitas ocasiões, não foi possível completar os formulários de forma presencial em virtude das restrições impostas pela pandemia de covid-19. No contexto holandês, além disso, era de especial interesse analisar os dados sobre o impacto da ayahuasca na saúde pública porque o uso comunitário estava sendo ameaçado por restrições legais locais.

Além da Espanha e da Holanda, os estudos que até agora foram publicados, também estendemos essa metodologia a Israel, Portugal e França. Os dados obtidos em Israel e Portugal estão sendo analisados no momento em que este capítulo está sendo escrito, enquanto na França os dados ainda estão sendo coletados.

Os indicadores utilizados nesses estudos compreendem principalmente oito dimensões: saúde geral, estilo de vida, saúde mental positiva, adaptação, estratégias de enfrentamento, atividades culturais, apoio social e valores pessoais.

As análises estatísticas realizadas incluíram, além de estatística descritiva, análise de regressão linear (para ver quais variáveis podiam prever uma maior saúde pessoal) e modelos lineares gerais multivariados (com o objetivo de ver se existiam diferenças entre grupos dependendo do número de vezes que a ayahuasca foi usada, o tipo de cerimônia, ou o gênero).

Principais resultados

Enquanto no estudo espanhol foram recrutadas 380 pessoas (47% mulheres), no estudo holandês foram recrutadas 377 (50,1% mulheres). Os resultados mais relevantes para o caso espanhol foram que a população que frequentava assiduamente as cerimônias de ayahuasca parecia mostrar melhores pontuações em muitos indicadores: menores índices de problemas de pressão arterial e colesterol, maior percepção positiva da saúde, menores índices de presença de doenças crônicas etc. (Figura 1).

Além disso, em outros indicadores, os usuários de cerimônias de ayahuasca pontuaram pior do que a população normal, como no uso de substâncias. Dessa forma, os usuários de ayahuasca relataram ter consumido mais cocaína ou MDMA que a população geral nos últimos seis meses. No entanto, parece que tais consumos, precisamente pelos resultados obtidos nesse estudo por intermédio de um extenso painel de indicadores de saúde, não estavam afetando negativamente sua saúde.

Um achado interessante no caso da população espanhola é que, quando um grande número de variáveis foi analisado para ver quais estavam funcionando como preditores do bem-estar psicológico geral, medido pelo questionário GHQ-12, apenas os valores pessoais apareceram como variáveis significativas. No modelo estatístico, haviam sido incluídas variáveis como o uso de tabaco, problemas de saúde, ou o próprio uso de ayahuasca, que esperávamos que fossem efetivamente preditoras dos níveis de bem-estar da população.

No entanto, ficamos surpresos ao ver que a variável mais fortemente relacionada com a saúde psicológica eram os valores pessoais. Quanto mais definidos eram esses valores, e mais coerente era o próprio comportamento com esses valores, maior saúde psicológica os sujeitos apresentavam. Isso foi uma verdadeira lição que nos fez ver a complexidade do construto da saúde, e como variáveis que vão muito além do físico e se imiscuem em terrenos muito mais abstratos como a moralidade ou a filosofia, acabam por determinar aquilo que entendemos por saúde.

Outro achado interessante que gostaríamos de destacar é que apenas 52,5% da amostra consumidora de ayahuasca havia visitado um médico nos últimos seis meses, enquanto essa porcentagem subia para 86,8% na população geral. Além disso, 56% da amostra de usuários de ayahuasca havia reduzido ou interrompido completamente o uso de medicamentos desde que iniciaram as cerimônias de ayahuasca. Esses dados nos informam uma possível economia nos sistemas públicos de saúde graças a um menor uso de serviços médicos e a um menor consumo de medicamentos. Os sujeitos que participaram no estudo atribuíam isso ao consumo de ayahuasca, embora não possamos confirmar isso.

De fato, tanto no texto quanto em todas as apresentações que fizemos desse estudo, evitamos atribuir as melhores pontuações obtidas em indicadores de saúde unicamente à participação em cerimônias de ayahuasca. Isso não estaria alinhado com a concepção complexa do construto de saúde que mencionamos anteriormente. Acreditamos que, em última análise, o consumo de ayahuasca faz parte de uma miríade de outras atividades dentro do estilo de vida de nossa amostra que, todas elas, resultaram em uma melhor saúde definida pelos indicadores utilizados.

Por outro lado, também pode ser que se trate de uma população especialmente saudável e que conta com tempo livre suficiente e recursos econômicos e materiais para frequentar assiduamente cerimônias de ayahuasca. Talvez pessoas em condições basais piores em termos de saúde, ou com menos recursos, não possam acessar essas cerimônias e, por isso, sejam excluídas da análise.

Por enquanto, para o caso espanhol, o que nos interessava saber era se a ayahuasca poderia estar causando algum dano à saúde pública, e parece que com esses dados podemos responder com um cauteloso e preliminar não.

O estudo holandês, por sua vez, utilizou mais ou menos os mesmos indicadores, exceto pequenas variações em razão da pesquisa nacional de saúde realizada pelo governo da Holanda. Além disso, também foram incluídos alguns itens específicos sobre a pandemia de covid-19. As pontuações na maior parte deles replicaram os resultados obtidos no estudo espanhol. Os consumidores de ayahuasca tinham melhor percepção da saúde, comiam mais frutas e verduras, tinham menos prevalência de doenças crônicas, problemas de hipertensão ou colesterol etc.

Quanto ao uso de serviços de saúde, como também foi observado na amostra espanhola, os usuários visitaram com menos frequência o pessoal médico em comparação à população geral. No entanto, realizaram mais visitas a fisioterapeutas, psicólogos e psiquiatras. A conotação positiva ou negativa desse fato está sujeita a diferentes interpretações subjetivas.

Surpreendentemente, na população holandesa, replicou-se o resultado obtido na amostra espanhola com relação aos valores pessoais como variável preditora do estado de saúde subjetivo. Foi, novamente, a única variável capaz de prever o estado de saúde de maneira positiva. Além disso, nesse caso, outras variáveis também funcionaram como preditoras, mas em uma relação inversa: quanto maiores eram as pontuações nessas variáveis, pior era o estado de saúde.

As variáveis em questão eram: presença de doença crônica, uso de medicações prescritas e presença de sentimentos de solidão. Curiosamente, a solidão previa um estado de saúde deteriorado com maior potência que o uso de medicamentos. Novamente, variáveis abstratas e relacionadas a aspectos que vão muito além de fatores orgânicos pareciam estar intimamente relacionadas com a saúde.

Essa é uma lição interessante para aqueles que, com maior ou menor ênfase, pretendemos que uma única variável relacionada a aspectos orgânicos ou físicos, como um medicamento ou uma substância, tenha um impacto poderoso sobre a saúde.

No caso da Holanda, esse estudo terminou justamente a tempo para que alguns formuladores de políticas lessem suas conclusões em um momento especialmente tumultuado, visto que o governo holandês decidiu proibir explicitamente as práticas associadas ao Santo Daime (uma religião ayahuasqueira brasileira) no ano de 2018,[6] e o Supremo Tribunal Holandês proibiu sua importação em 2019.[7] As razões para a proibição eram que a ayahuasca supostamente prejudicava a saúde pública. No entanto, além de não haver evidências toxicológicas sobre esse aspecto, tampouco havia evidências epidemiológicas.

Nosso estudo foi o primeiro a avaliar usuários de longo prazo de ayahuasca, por meio de indicadores de saúde altamente relevantes do ponto de vista da saúde pública. As conclusões foram que a saúde deles não estava prejudicada, portanto, na verdade não havia razões que justificassem tais decisões. Ainda assim, o governo não se deixou convencer e atualmente nos encontramos na mesma situação.

Ainda há outro aspecto a destacar desse estudo, que é o fato de ter sido realizado quando a pandemia de covid-19 ainda estava em seu auge, e por isso parte dos questionários teve de ser preenchida *on-line*. Por esse motivo, incluímos várias perguntas avaliando questões relacionadas com a pandemia e com o modo como as pessoas estavam lidando com ela.

A maioria dos respondentes, 70,8%, revelou que a pandemia não teve influência sobre eles ou a influência foi leve. Quanto ao consumo de tabaco, álcool e outras substâncias, a maioria dos participantes relatou não ter experimentado mudanças significativas como resultado da pandemia de covid-19.

No entanto, uma análise mais detalhada por meio de modelos lineares generalizados (GLM) revelou diferenças estatisticamente significativas no consumo de álcool entre aqueles que participaram de 3 a 10 cerimônias de ayahuasca e aqueles que compareceram a mais de 100 cerimônias. Este último grupo mostrou um menor consumo de álcool desde o início da pandemia. Esses resultados sugerem que a frequência de participação nessas cerimônias poderia ter um efeito moderador sobre alguns estressores sociais em tempos de crise global.

PSICODÉLICOS E AS CONSEQUÊNCIAS PSICOLÓGICAS DA PANDEMIA DE COVID-19

Aproveitamos esses dados para introduzir a segunda série de estudos que abordaremos neste capítulo. Especificamente, são três artigos que publicamos após um extenso estudo que começamos em abril de 2020, justo quando a maioria dos países do mundo estava aplicando severos confinamentos domiciliares para mitigar os efeitos da crise.

Quanto à metodologia, utilizamos um questionário *online* em três idiomas (espanhol, inglês e português). Esse questionário foi distribuído por pesquisadores de diferentes países, principalmente Espanha e Brasil, e compartilhado em várias plataformas e redes sociais relacionadas à saúde mental ou ao meio universitário (a Universidade de São Paulo e a Universitat Rovira i Virgili divulgaram o questionário em suas redes gerais). O questionário incluiu medidas de estresse psicológico, apoio social, estresse peritraumático, entre outros. Esses instrumentos foram administrados nas versões validadas em espanhol, inglês e português, e adaptados por pesquisadores nativos quando necessário. A participação no estudo incluiu perguntas sobre o uso de drogas psicodélicas e não psicodélicas antes e durante o confinamento. Finalmente, o estudo utilizou análises estatísticas para explorar as associações entre o uso de drogas psicodélicas e diversas medidas psicométricas, ajustando por variáveis como idade, gênero, idioma, religião e espiritualidade, e uso de drogas não psicodélicas.

O estudo recrutou um amplo grupo demográfico, com 2.974 participantes. Os achados, alinhados com os resultados obtidos na Holanda, revelaram que os usuários regulares de drogas psicodélicas mostraram níveis significativamente mais baixos de angústia psicológica e estresse peritraumático em comparação tanto com os usuários ocasionais quanto com os não usuários.[8] Além disso, os usuários regulares relataram níveis mais altos de apoio social. Um aspecto interessante do estudo foi a avaliação da personalidade, que mostrou que os usuários de psicodélicos geralmente obtiveram pontuações mais altas na busca por novidades e autotranscendência, porém mais baixas em cooperação em comparação aos não usuários.

Outra observação crítica foi relacionada aos ambientes nos quais as drogas psicodélicas eram consumidas. Os usuários que interagiam com essas substâncias em ambientes mais estruturados ou terapêuticos tendiam a relatar melhores resultados de saúde mental do que os que as usavam em ambientes menos controlados, como festas. As conclusões extraídas do estudo sugerem que o uso regular de drogas psicodélicas poderia atuar como um fator protetor contra os desafios de saúde mental impostos pelo confinamento relacionado à pandemia. Alternativamente, isso também poderia indicar que indivíduos predispostos a certos traços de personalidade poderiam estar mais inclinados ao uso frequente dessas substâncias.

Após obtermos esses primeiros achados, estávamos interessados em conhecer os mecanismos exatos pelos quais o uso regular de psicodélicos poderia ter um papel protetor diante de estressores sociais como o confinamento e a pandemia. Assim, publicamos um artigo[9] focado unicamente na análise das estratégias de enfrentamento, para ver se elas poderiam ser um mecanismo envolvido nesse cenário.

Os resultados desse segundo artigo indicaram que, embora o uso de alucinógenos estivesse associado com estratégias de enfrentamento mais adaptativas em termos de engajamento centrado no problema e desengajamento, e um uso menor de pensamento ilusório em comparação aos não usuários, essas diferenças foram marginais e não explicam completamente a melhor adaptação observada nos usuários de alucinógenos comparados aos não usuários.

De uma perspectiva longitudinal, verificou-se que certas estratégias de enfrentamento, como o apoio social e a reestruturação cognitiva, associaram-se consistentemente com uma melhor saúde geral e menores índices de gravidade dos sintomas psicológicos. No entanto, estratégias como o isolamento social e o pensamento ilusório relacionaram-se com piores resultados de saúde mental, em linha com o amplo corpo de literatura sobre estratégias de enfrentamento. Esse estudo sublinhou a necessidade de continuar investigando como as estratégias de enfrentamento e o uso de substâncias psicodélicas podem interagir para influenciar a saúde mental durante períodos de crise global, como a pandemia de covid-19.

Por último, os dados principais do estudo foram publicados em um terceiro artigo[10] que coletava dados transversais e longitudinais. Os resultados desse artigo indicam que os usuários de drogas alucinógenas reportaram um maior bem-estar psicológico e pontuações mais baixas em escalas de psicopatologia tanto na linha de base como nos acompanhamentos. Esse benefício foi ainda mais notável entre os usuários regulares em comparação aos não usuários ou aos usuários ocasionais.

Além disso, os usuários regulares de alucinógenos mostraram pontuações mais altas em todas as escalas de crescimento pós-traumático (Figura 1), o que sugere que o uso dessas substâncias poderia conferir uma resiliência psicológica superior diante de eventos traumáticos como a pandemia. Ademais, abre a possibilidade de utilizar outros psicodélicos, além da MDMA, para o tratamento do transtorno de estresse pós-traumático, pois segundo nossos resultados os psicodélicos atuariam de

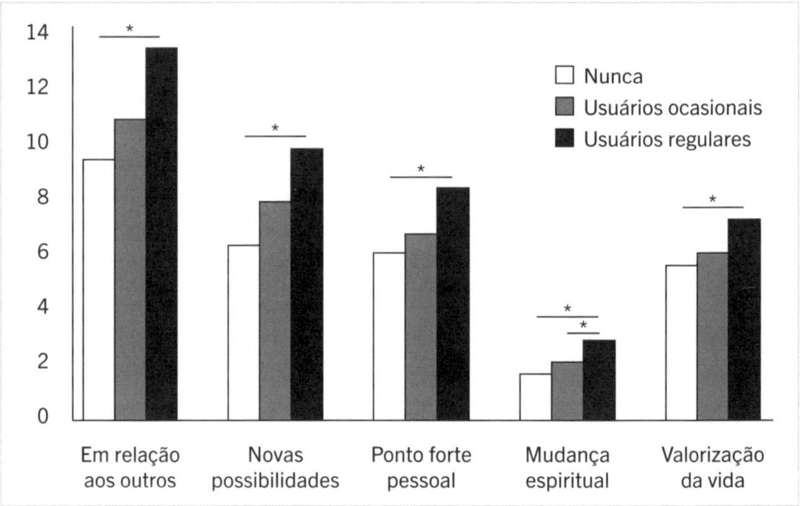

FIGURA 1 Pontuações obtidas nas cinco escalas do questionário sobre crescimento pós-traumático (PGI) por nossa amostra. As colunas brancas referem-se a não usuários de drogas psicodélicas; as colunas cinza referem-se a consumidores ocasionais; as colunas pretas referem-se a consumidores regulares. Como pode ser observado, quanto mais regular é o consumo de psicodélicos, maior é a pontuação obtida em cada uma das escalas.

modo não específico em situações de estresse agudo, potencializando em todos os casos, independentemente da substância, as pontuações de crescimento pós-traumático.

Em geral, esses achados defendem um maior alinhamento das políticas públicas com as evidências científicas que sugerem que o uso prolongado de substâncias como a ayahuasca não tem repercussão negativa na saúde pública. Também encorajam a realização de pesquisas futuras sobre o papel dos alucinógenos em situações de catástrofe em grande escala, como pandemias, guerras e situações de conflito, e sua potencial integração em estratégias terapêuticas para tratar transtornos mentais associados ao estresse pós-traumático. Além disso, sugere-se que o uso de alucinógenos poderia ser um fator protetor, não um risco, para a saúde mental em tempos de crise global.

Tomados em conjunto, consideramos que os dados obtidos nessas séries de estudos permitem antever um dos possíveis papéis que essas substâncias podem ter em nossas sociedades contemporâneas: enquanto parece que estamos focando seu uso no crescimento individual por meio de psicoterapias assistidas, pode ser que seu potencial efeito protetor no coletivo seja o que pode nos trazer maiores benefícios diante do complexo mundo em que avançamos.

REFERÊNCIAS

1. Carhart-Harris R, Giribaldi B, Watts R, Baker-Jones M, Murphy-Beiner A, Murphy R, et al. Trial of psilocybin versus escitalopram for depression. N Engl J Med. 2021;384(15):1402-11.
2. Riba J, Valle M, Urbano G, Yritia M, Morte A, Barbanoj MJ. Human pharmacology of ayahuasca: subjective and cardiovascular effects, monoamine metabolite excretion, and pharmacokinetics. J Pharmacol Exp Ther. 2003;306(1):73-83.
3. Dos Santos RG, Grasa E, Valle M, Ballester MR, Bouso JC, Nomdedéu JF, et al. Pharmacology of ayahuasca administered in two repeated doses. Psychopharmacology (Berl). 2012;219(4):1039-53.
4. Ona G, Kohek M, Massaguer T, Gomariz A, Jiménez DF, Dos Santos RG, et al. Ayahuasca and public health: health status, psychosocial well-being, lifestyle, and coping strategies in a large sample of ritual ayahuasca users. J Psychoactive Drugs. 2019;51(2):135-45.
5. Kohek M, Ona G, van Elk M, Dos Santos RG, Hallak JEC, Alcázar-Córcoles MA, Bouso JC. Ayahuasca and public health II: health status in a large sample

of ayahuasca-ceremony participants in the Netherlands. J Psychoactive Drugs. 2023;55(3):247-58.

6. Gerechtshof Amsterdam. 2018. ECLI:NL:GHAMS:2018:689, 28-02-2018, 23-003369-16. Disponível em: https://uitspraken.rechtspraak.nl/details?id=ECLI:NL:GHAMS:2018:689%26showbutton%3Dtrue%26keyword%3DECLI:NL:GHAMS:2018:689. Acesso em: 4 set. 2024.
7. Hoge Raad. 2019. ECLI:NL:PHR:2019:754, 01.10.2019, 18/01356. Disponível em: https://uitspraken.rechtspraak.nl/details?id=ECLI:NL:HR:2019:1456. Acesso em: 4 set. 2024.
8. Révész D, Ona G, Rossi GN, Rocha JM, Dos Santos RG, Hallak JEC, et al. Cross-sectional associations between lifetime use of psychedelic drugs and psychometric measures during the covid-19 confinement: a transcultural study. Front Psychiatry. 2021;12:687546.
9. Ona G, Révész D, Kohek M, Rossi GN, Rocha JM, dos Santos RG, et al. Tripping to cope: coping strategies and use of hallucinogens during the COVID-19 pandemic in three cultural contexts. Psychoactives. 2022;1:16-30.
10. Bouso JC, Révész D, Ona G, Rossi GN, Rocha JM, Dos Santos RG, et al. Longitudinal and transcultural assessment of the relationship between hallucinogens, well-being, and post-traumatic growth during the covid-19 pandemic. Sci Rep. 2023;13(1):14052.

12

Efeitos adversos, segurança e tolerabilidade de alucinógenos em voluntários saudáveis

Giordano Novak Rossi
Rafael Guimarães dos Santos
Jaime Eduardo Cecilio Hallak

DESTAQUES

- O capítulo discute os diversos tipos de efeitos adversos, tanto psicológicos quanto fisiológicos, que podem ocorrer com o uso de substâncias alucinógenas.
- Além disso, detalha a necessidade de um protocolo rigoroso para minimizar os riscos aos voluntários durante estudos, incluindo uma seleção cuidadosa dos participantes e o manejo de experiências desafiadoras.
- Por fim, há uma comparação entre os efeitos adversos de diferentes substâncias alucinógenas e suas especificidades, destacando como as variações na duração e intensidade dos efeitos influenciam a necessidade de suporte clínico.

INTRODUÇÃO

Assim como qualquer outro tratamento farmacológico, a utilização de substâncias alucinógenas como ferramentas terapêuticas ou de forma recreativa pode causar efeitos adversos indesejados. No caso de substâncias psicoativas como os psicodélicos, esses efeitos podem ser de natureza psicológica e/ou fisiológica e variam em sua intensidade e gravidade sob um amplo espectro.

Além disso, também podem ser efeitos adversos que se manifestam durante (agudos), logo após (subagudos – no mesmo dia ou poucos dias) ou um tempo considerável (de longo termo – semanas, meses ou até anos) depois da exposição à substância. Apesar de menos prevalente, a manifestação de efeitos adversos graves como surtos psicóticos, confusão mental, ansiedade excessiva e outros é possível e tem que ser levada em consideração.

Por serem substâncias relativamente pouco exploradas em contexto científico, há muito a ser descoberto sobre possíveis riscos de seu uso e populações mais vulneráveis à manifestação de efeitos adversos graves. Uma das prioridades em nosso laboratório da Faculdade de Medicina de Ribeirão Preto (FMRP-USP) (e no contexto de pesquisa com essas substâncias em outros laboratórios ao redor do mundo) é garantir a redução da ocorrência de efeitos adversos por uma série de procedimentos. Uma cuidadosa seleção dos elegíveis para participação, preparação do ambiente de pesquisa, treinamento, nível de consciência situacional da equipe de pesquisa, gerenciamento de experiências desafiadoras e outros fatores são aspectos essenciais para garantir a segurança dos voluntários.

A seguir, discutiremos efeitos adversos relatados por diferentes substâncias alucinógenas no contexto de pesquisa com voluntários saudáveis e mencionaremos nosso protocolo de pesquisa como exemplo a ser utilizado e adaptado em pesquisas dessa natureza.

AYAHUASCA E DMT

A ayahuasca, e por extensão seu principal princípio ativo, a N,N-dimetiltriptamina (DMT), foram estudados em uma série de investigações observacionais e de forma menos extensa em ensaios clínicos abertos e controlados com placebo.[1] Nesse quesito, há uma quantidade apreciavelmente maior de informação sobre seus efeitos em seres humanos do que com outras substâncias alucinógenas, inclusive em contexto naturalista.

Por outro lado, pelo fato de a ayahuasca também conter alcaloides harmanos/betacarbolinas (harmina, harmalina e tetra-hidro-harmina), há um risco de interações medicamentosas com outras drogas (não só serotoninérgicas), uma vez que esses alcaloides possuem a capacidade de inibir o funcionamento de enzimas importantes no metabolismo de substâncias tóxicas e de neurotransmissores (notavelmente pela sua capacidade de inibir o funcionamento de enzimas do citocromo p450 e monoamina oxidase tipo A (MAO-A).

Apesar disso, não há relatos de crises serotoninérgicas acontecendo com a ingestão de ayahuasca na literatura científica até o momento. De forma geral, os efeitos adversos relatados tanto com a ayahuasca como com a DMT pura (que normalmente é fumada para evitar o metabolismo causado pela MAO-A) estão em linha com o que relatamos em nossos ensaios clínicos feitos na FMRP. Considerando os efeitos agudos, dificuldade de concentração, sedação/sonolência, náusea, vômito, ansiedade e desorientação/confusão mental estão entre os mais comumente relatados.[2,3] Dores de cabeça são comumente relatados de forma aguda e subaguda. A Tabela 1 foi compilada de um dos nossos últimos experimentos publicados com ayahuasca em voluntários saudáveis e demonstra a ocorrência de efeitos adversos nesses voluntários.[2]

Mesmo assim, independentemente de a amostra ser de pacientes psiquiátricos ou voluntários saudáveis, os efeitos adversos costumam ser os

TABELA 1 Exemplo de efeitos adversos relatados com a administração de ayahuasca para voluntários saudáveis em contexto clínico

Efeito adverso	Porcentagem da amostra (n = 17) que relatou efeito
Mal-estar gastrointestinal ou náusea	52,94%
Vômito	5,88%
Sonolência	17,65%
Confusão	5,88%
Ansiedade	5,88%
Agitação	17,65%
Dissociação	5,88%
Outros efeitos	11,70%
Efeitos subagudos e prolongados (dor de cabeça, dificuldade de concentração e secura na boca)	11,70%

Fonte: adaptada de Rossi et al., 2023.[2]

mesmos relatados. Apesar disso, até o momento não há uma investigação formal comparando ocorrência e prevalência de efeitos colaterais de psicodélicos entre esses dois tipos de amostras.

PSILOCIBINA E LSD

A psilocibina é até o momento o psicodélico que contém o maior número de publicações e os artigos com as maiores amostras. O LSD, por sua vez, foi menos investigado, e a mescalina menos ainda. Uma diferença importante nos efeitos subjetivos dessas drogas está na duração da psicoatividade aguda. Enquanto uma dose de LSD comumente pode durar de 8 a 12 horas, uma única administração de dose psicoativa "padrão" de psilocibina (de 15 a 25 mg) normalmente tem duração relativamente reduzida, de 4 a 6 horas.

Essa é também a duração normal de uma dose de ayahuasca. Essa diferença faz ser necessária uma série de medidas de suporte extra para ensaios clínicos com LSD, uma vez que, mesmo quando as sessões têm início no começo da manhã, por motivos de segurança é um procedimento recomendável acompanhar o(a) participante por pelo menos a primeira noite após o dia de sessão experimental. Isso pode trazer a necessidade de um leito no local de pesquisa para que o(a) participante possa dormir essa primeira noite sob supervisão, o que sobe os custos operacionais de recursos para o estudo.

Apesar de haver algumas peculiaridades e particularidades específicas de cada uma dessas substâncias (como a duração dos efeitos psicoativos já comentados), os efeitos adversos em voluntários saudáveis (e em população clínica ansiosa e depressiva) são, no geral, bem parecidos. Uma revisão nesse assunto, publicada por nosso time, exemplifica os efeitos adversos gerais esperados e mais comuns após a administração de LSD e psilocibina em contexto clínico. Esses efeitos incluem dores de cabeça/enxaquecas, náusea/vômito, aumentos agudos em variáveis cardiovasculares (na grande maioria das vezes sem significância clínica) e sofrimento emocional/desconforto psicológico/ansiedade.[4]

Um estudo recente com psilocibina em 89 voluntários saudáveis apresentou relatos em linha com os efeitos adversos já apresentados, incluindo dores de cabeça, alterações no humor, fadiga, euforia e um caso de indução de psicose.[5]

Um dos maiores estudos feitos com psilocibina até o momento contou com uma amostra de 233 participantes, dos quais 179 (77% da amostra) apresentaram algum efeito adverso. Dor de cabeça, náusea e tontura foram os mais comuns.[6]

IBOGAÍNA

Apesar de ser considerada uma substância psicodélica (levando em consideração seus efeitos subjetivos), a ibogaína possui um perfil farmacodinâmico e farmacocinético único em comparação com outras substâncias alucinógenas. Ainda se sabe pouco sobre as reais contribuições da substância em si e de seus metabólitos nos efeitos relatados de sua administração, havendo evidências científicas de um papel importante dos metabólitos (especialmente a noribogaína) nos efeitos terapêuticos, alucinógenos e adversos causados por essa substância.

Comparada com outros (primariamente) agonistas dos receptores 5-HT_{2A}, a ibogaína e seus metabólitos apresentam maior risco com sua administração. Além de efeitos adversos comuns a alucinógenos, que são esperados (náusea, vômito, dor de cabeça, aumento da pressão e frequência cardíaca), há diversos casos de morte súbita, provavelmente associados a bradicardia e aumento do intervalo QT.[7]

Dessa forma, é necessária e de grande importância a presença de um cardiologista ou médico adequadamente treinado e preparado para lidar com possíveis efeitos adversos cardiovasculares decorrentes da administração de ibogaína.

Insônia (persistindo de 5 a 14 dias), alterações na fala, delírios, agressividade, irritabilidade, dissociação, lentidão psicomotora, ptose bilateral, disartria, agitação psicomotora e amnésia foram todos relatados. Uma revisão sistemática recente de nosso grupo demonstrou dificuldades observadas em grande parte dos estudos disponíveis nesse assunto, como a falta de controle de qualidade das substâncias administradas, doses incertas, segurança do ambiente de administração, administração concomitante com outras drogas etc.[7]

Dessa forma, apesar de haver casos relatados na literatura científica que dizem respeito a mortes relacionadas à administração de ibogaína, são incertas as relações verdadeiras de causalidade por trás desses casos. Nessa revisão também fica clara a necessidade de maior rigorosidade no desenvolvimento de protocolos seguros para administração dessa substância e descrição dos efeitos adversos encontrados de forma sistemática.

UM RELATO DE CASO E EFEITOS ADVERSOS GRAVES DE PSICODÉLICOS

Ainda há muitas dúvidas sobre os mecanismos de ação psicológicos e farmacológicos dos psicodélicos, e dessa forma também existem dúvidas sobre o quão seguras essas drogas realmente são e sobre a ocorrência de efeitos adversos menos prevalentes, mas de maior significância clínica. A depender da intensidade, um mesmo efeito adverso pode ou não ser considerado grave. Os efeitos adversos mais comuns normalmente são de natureza transitória.

Apesar disso, um quadro de ansiedade modesta pode crescer até se tornar, por exemplo, um ataque de pânico. Nesse contexto, um efeito adverso relativamente comum e que na maioria dos casos se resolve sem maiores complicações se torna prioridade de atenção da equipe de pesquisa. O grau percebido de incapacidade gerado pela manifestação do efeito é um bom referencial para julgar a gravidade da manifestação.

Entre os efeitos adversos que têm potencial para se tornarem graves e/ou que são considerados graves por natureza, podemos citar paranoia, delírio, ansiedade e/ou confusão exacerbada, incapacidade de controlar os pensamentos e interações farmacológicas com outras drogas/substâncias (especialmente no caso da ayahuasca, que é uma substância com perfil de ação farmacológica mais promíscua).

Como exemplo da ocorrência de efeitos adversos graves e situações desafiadoras no contexto clínico, podemos citar uma carta aos editores publicada por nosso grupo de pesquisa em 2022. Iremos transpor um dos casos comentados nesse artigo de forma breve a seguir, mas aconselhamos o leitor a buscar o artigo original para uma descrição mais detalhada da situação.

No relato a que fazemos referência, uma voluntária do estudo com ayahuasca e canabidiol (do grupo que tomou apenas ayahuasca) apresentou agitação, confusão, ansiedade e alucinações visuais no auge dos efeitos da ayahuasca. Ela apresentou fala repetitiva ("Estou atrapalhando o estudo?", "Está tudo bem comigo?") e dissociação/desrealização ("Não sei mais o que é real", "O laboratório existe mesmo?", "Tudo parecia 'dentro' da TV", "Não reconheço meu corpo, ações e pensamentos"). Como em todos os outros casos ocorridos e descritos em nosso laboratório, o manejo verbal foi suficiente para reverter o quadro apresentado.[8]

NOSSO PROTOCOLO DE PESQUISA

Dada a experiência de anos de pesquisa com alucinógenos como possíveis tratamentos para transtornos mentais, nosso laboratório apresenta entre seus pesquisadores valiosa fonte de experiência diária, com a ocorrência de efeitos adversos dessas drogas no contexto clínico para populações saudáveis e pacientes psiquiátricos.

Tendo sempre a segurança e regras de conduta moral e ética em mente no desenvolvimento de nossos protocolos de pesquisa, publicamos recentemente um artigo contendo informações importantes no controle e manejo de reações adversas no contexto clínico com alucinógenos, particularmente ayahuasca e ibogaína[9] (apesar de que esse protocolo pode e deve ser adaptado para a administração de outras substâncias psicoativas). A Figura 1 demonstra uma adaptação desse protocolo para o português, e encorajamos os leitores que quiserem se aprofundar no assunto a ler o artigo original.

CONCLUSÕES

Como pode ser observado a partir da leitura deste capítulo, os alucinógenos, assim como qualquer outra substância, possuem riscos associados ao seu uso. Ainda há importantes dúvidas sobre a ocorrência de efeitos adversos mais raros, e são necessários estudos de maior porte em termos de tamanho amostral para que esses efeitos mais raros comecem a se manifestar. É seguro afirmar que ainda há efeitos adversos não rela-

Guia de consulta rápida para experimentos com ayahuasca e ibogaína

Diretrizes da Sessão Pré-Experimental para Voluntários

- Abster-se de substâncias psicoativas e alimentos que contenham tiramina pelo menos 24 horas antes e depois da sessão.
- Não comer de manhã antes da sessão (servir refeição leve e padronizada).
- Descansar o melhor que puder na noite anterior e no mesmo dia após a sessão.
- Informar um parente/amigo próximo sobre seu cronograma de participação.
- Usar roupas confortáveis.
- Concentre-se nos efeitos durante a sessão (celulares não são permitidos).
- Não dirigir ou conduzir equipamentos pesados no dia.

Abordagem ao voluntário

- Construa uma interação social segura, aberta e sem julgamentos com os participantes.
- Manipule o ambiente para atender aos desejos do voluntário (temperatura, iluminação etc.).
- Realizar pontos de verificação com 2 a 3 pesquisadores de ambos os sexos.
- Fornecer prontamente assistência física (por exemplo, ir e voltar ao banheiro) e psicológica (por exemplo, dúvidas, necessidades ou solicitações do voluntário), mas somente se necessário.
- Mantenha uma abordagem calma, clara e gentil e evite movimentos/sons repentinos ou inesperados.
- Incentive o voluntário a expressar seus sentimentos/pensamentos de uma forma aberta e não orientada.
- Identifique e remova qualquer pessoa ou objeto que possa desestabilizar o voluntário.
- Esteja ciente da intensidade dos efeitos psicoativos no voluntário ao longo do tempo e adapte sua interação de acordo.

Gestão de eventos adversos e protocolos operacionais

- A equipe de pesquisa deve estar preparada para lidar com qualquer potencial evento adverso grave (EAG).
- O ambiente deve ser bem estruturado e equipado para lidar com EAG.
- Os pesquisadores devem monitorar constantemente a saúde/bem-estar do voluntário (de acordo com o cronograma do estudo).
- No caso da ibogaína, é aconselhável contar com um médico especialista ou cardiologista para realizar eletrocardiogramas e manejo cardíaco, se necessário.

Após a sessão experimental

- Garantir que o voluntário esteja em boas condições (físicas e psicológicas) antes da alta.
- Desencorajar os voluntários de ficarem sozinhos.
- Incentive o descanso e atividades leves.
- Lembre os voluntários de se absterem de substâncias psicoativas e alimentos que contenham tiramina 24 horas após a sessão.
- Verifique o bem-estar do voluntário pelo menos 12 e 24 horas após o término da sessão.
- Lembre o voluntário sobre possíveis reações adversas.
- Se um EAG for identificado ou relatado, informe imediatamente a equipe do estudo e tome as medidas necessárias.

Antes da sessão → Durante a sessão → Depois da sessão

Tempo

FIGURA 1 Exemplo de um protocolo de redução de risco de efeitos adversos em pesquisas clínicas com ayahuasca e ibogaína.

Fonte: adaptada de Rocha et al., 2023.[9]

tados na literatura atualmente disponível, e que esses devem ser considerados quando uma decisão for tomada em relação ao uso abrangente de alucinógenos como ferramentas para o tratamento de transtornos de saúde mental.

Apesar disso, as evidências preliminares que possuímos neste momento apontam de fato que essas drogas parecem ser relativamente seguras quando administradas em contextos controlados, e que uma seleção cuidadosa dos voluntários parece diminuir a chance da ocorrência de efeitos adversos no contexto clínico, quando comparado ao uso recreacional. A grande maioria dos efeitos adversos ocorre de forma aguda, transitória e se resolve espontaneamente sem a necessidade de intervenções farmacológicas. O manejo verbal e controle situacional são até o momento os melhores aliados dos pesquisadores da área. Por fim, deixamos o modelo de um protocolo que utilizamos em nossos estudos que pode (e deve) ser melhorado e adaptado para uso em outros estudos, com outras substâncias em outros contextos.

REFERÊNCIAS

1. Rossi GN. Avaliação das possíveis interações entre o canabidiol e a ayahuasca em voluntários saudáveis: um estudo randomizado, duplo-cego e controlado com placebo [dissertação]. Ribeirão Preto: Universidade de São Paulo, Faculdade de Medicina de Ribeirão Preto; 2020.
2. Rossi GN, Rocha JM, Osório FL, Bouso JC, Ona G, Silveira GO, et al. Interactive effects of ayahuasca and cannabidiol in social cognition in healthy volunteers: a pilot, proof-of-concept, feasibility, randomized-controlled trial. J Clin Psychopharmacol. 2023;43(4):339-49.
3. Rocha JM, Rossi GN, de Lima Osório F, Bouso JC, de Oliveira Silveira G, Yonamine M, et al. Effects of ayahuasca on the recognition of facial expressions of emotions in naive healthy volunteers: a pilot, proof-of-concept, randomized controlled trial. J Clin Psychopharmacol. 2021;41(3):267-74.
4. Rossi GN, Hallak JEC, Bouso Saiz JC, Dos Santos RG. Safety issues of psilocybin and LSD as potential rapid acting antidepressants and potential challenges. Expert Opin Drug Saf. 2022;21(6):761-76.
5. Rucker JJ, Marwood L, Ajantaival RJ, Bird C, Eriksson H, Harrison J, et al. The effects of psilocybin on cognitive and emotional functions in healthy participants: results from a phase 1, randomised, placebo-controlled trial involving simultaneous psilocybin administration and preparation. J Psychopharmacol. 2022;36(1):114-25.

6. Goodwin GM, Aaronson ST, Alvarez O, Arden PC, Baker A, Bennett JC, et al. Single-dose psilocybin for a treatment-resistant episode of major depression. N Engl J Med. 2022;387(18):1637-48.
7. Rocha JM, Reis JAS, Bouso JC, Hallak JEC, Dos Santos RG. Identifying setting factors associated with improved ibogaine safety: a systematic review of clinical studies. Eur Arch Psychiatry Clin Neurosci. 2023;273(7):1527-42.
8. Rocha JM, Rossi GN, Osório FL, Hallak JEC, Dos Santos RG. Adverse effects after ayahuasca administration in the clinical setting. J Clin Psychopharmacol. 2022;42(3):321-4.
9. Rocha JM, Reis JAS, Rossi GN, Bouso JC, Hallak JEC, dos Santos RG. Guidelines for establishing safety in ayahuasca and ibogaine administration in clinical settings. Psychoactives. 2023;2(4):373-86.

SEÇÃO IV

Estudos clínicos com alucinógenos

13

Aplicação de psicodélicos clássicos no tratamento da depressão maior: evidências de estudos clínicos

Nicole Galvão-Coelho
Melanie Moura M. Gurgel
Isabel Wießner
Lucas O. Maia
Fernanda Palhano-Fontes
Marcelo Falchi-Carvalho
Draulio B. Araujo

DESTAQUES

- O capítulo explora a forma que substâncias como LSD, psilocibina, ayahuasca e DMT têm mostrado potencial para reduzir rapidamente os sintomas depressivos, em especial em casos de depressão resistente ao tratamento.
- O texto investiga os possíveis mecanismos biológicos que explicam os efeitos antidepressivos, como a modulação dos receptores de serotonina, o aumento da neuroplasticidade e as alterações na conectividade da rede de modo padrão (DMN) no cérebro.
- O capítulo discute os efeitos colaterais observados nos estudos clínicos, que geralmente são leves e transitórios, ressaltando a necessidade de protocolos de segurança adequados para garantir a segurança dos pacientes durante o tratamento com psicodélicos.

INTRODUÇÃO

O cenário contemporâneo de saúde mental é marcado pelo aprofundamento significativo de transtornos psiquiátricos nos diversos segmentos da população mundial, e muitas são as limitações encontradas para o enfrentamento dessas demandas. Neste contexto, as substâncias psicodélicas vêm surgindo como uma alternativa de grande potencial no combate ao transtorno depressivo maior, especialmente na depressão resistente ao tratamento (DRT). Alguns ensaios clínicos abertos em pacientes com DRT apontam uma ação antidepressiva rápida e duradoura dos psicodélicos serotoninérgicos (p. ex., dietilamida do ácido lisérgico, psilocibina, ayahuasca e dimetiltriptamina). Entretanto, vale destacar as evidências disponíveis a partir de ensaios clínicos duplo-cego controlados por placebo, que sugerem uma redução nos sintomas depressivos mais robusta, rápida (24 h) e sustentada (até 60 dias), em pacientes com depressão maior, comparado com o placebo, sendo a resposta mais forte observada até o 7º dia após administração da substância. Além disso, os estudos apontam boa tolerância ao uso, com efeitos colaterais, em sua maioria, leves, transitórios e autolimitados, sem necessidade de intervenções farmacológicas.[1]

Especula-se que tais efeitos antidepressivos são gerados a partir de diversos mecanismos de ação, ainda sob investigação. Além de uma ação central sobre os receptores de serotonina do tipo 2A ($5\text{-}HT_{2A}$), atualmente se discute que a resposta biológica antidepressiva dos psicodélicos clássicos é principalmente mediada pelo aumento rápido da neuroplasticidade, investigada pela dosagem do fator neurotrófico derivado do cérebro (BDNF, do inglês *brain-derived neurotrophic factor*) plasmático, uma proteína da família dos fatores de crescimento neurotrófico, que desempenha um papel crucial no crescimento, na manutenção e na sobrevivência dos neurônios, além de participar na regulação da plasticidade sináptica e na formação de memórias.[2] A maior parte dos estudos que apoiam essa hipótese foram realizados com modelos animais. Até o momento, apenas dois estudos clínicos em pacientes com depressão evidenciaram essa ação positiva dos psicodélicos clássicos sobre os níveis de BDNF (ayahuasca, n = 1 e psilocibina, n = 1).[2] Outro mecanismo induzido por essas substâncias e que potencialmente está relacionado à resposta antidepressiva, é a mediação de resposta anti-inflamatória sistêmica. Entretanto, é importante destacar que maior parte das evidências nesse sentido foi obtida de estudos *in vitro*, apenas dois estudos com ayahuasca foram realizados com humanos (voluntário saudável, n = 1; paciente com DRT, n = 1). O ensaio clínico em pacientes com DRT observou uma redução na concentração de proteína C-reativa 48 horas após a administração de uma dose única de ayahuasca, a qual foi correlacionada positivamente com a redução nos sintomas depressivos.[2] Além disso, alguns estudos de neuroimagem em pacientes com depressão sugerem que a rede de modo padrão (DMN, do inglês *default mode network*), que engloba córtex pré-frontal medial, córtex cingulado posterior, pré-cúneo e giro angular, apresenta alterações de conectividade que podem subjazer ao foco interno excessivo e à ruminação da depressão. Especificamente, a hiperconectividade da DMN em pacientes com depressão está correlacionada positivamente com a ruminação. Por outro lado, os psicodélicos clássicos geralmente reduzem a conectividade da DMN, o que poderia funcionar como mecanismo para o efeito antidepressivo observado com essas substâncias.[2]

PSICODÉLICOS CLÁSSICOS

Dietilamida do ácido lisérgico

A dietilamida do ácido lisérgico (LSD) vem ganhando popularidade recentemente no contexto da microdosagem. O uso de cerca de um décimo (10 mcg) de uma dose regular tem sido usado por elites do Vale do Silício para aumento da criatividade, melhoras no humor, bem-estar e saúde mental, incluindo redução em sintomas depressivos. Embora esses relatos aumentem a conscientização de psicodélicos pelo público, a evidência científica ainda é contraditória. Vários autorrelatos em estudos qualitativos, retrospectivos e observacionais prospectivos observaram melhorias em sintomas de depressão, mas estudos laboratoriais controlados ao testar microdosagem de LSD falharam em reproduzir essas alegações.[3]

Diversos estudos com doses mais altas relataram melhoras nos sintomas de depressão, humor e ansiedade, incluindo estudos de caso, estudos qualitativos e coortes prospectivas, principalmente do século passado.[3] No entanto, esses estudos são difíceis de resumir e interpretar quanto aos efeitos específicos na depressão por sua metodologia heterogênea. Isso inclui, por exemplo, a diversa sintomatologia além da depressão isolada

(p. ex., "neurose", ansiedade, esquizofrenia, fobia) dentro dos pacientes e sobre as amostras, e a extraordinária ampla faixa de doses, até 2.000 mcg.

A respeito de estudos mais rigorosos com desenho randomizado controlado por placebo, apenas dois ensaios modernos foram reportados (Tabela 1). O primeiro, de Gasser e colaboradores, investigou oito pacientes com ansiedade associada a doenças graves, e em comorbidade com sintomas depressivos. Eles compararam 200 mcg com 20 mcg de LSD e encontraram melhorias na ansiedade-estado em dois meses e tendências para ansiedade-estado e traço em 12 meses após o tratamento. Os sintomas de depressão comórbida (Escala de Ansiedade e Depressão Hospitalar) seguiram esses resultados em nível de tendência, mas não alcançaram significância.[4]

O segundo estudo, de Holze e colaboradores, realizou um ensaio controlado randomizado cruzado com 42 pacientes com ansiedade (com ou sem doença grave) e sintomas depressivos comórbidos. Eles compararam 200 mcg de LSD com um placebo inativo (200 mcg de etanol) e mostraram, além das reduções na ansiedade, uma redução na depressão comórbida (Escala de Avaliação da Depressão de Hamilton e Inventário de Depressão de Beck) até 16 semanas após o tratamento.[5]

Em geral, a aplicação do LSD foi considerada relativamente segura, com eventos adversos esperados, controláveis e transitórios, na maioria leves, como ansiedade, náuseas e dor de cabeça.[6] De mais de 1.800 indivíduos examinados,[3-5] foram reportados quatro casos de adventos adversos graves, incluindo um de ansiedade e delusões transitórias, mas que foram tratados com sucesso com lorazepam e olanzapina;[5] um de convulsões tônico-clônicas, mas em um indivíduo com distúrbio epiléptico conhecido; um suicídio completado, mas cometido várias semanas depois da administração e que não foi considerado um risco maior do que a população estudada; e um de morte súbita de causa desconhecida.[3]

Contudo, diversas evidências indicam efeitos positivos do LSD na depressão em uma aplicação relativamente segura e tolerável. No entanto, elas incluem principalmente resultados autorrelatados, qualitativos ou indiretos relacionados à depressão, sendo essa uma comorbidade associada à patologia principal. Além disso, a variabilidade de sintomas dentro e entre pacientes reforça a necessidade de ensaios controlados randomizados em amostras específicas de depressão (p. ex., depressão maior e DRT).

Psilocibina

Até março de 2024, aproximadamente 11 estudos clínicos controlados, envolvendo cerca de 600 pacientes com depressão primária ou secundária (associada ao câncer), investigaram o uso da psilocibina (Tabela 1). Descobriu-se que doses mais altas e tratamentos mais prolongados (p. ex., 2 ou 3 sessões, em vez de uma única) estão associados a melhores resultados terapêuticos, especialmente em pacientes com depressão primária, em comparação àqueles com depressão secundária. Cinco escalas de depressão diferentes foram usadas nos estudos, incluindo escalas autoadministradas e escalas administradas por psiquiatras.[6,7]

Em pacientes com depressão relacionada ao câncer, a psilocibina produziu uma redução dos sintomas depressivos, acompanhada de uma diminuição da angústia existencial associada ao câncer, aumento do bem-estar espiritual e melhora da qualidade de vida. Além disso, foi observada uma melhoria nas atitudes em relação à morte. Os efeitos antidepressivos foram mediados pela experiência mística induzida pela psilocibina e foram mantidos por pelo menos seis meses. A taxa geral de resposta clínica após seis meses foi de 78%, enquanto a taxa de remissão dos sintomas foi de 65%.[8]

Por outro lado, em estudos envolvendo pacientes com diagnóstico de depressão primária, a taxa de resposta clínica à terapia com psilocibina variou de 37 a 75%, e a taxa de remissão dos sintomas variou de 29 a 58%. Esses efeitos positivos foram observados ao longo de pelo menos 12 meses. A psilocibina, administrada em conjunto com psicoterapia ou suporte psicológico, demonstrou eficácia comparável à do escitalopram, um antidepressivo convencional, e à da escetamina, um anestésico análogo à cetamina aprovado para o tratamento da depressão resistente. No entanto, a psilocibina parece apresentar um perfil de segurança potencialmente superior.[6,7]

Os resultados dos ensaios clínicos mostraram que a psilocibina é bem tolerada, sem reações adversas graves, tanto físicas quanto psicológicas. As reações adversas mais comuns foram dor de cabeça e náuseas transitórias, principalmente em doses mais altas. As reações psicológicas, como ansiedade e pânico, geralmente associadas ao fenômeno de dissolução do ego, foram manejadas com suporte psicológico imediato, sem a necessidade de intervenções medicamentosas. Essas reações foram mais comuns em doses mais elevadas, embora não tenham ocorrido em todos os ensaios clínicos.[6,7]

Em síntese, a psilocibina demonstrou ter efeitos antidepressivos rápidos e duradouros, com uma boa margem de tolerância e potencial para ser uma opção terapêutica eficaz, especialmente em casos de depressão resistente aos tratamentos convencionais. No entanto, são necessários mais estudos para compreender melhor os mecanismos de ação da psilocibina, determinar a dosagem e o protocolo de tratamento ideais, o que inclui avaliar a participação da psicoterapia nos efeitos terapêuticos.

Ayahuasca

Até o momento, dois ensaios clínicos foram realizados para avaliar os efeitos antidepressivos da ayahuasca, todos no Brasil (Tabela 1). Nesses ensaios, os pacientes foram avaliados por escalas clínicas, tradicionalmente usadas para medir a gravidade dos sintomas depressivos, como

TABELA 1 Resumo dos estudos apresentados ao longo do capítulo

Referência	Substância	Tipo do estudo	Características/ objetivos do estudo	Número de participantes/ estudos incluídos
Galvão-Coelho et al., 2021[1]	Psicodélicos serotoninérgicos	Revisão sistemática e metanálise	Avaliar os efeitos de psicodélicos serotoninérgicos clássicos *versus* placebo no estado de humor e sintomas de depressão em populações saudáveis e clínicas	12 estudos
Husain et al., 2023[2]	Psicodélicos serotoninérgicos	Revisão narrativa	Avaliar quais são os mecanismos biológicos antidepressivos mediados pelos psicodélicos serotoninérgicos	93 estudos

(*continua*)

TABELA 1 Resumo dos estudos apresentados ao longo do capítulo (*continuação*)

Referência	Substância	Tipo do estudo	Características/ objetivos do estudo	Número de participantes/ estudos incluídos
Wong et al., 2023[3]	Psicodélicos serotoninérgicos	Revisão de escopo	Relatar a segurança e eficácia dos psicodélicos clássicos no tratamento de transtornos mentais e de uso de substâncias	77 estudos
Fuentes et al., 2020[4]	LSD	Revisão sistemática	Identificar ensaios clínicos controlados e randomizados sobre o uso do LSD em psiquiatria	11 estudos
Holze et al., 2023[5]	LSD	Estudo de fase II, duplo-cego, randomizado, controlado por placebo	Apontar a segurança e eficácia da terapia assistida por LSD em pacientes terminais	42 pacientes terminais
Fang et al, 2024[6]	Psilocibina	Revisão sistemática e metanálise	Relatar a eficácia, aceitabilidade e tolerabilidade da psilocibina no tratamento da depressão primária ou secundária	10 estudos de revisão sistemática e 8 de metanálise

(continua)

TABELA 1 Resumo dos estudos apresentados ao longo do capítulo (*continuação*)

Referência	Substância	Tipo do estudo	Características/ objetivos do estudo	Número de participantes/ estudos incluídos
Haikazian et al., 2023[7]	Psilocibina	Revisão sistemática e metanálise	Relatar o perfil dose-resposta da psilocibina nos sintomas depressivos em pacientes com diagnóstico de depressão primária ou secundária	7 estudos
Maia et al., 2022[8]	Psicodélicos serotoninér-gicos	Revisão sistemática	Relatar os efeitos das terapias psico-délicas no controle dos sintomas em pacientes com diagnóstico de doença mental grave	20 estudos
Osório et al., 2015[9]	Ayahuasca	Ensaio clínico aberto	Avaliar os efeitos de uma dose única de ayahuasca em pacientes com depressão maior	6 pacientes com depressão maior
Sanches et al., 2016[10]	Ayahuasca	Ensaio clínico aberto	Avaliar os efeitos de uma dose única de ayahuasca em pacientes com depressão maior e investigar seus efeitos no fluxo sanguíneo cerebral regional	17 pacientes com depressão maior*

(continua)

TABELA 1 Resumo dos estudos apresentados ao longo do capítulo (*continuação*)

Referência	Substância	Tipo do estudo	Características/ objetivos do estudo	Número de participantes/ estudos incluídos
Palhano-Fontes et al., 2019[11]	Ayahuasca	Ensaio clínico randomizado, duplo-cego, controlado por placebo, de braço paralelo	Avaliou os efeitos antidepressivos em pacientes com DRT	29 voluntários com DRT
D'Souza et al., 2022[12]	DMT	Estudo exploratório aberto	Investigar a segurança, tolerabilidade e eficácia do DMT intravenoso em indivíduos com DRT e voluntários saudáveis	7 voluntários DRT e 3 voluntários saudáveis
Falchi-Carvalho et al., 2024[13]	DMT	Ensaio clínico de fase I, aberto, ascendente único, ordem fixa e dose-resposta	Investigar a segurança e tolerabilidade do DMT inalado em voluntários saudáveis	27 voluntários saudáveis
Falchi-Carvalho et al., 2024[14]	DMT	Estudo aberto, de ordem fixa e com escalonamento de dose	Investigação de efeitos antidepressivos com voluntários com DRT	6 voluntários com DRT

(continua)

TABELA 1 Resumo dos estudos apresentados ao longo do capítulo (*continuação*)

Referência	Substância	Tipo do estudo	Características/ objetivos do estudo	Número de participantes/ estudos incluídos
Reckweg et al., 2023[15]	5-MeO-DMT	Estudo aberto, de braço único, dividido em duas fases, sendo a primeira com dois níveis de dose única e a segunda com regime de dosagem individual	Avaliação da segurança e eficácia da dosagem única de 5-MeO-DMT inalado em indivíduos com DRT	16 voluntários com DRT

* A amostra desse estudo foi composta de 17 voluntários, sendo seis indivíduos parte do estudo de Osório et al.[9]
5-MeO-DMT: 5-metoxi-N,N-dimetiltriptamina; DMT: N,N-dimetiltriptamina; DRT: depressão resistente ao tratamento; LSD: dietilamida do ácido lisérgico.
Fonte: elaborada pelos autores.

a Escala de Avaliação de Depressão de Hamilton (HAM-D) e a Escala de Avaliação de Montgomery-Åsberg (MADRS), antes, durante e após os efeitos agudos da ayahuasca. Em um primeiro ensaio aberto, seis pacientes com depressão refratária participaram de uma sessão única de dosagem com ayahuasca.[9] Foi observada uma redução significativa nos sintomas um dia após a sessão, que permaneceram reduzidos por 21 dias.[9] Um estudo subsequente incluiu os seis pacientes do estudo anterior e outros 11 pacientes (17 com as mesmas características), também usando um desenho aberto. Além da gravidade dos sintomas depressivos, foram avaliadas mudanças subagudas no fluxo sanguíneo cerebral oito horas após a sessão de dosagem.[11] Novamente, foi observada uma diminuição significativa nos sintomas de depressão, dessa vez já durante a sessão experimental (40 minutos após a ingestão), permanecendo significativamente reduzidos por 21 dias. Alterações em sinais vitais, como pressão arterial e frequência cardíaca, não foram significativas. O único efeito adverso registrado foi vômito (47% dos voluntários). De maneira geral, o tratamento foi bem tolerado, os efeitos da ayahuasca sobre cognição e percepção foram considerados leves e de curta duração, e nenhum efeito disfórico foi relatado. Além disso, foi observado aumento do fluxo sanguíneo no núcleo *accumbens*, ínsula direita e área subgenual do giro do cíngulo anterior, áreas cerebrais frequentemente envolvidas na fisiopatologia da depressão.[10]

Por último, foi realizado um ensaio clínico randomizado controlado por placebo para casos de DRT. Esse foi o primeiro estudo clínico randomizado e placebo-controlado em pacientes com depressão a testar uma substância psicodélica clássica. Os estudos prévios com LSD e psilocibina que possuíam esse mesmo rigor científico foram realizados em pacientes cuja depressão era um sintoma comórbido. O ensaio teve um desenho de braços paralelos, no qual metade dos pacientes recebeu ayahuasca e a outra metade recebeu placebo.[11] Foi observada uma diminuição significativa na gravidade da depressão um dia após a sessão com ayahuasca, a qual permaneceu reduzida por pelo menos sete dias. Também foram observadas diferenças significativas entre os grupos nas taxas de resposta (redução de 50% ou mais na pontuação da MADRS) e remissão (MADRS ≤ 10) sete dias após a sessão de dosagem, com 64% de respondedores e 36% de remitentes no grupo ayahuasca *versus* 27 e 7% no grupo placebo.[11] Avaliações psiquiátricas durante a sessão de dosagem mostraram que os pacientes tiveram ligeiras alterações transitórias em sintomas dissociativos, e não houve aumentos significativos nos sintomas semelhantes à mania. Com relação a efeitos colaterais, vômitos (ayahuasca = 57%, placebo = 0%), náuseas transitórias (ayahuasca = 71%, placebo = 26%), ansiedade transitória (ayahuasca = 50%, placebo = 73%) e dor de cabeça transitória (ayahuasca = 42%, placebo = 53%) foram comumente descritos.

De maneira geral, as evidências atuais apontam para um perfil seguro e benéfico da ayahuasca para aliviar os sintomas da depressão. No entanto, é preciso considerar que os estudos têm limitações, como serem de doses únicas, possuírem um pequeno número de pacientes envolvidos, e a heterogeneidade da depressão, que impedem que os resultados sejam generalizados, havendo a necessidade de ensaios clínicos maiores e com populações mais diversas.

Dimetiltriptamina

A pesquisa sobre a N,N-dimetiltriptamina (DMT) para o tratamento da depressão revela suas características únicas entre os psicodélicos (Tabela 1). A DMT, diferenciando-se de substâncias de longa duração como psilocibina e LSD, possui um efeito de curta duração, da ordem de minutos, permitindo sessões terapêuticas mais breves e com menos necessidade de suporte psicológico, o que pode reduzir custos. Embora a DMT não seja oralmente ativa sem betacarbolinas (como na ayahuasca), isso abre caminho para métodos inovadores de administração, como injeções intravenosas ou inalação. Além disso, a segurança farmacológica da DMT isolada, livre dos riscos de interação medicamentosa associados a compostos como ayahuasca, que contêm inibidores da monoamina oxidase, a torna uma opção terapêutica mais viável para um leque mais amplo de pacientes.

Em um estudo exploratório, D'Souza e colaboradores[12] investigaram a DMT intravenosa em indivíduos com DRT e voluntários saudáveis. Nesse estudo aberto, doses de 0,1 e 0,3 mg/kg foram administradas em ambiente hospitalar, avaliando-se efeitos cardíacos, psicodélicos, sobre o humor e a ansiedade. A eficácia foi medida pela Escala de Depressão de Hamilton (HAMD-17), mostrando reduções significativas nos sintomas depressivos um dia após a dosagem, o que indica um efeito antidepressivo rápido da DMT, com um tamanho de efeito moderado (g de Hedge = 0,75).

Em ensaio clínico de fase I conduzido por Falchi-Carvalho e colaboradores,[13] 27 voluntários saudáveis receberam duas doses diferentes de DMT inalada/vaporizada, variando de 5 a 60 mg, em uma única sessão. Os resultados revelaram uma boa tolerância à substância, com um aumento dose-dependente na intensidade e valência positiva das experiências. Mudanças em parâmetros fisiológicos foram leves e transitórias, permitindo o avanço para um ensaio de fase IIa, com resultados preliminares publicados em *preprint*.[14] Nessa fase, 14 pacientes com depressão parcialmente resistente ao tratamento (falha em 1 tratamento) receberam inicialmente uma dose de 15 mg, seguida por uma dose de 60 mg de DMT inalada/vaporizada, em um único dia de tratamento. A gravidade da depressão foi avaliada por meio da MADRS e o índice de suicidalidade pela Escala de Beck para Ideação Suicida (BSI). Os resultados preliminares (n = 6) indicaram reduções significativas tanto nas pontuações de depressão quanto no risco suicida desde o dia seguinte ao tratamento e sustentados até um mês após a sessão, com um destacado tamanho de efeito (g de Hedge = 4,70).[14]

Cumpre mencionar o recente estudo de Reckweg e colaboradores,[15] que avaliou a eficácia da 5-metoxi-N,N-dimetiltriptamina (5-MeO-DMT) vaporizada em 16 pacientes com DRT, observando uma redução média de 24,4 pontos na escala MADRS após 7 dias. Paralelamente, Falchi-Carvalho e colaboradores[14] encontraram uma redução média de 22 pontos na mesma escala e período com a DMT vaporizada.

Os resultados destacam o rápido e robusto impacto antidepressivo da DMT, enfatizando sua breve duração de efeitos agudos, que a posicionam como uma opção terapêutica notável em termos de custo e tempo. Se estudos futuros continuarem a demonstrar resultados positivos, a DMT pode se firmar como uma excelente candidata para terapia psicodélica em contextos de saúde pública, abrindo novas avenidas para tratamentos eficazes e acessíveis em saúde mental.

CONCLUSÕES

O crescente número de ensaios clínicos com psicodélicos clássicos destaca sua aplicação para o tratamento de transtornos mentais, em particular a depressão e a ansiedade. De forma geral, esses estudos têm sugerido segurança, eficácia antidepressiva, rapidez de ação e sustentabilidade dos efeitos terapêuticos. Ainda que os mecanismos subjacentes a esses efeitos permaneçam parcialmente incompreendidos, o aumento da neuroplasticidade, a modulação de sistemas neuroinflamatórios e alterações em redes neurais específicas, assim como a experiência subjetiva, surgem como potenciais mediadores desses benefícios.

Se, por um lado, essas substâncias apresentam perspectiva terapêutica promissora, seu uso deve ser realizado com cautela, especialmente em indivíduos com transtorno bipolar ou esquizofrenia, pois essas substâncias podem exacerbar sintomas indesejáveis. Entretanto, com uma abordagem equilibrada que combina rigor científico, prudência, uma preparação cuidadosa, um acompanhamento compassivo e terapêuticas complementares, como a psicoterapia, pode-se estar à beira de uma nova era no tratamento da depressão e possivelmente de outros transtornos psiquiátricos. A jornada adiante é tanto promissora quanto necessária, oferecendo esperança renovada para indivíduos que sofrem com transtornos depressivos crônicos e desafiadores.

REFERÊNCIAS

1. Galvão-Coelho NL, Marx W, Gonzalez M, Sinclair J, de Manincor M, Perkins D, et al. Classic serotonergic psychedelics for mood and depressive symptoms: a meta-analysis of mood disorder patients and healthy participants. Psychopharmacology. 2021;238:341-54.
2. Husain MI, Ledwos N, Fellows E, Baer J, Mulsant BH. Serotonergic psychedelics for depression: What do we know about neurobiological mechanisms of action? Front Psychiatry. 2023;13:1076459.
3. Wong S, Yu AY, Fabiano N, Finkelstein O, Pasricha A, Jones BDM, et al. Beyond psilocybin: reviewing the therapeutic potential of other serotonergic psychedelics in mental and substance use disorders. J Psychoactive Drugs. 2023:1-17.
4. Fuentes JJ, Fonseca F, Elices M, Farré M, Torrens M. Therapeutic use of LSD in psychiatry: a systematic review of randomized-controlled clinical trials. Front Psychiatry. 2020;10(January):1-14.
5. Holze F, Gasser P, Müller F, Dolder PC, Liechti ME. Lysergic acid diethylamide – assisted therapy in patients with anxiety with and without a life-threatening illness: a randomized, double-blind, placebo-controlled phase II study. Biol Psychiatry. 2023;93(3):215-23.
6. Fang S, Yang X, Zhang W. Efficacy and acceptability of psilocybin for primary or secondary depression: a systematic review and meta-analysis of randomized controlled trials. Front Psychiatry. 2024;15:1359088.
7. Haikazian S, Chen-Li DCJ, Johnson DE, Fancy F, Levinta A, Husain MI, et al. Psilocybin-assisted therapy for depression: a systematic review and meta-analysis. Psychiatry Res. 2023;329:115531.
8. Maia LO, Beaussant Y, Garcia ACM. The therapeutic potential of psychedelic-assisted therapies for symptom control in patients diagnosed with serious illness: a systematic review. J Pain Symptom Manage. 2022;63(6):e725-38.
9. Osório F de L, Sanches RF, Macedo LR, Santos RG, Maia-de-Oliveira JP, Wichert-Ana L, et al. Antidepressant effects of a single dose of ayahuasca in patients with recurrent depression: a preliminary report. Rev Bras Psiquiatr. 2015;37:13-20.
10. Sanches RF, de Lima Osório F, Dos Santos RG, Macedo LR, Maia-de-Oliveira JP, Wichert-Ana L, et al. Antidepressant effects of a single dose of ayahuasca in patients with recurrent depression: a SPECT study. J Clin Psychopharmacol. 2016;36:77-81.

11. Palhano-Fontes F, Barreto D, Onias H, Andrade KC, Novaes MM, Pessoa JA, et al. Rapid antidepressant effects of the psychedelic ayahuasca in treatment-resistant depression: a randomized placebo-controlled trial. Psychol Med. 2019;49:655-63.
12. D'Souza DC, Syed SA, Flynn LT, Safi-Aghdam H, Cozzi NV, Ranganathan M. Exploratory study of the dose-related safety, tolerability, and efficacy of dimethyltryptamine (DMT) in healthy volunteers and major depressive disorder. Neuropsychopharmacology. 2022;47:1854-62.
13. Falchi-Carvalho M, Wießner I, Silva SRB, O Maia L, Barros H, Laborde S, et al. Safety and tolerability of inhaled N,N-Dimethyltryptamine (BMND01 candidate): a phase I clinical trial. Eur Neuropsychopharmacol. 2024;80:27-35.
14. Falchi-Carvalho M, Barros H, Bolcont R, Laborde S, Wießner I, Silva SRB, et al. The antidepressant effects of vaporized N,N-Dimethyltryptamine: a preliminary report in treatment-resistant depression. medRxiv. 2024.
15. Reckweg JT, van Leeuwen CJ, Henquet C, van Amelsvoort T, Theunissen EL, Mason NL, et al. A phase 1/2 trial to assess safety and efficacy of a vaporized 5-methoxy-N,N-dimethyltryptamine formulation (GH001) in patients with treatment-resistant depression. Front Psychiatry. 2023;14:1133414.

14

Reinterpretando traumas: possíveis usos terapêuticos de alucinógenos no transtorno do estresse pós-traumático

Lorena Terene Lopes Guerra
Jaime Eduardo Cecilio Hallak
Rafael Guimarães dos Santos

DESTAQUES

- O capítulo investiga como substâncias alucinógenas podem auxiliar na reinterpretação de experiências traumáticas, promovendo uma nova percepção e um alívio dos sintomas em pacientes com TEPT.
- São analisados estudos que relatam o uso de alucinógenos em contextos terapêuticos, incluindo casos com veteranos de guerra e sobreviventes de traumas, destacando os resultados positivos e limitações desses tratamentos.
- O capítulo aborda as possíveis reações adversas e a necessidade de mais estudos controlados para melhor compreender a segurança e eficácia dessas substâncias no contexto do TEPT.

INTRODUÇÃO

O transtorno de estresse pós-traumático (TEPT) é uma disfunção cognitivo-afetiva que pode se desenvolver como consequência da exposição do indivíduo a um episódio concreto ou com risco de lesão grave ou morte. Desde o século XIX surge entre a comunidade médica um interesse em compreender os efeitos fisiológicos do trauma e, já nesse período, relatos clínicos buscavam sistematizar respostas patológicas a eventos traumáticos. Entretanto, apesar desse interesse inicial, o TEPT só veio a ser assim nomeado e introduzido na 3ª edição do *Manual diagnóstico e estatístico de transtornos mentais* (DSM-III), publicada em 1980, ainda que, desde 1ª edição do DSM, publicada em 1952, já houvesse menção de um transtorno causado por estresse.[1]

Até a 4ª edição do DSM, publicada em 1994, o TEPT era classificado junto aos Transtornos de Ansiedade, entretanto, a partir da 5ª edição passou a ser enquadrado em uma nova categoria, os Transtornos Relacionados a Trauma e a Estressores.[2] Essa mudança se dá a partir do entendimento de que nem sempre o medo e a ansiedade são a resposta comportamental predominante em indivíduos expostos a eventos traumáticos. O avanço da compreensão das diferentes emoções, envolvidas tanto no estabelecimento quanto na expressão dos sintomas ao longo do curso do transtorno, evidenciou a relevância de outras emoções, como a culpa, a vergonha e a raiva.[3]

No Brasil, a avaliação de indivíduos residentes da Região Metropolitana de São Paulo resultou em uma prevalência de TEPT de 3,2% ao longo da vida, e de 1,6% para os últimos 12 meses. Mulheres, embora apresentem menos chance de exposição a eventos traumáticos, estavam mais sujeitas ao desenvolvimento do transtorno. Dentre as categorias de experiências traumáticas, eventos de violência interpessoal apresentavam a maior probabilidade de resultar em TEPT, especialmente eventos de assédio sexual e estupro.[4]

Embora uma parte dos indivíduos tenha uma melhora espontânea dos sintomas, cerca de 40% dos casos de TEPT resultarão em um quadro crônico. Apesar dos prejuízos que esse transtorno pode ocasionar na qualidade de vida dos pacientes, ainda são poucas as opções de tratamentos farmacológicos disponíveis e ainda não existem fármacos desenvolvidos especificamente para tratamento dos sintomas de TEPT. Nesse cenário, os alucinógenos despontam como uma alternativa que, por suas características únicas, pode auxiliar no tratamento dos sintomas ao facilitar uma nova percepção do paciente acerca da experiência traumática.[1]

DEFINIÇÃO

Os critérios diagnósticos atuais definidos pela 5ª edição do *Manual diagnóstico e estatístico de transtornos mentais* (DSM-5) demandam, necessariamente, que os sintomas característicos do TEPT comecem a ser expressos após a ocorrência de um ou mais eventos traumáticos. Dentre os eventos traumáticos sofridos diretamente pelo paciente, podem ser citados ameaça ou concretização de um episódio de agressão física, abuso sexual, sequestro, ser mantido como refém, tortura, desastres naturais e acidentes automobilísticos graves.

O TEPT também pode a vir a se desenvolver em pacientes que testemunharam eventos concretos ou com ameaça de lesão grave, morte natural, abuso físico ou sexual em decorrência de agressão violenta, acidentes, desastres ou catástrofes médicas envolvendo um filho. Em caso de ataques pessoais violentos, suicídio, acidente e lesões graves afetando parentes ou amigos, o transtorno também pode se desenvolver por exposição indireta.[2]

A chance de um evento traumático desencadear TEPT depende de uma série de fatores, como genética, sexo, nível socioeconômico, idade e tipo de trauma. Aspectos da personalidade também podem influenciar no desenvolvimento do transtorno, que parece ser mais prevalente entre indivíduos com maiores níveis de neuroticismo, e em diferentes perfis de comorbidades.[1]

Após a ocorrência do trauma, o paciente passa a experienciar sintomas intrusivos relacionados ao episódio. Esses sintomas, entretanto, podem ser expressos de diferentes formas, indo desde lembranças involuntárias do ocorrido e pesadelos, até reações fisiológicas e psicológicas intensas em decorrência da exposição a sinais que remetam à experiência traumática.

Também podem ocorrer reações dissociativas, durante as quais o indivíduo pode ter a sensação de que o evento traumático está ocorrendo novamente, podendo ou não haver perda do contato com o ambiente ao redor. O indivíduo, buscando evitar os sentimentos e pensamentos relacionados à experiência traumática, passa então a evitar deliberadamente estímulos que possam remeter a ela. Esses sintomas podem se traduzir em alterações comportamentais que vão de alterações na rotina e emprego de distrações, até o uso de substâncias psicoativas.[2]

Também podem acontecer alterações no processamento cognitivo e emocional, como retraimento social, anedonia, maior frequência de estados emocionais negativos e redução na expressão de emoções positivas. Pode ainda haver um prejuízo de regulação emocional, podendo ocorrer surtos de raiva repentinos, hipervigilância, perturbações no sono, dificuldades de concentração e aumento de impulsividade.[2]

Além dos aspectos comportamentais pontuados pelo DSM-5, o avanço no entendimento desse transtorno tem possibilitado a identificação de alterações estruturais e funcionais relacionadas aos sintomas. Estudos com emprego de técnicas de ressonância magnética estrutural têm observado uma redução no volume de estruturas como o hipocampo e o córtex pré-frontal (PFC), ambos relevantes para o processamento cognitivo e emocional. Além das alterações de volume, técnicas de neuroimagem capazes de avaliar a integridade de projeções neuronais identificaram em pacientes com TEPT alterações nas projeções entre o córtex cingulado anterior (ACC), componente do PFC, e a amígdala, outra estrutura importante no processamento de respostas emocionais.[5]

Alterações no funcionamento dessas estruturas podem ser relacionadas aos prejuízos cognitivos e emocionais. Indivíduos com TEPT apresentam aumento da ativação da amígdala mesmo diante de estímulos neutros, e essa ativação pode ser correlacionada à gravidade dos sintomas.[6] Essa hiperativação da amígdala altera o processamento de estímulos em geral, aumentando a detecção de saliências, o que pode estar relacionado à maior sensibilidade a estados emocionais negativos. Outras alterações estruturais e funcionais, como as que ocorrem no hipocampo, também podem ser relacionadas à generalização das respostas de medo presente nesse transtorno.[5,7]

Pacientes com TEPT têm 80% mais de chance, quando comparados a indivíduos sem TEPT, de apresentar sintomas de outro transtorno mental.[2] Comorbidades como transtornos de humor e de ansiedade são comuns, especialmente em pacientes crônicos, e comportamentos de risco associados ao transtorno podem favorecer o aparecimento de comorbidades, como o transtorno por uso de substâncias. Ademais, indivíduos com esse transtorno apresentam maior risco para ideação e comportamentos suicidas.[1]

TRATAMENTOS ATUAIS

Os tratamentos de primeira linha incluem intervenções farmacológicas e não farmacológicas, mas características individuais (como presença de comorbidades, tipo e frequência de exposição aos episódios traumáticos, cronicidade do transtorno e padrão de apresentação de sintomas) podem dificultar tanto o diagnóstico quanto o sucesso das intervenções terapêuticas.[8]

Embora os sintomas do TEPT resultem em grandes prejuízos no bem-estar do paciente, ainda não existem fármacos desenvolvidos para tratar especificamente o TEPT. A alternativa mais indicada atualmente são os antidepressivos inibidores seletivos de recaptação de serotonina, especialmente a sertralina, a paroxetina e a fluoxetina. A venlafaxina, um inibidor de recaptação de serotonina e noradrenalina, também pode ser utilizada, assim como medicamentos da classe dos antidepressivos tricíclicos, como a amitriptilina e a imipramina.[1,3,9]

As intervenções psicoterapêuticas que atualmente dispõem de mais evidências para tratamento do TEPT são protocolos baseados na linha cognitivo-comportamental, como a terapia de exposição e a terapia de processamento cognitivo. Essas intervenções buscam desenvolver aspectos do processamento individual de cognições e respostas emocionais vinculadas à experiência traumática. Entretanto, embora sejam as intervenções mais indicadas, outros protocolos não focados na experiência traumática também podem ser efetivos no tratamento dos sintomas.[3,9]

ALUCINÓGENOS

Ainda não existem na literatura ensaios clínicos randomizados avaliando a eficácia de substâncias alucinógenas para o tratamento dos sintomas de TEPT. Dentre os trabalhos clássicos com alucinógenos, vale destacar a atuação do psiquiatra e professor Jan Bastiaans, que, ao longo dos anos 1970 e 1980, utilizou a terapia assistida por alucinógenos, especialmente a dietilamida do ácido lisérgico (LSD), para tratamento de sobreviventes dos campos de concentração da Segunda Guerra Mundial.[10] Já as evidências mais recentes se baseiam em estudos relatando usos em condições naturalísticas, na maioria das vezes de forma retrospectiva, e em relatos de casos, como pode ser observado na Tabela 1.

Um desses estudos analisou de forma retrospectiva como uma experiência com substâncias alucinógenas afetou os sintomas de estresse traumático, ansiedade e depressão em indivíduos que passaram por traumas de discriminação racial (n = 313). Comparativamente aos 30 dias anteriores à experiência com alucinógenos, os participantes relataram uma redução nos sintomas de estresse traumático, depressão e ansiedade. Entretanto, a ferramenta utilizada para avaliação dos sintomas de estresse traumático é específica para sintomas de discriminação racial e não pode ser utilizada para avaliação do TEPT de forma mais geral.[11]

Outro estudo retrospectivo avaliou como o uso de alucinógenos com objetivos terapêuticos estava relacionado à redução de sintomas de trauma complexo e de redução da vergonha em indivíduos com histórico de maus-tratos na infância (n = 166). Embora o estudo não tenha limitado a amostra a indivíduos com TEPT, 61,4% da amostra preenchia critérios para diagnóstico do transtorno baseado na pontuação individual no *International Trauma Questionnaire*. O estudo observou que indivíduos com histórico de uso intencional de alucinógenos com intenções terapêuticas apresentavam menos sintomas de trauma complexo e menos vergonha internalizada, e essas reduções eram mais expressivas entre os participantes que haviam feito o uso intencional de psicodélicos em mais de cinco ocasiões.[12]

Uma série de casos relatou o uso de ayahuasca para tratamento dos sintomas do TEPT em militares (n = 8). Os voluntários participaram de um retiro com cerimônias para consumo da ayahuasca durante três noites consecutivas, e foram acompanhados para avaliação dos sintomas de TEPT, por meio da PCL-5, por até três meses após a intervenção. A maior parte dos voluntários (n = 7) relatou uma melhora dos sintomas de TEPT logo após a intervenção, e para cinco voluntários essa melhora se manteve no acompanhamento de três meses. Quatro voluntários relataram experienciar memórias intrusivas do trauma durante as cerimônias, e um dos participantes teve que ser excluído das duas últimas sessões em razão de uma resposta emocional intensa durante a primeira noite. Apesar disso, os efeitos adversos negativos foram transitórios e não estavam mais presentes no acompanhamento de três meses.[13]

TABELA 1 Evidências clínicas e observacionais do uso de alucinógenos para tratamento do transtorno de estresse pós-traumático (TEPT)

Referência e desenho	Droga	Amostra (n) e medida	Desfecho
Williams et al., 2021[11]: observacional retrospectivo	Psilocibina, LSD e MDMA	n = 313, discriminação racial TSDS; DASS21	Os sintomas de ansiedade, depressão e estresse, avaliados pela DASS21, reduziram nos 30 dias após o uso da substância alucinógena quando comparados aos 30 dias anteriores (p = 0,001). Os sintomas de trauma racial, avaliados pela TSDS, também reduziram quando comparados aos 30 dias antes do uso da substância alucinógena (p = 0,001)
Healy et al., 2021[12]: observacional retrospectivo	Qualquer alucinógeno usado com intenção terapêutica	n = 106, maus-tratos na infância Relato individual da(s) experiência(s) alucinógena(s); ITQ-DSO; ISS	75% da amostra avaliou a experiência como exclusivamente terapêutica/útil-positiva, enquanto 1 participante (1,9%) considerou a experiência prejudicial/danosa e negativa Participantes com mais de 5 usos de alucinógenos pontuaram menos na subescala DSO do ITQ quando comparados aos participantes com menos usos (p = 0,002) Participantes com mais de 5 usos de alucinógenos pontuaram menos na ISS quando comparados aos participantes com menos usos (p = 0,037)

(continua)

TABELA 1 Evidências clínicas e observacionais do uso de alucinógenos para tratamento do transtorno de estresse pós-traumático (TEPT) (*continuação*)

Referência e desenho	Droga	Amostra (n) e medida	Desfecho
Davis et al., 2023[14]: *open-label*	Ibogaína (10 mg/kg, via oral); 5-MeO-DMT (5, 15 e 30 mg, inalado)	n = 86, veteranos de guerra PCL-5 DSI-SS PHQ2 GAD-2	Um mês após a intervenção foi observada melhora dos sintomas de TEPT, depressão e ansiedade ($p < 0{,}001$), assim como redução na ideação suicida ($p < 0{,}01$)
Weiss et al., 2023[13]: série de casos	Ayahuasca (3 doses de em média 130 mL/dose, via oral)	n = 8, veteranos de guerra PCL-5	Em média, no pós-tratamento os participantes apresentaram uma redução de 41% na intensidade dos sintomas avaliados pela pontuação na PCL-5. Sete participantes (87,5%) tiveram melhora dos sintomas de TEPT (redução ≥ 15 pontos na PCL-5) 8 dias após a intervenção. Destes, 4 (50%) tiveram uma redução clinicamente significativa (pontuação na PCL-5 < 28). Em 5 voluntários (70%), os efeitos de redução dos sintomas ainda eram relevantes 3 meses após a intervenção

5-MeO-DMT: 5-metoxi-N,N-dimetiltriptamina; DASS21: *Depression Anxiety and Stress Scale*; DSI-SS: *Depressive Symptom Index Suicidality Subscale*; GAD-2: *Generalized Anxiety Disorder-2*; ISS: *Internalized Shame Scale*; ITQ-DSO: *International Trauma Questionnaire – Disturbances in Self-Organization*; LSD: dietilamida do ácido lisérgico; MDMA: 3,4-metilenodioximetanfetamina; PCL-5: *Posttraumatic Stress Disorder Checklist*; PHQ2: *Patient Health Questionnaire-2*; TEPT: transtorno de estresse pós-traumático; TSDS: *Trauma Symptoms of Discrimination Scale*.
Fonte: elaborada pelos autores.

Um estudo *open-label* avaliou a eficácia de um tratamento com ibogaína e 5-metoxi-N,N dimetiltriptamina (5-MeO-DMT) em veteranos das forças especiais com histórico de exposição a eventos traumáticos. Os tratamentos foram administrados em dias separados, iniciando por uma dose única oral de ibogaína (10 mg/kg) e dois dias depois, doses consecutivas de 5-MeO-DMT inalado (5, 15 e 30 mg). O tratamento foi eficaz em melhorar sintomas de ansiedade, depressão e estresse pós-traumático, assim como reduzir insônia e aumentar a flexibilidade cognitiva e a satisfação geral com a vida. As melhoras observadas se sustentaram até seis meses após o tratamento.[14]

Apesar dos resultados positivos, também existe na literatura um estudo de caso no qual o paciente desenvolveu TEPT após consumo simultâneo de LSD e N,N-dimetiltriptamina (DMT). Durante o efeito das substâncias o paciente recordou de forma espontânea um abuso sexual sofrido durante a infância.[15] Entretanto, não há indícios de que essa seja uma situação comum, uma vez que, mesmo com o aumento no número de trabalhos investigando o papel dos psicodélicos, não existem outras situações semelhantes descritas na literatura.

CONCLUSÕES

Embora as evidências preliminares apontem para um possível benefício do uso de alucinógenos no tratamento dos sintomas associados ao TEPT, a literatura disponível ainda é escassa, até mesmo em nível pré-clínico. Os estudos publicados até então avaliam intervenções pouco ou nada controladas, e com amostras que muitas vezes não têm o diagnóstico formal de TEPT. Embora os resultados positivos encorajem o desenvolvimento de novos estudos sobre o tema, essas limitações impedem maiores conclusões acerca da segurança, tolerabilidade e eficácia do emprego dessas substâncias para tratamento dessa população clínica.

REFERÊNCIAS

1. Zaretsky TG, Jagodnik KM, Barsic R, Antonio JH, Bonanno PA, MacLeod C, et al. The psychedelic future of post-traumatic stress disorder treatment. Curr Neuropharmacol. 2024;22(4):636-735.

2. American Psychiatric Association (APA). Manual diagnóstico e estatístico de transtornos mentais: DSM-5-TR. 5. ed. – Texto revisado. Porto Alegre: Artmed; 2022. 1050p.
3. Burback L, Brémault-Phillips S, Nijdam MJ, McFarlane A, Vermetten E. Treatment of posttraumatic stress disorder: a state-of-the-art review. Curr Neuropharmacol. 2024;22(4):557-635.
4. Coêlho BM, Santana GL, De Souza Dantas H, Viana MC, Andrade LH, Wang YP. Correlates and prevalence of post-traumatic stress disorders in the São Paulo metropolitan area, Brazil. J Psychiatr Res. 2022;156:168-76.
5. Fitzgerald JM, DiGangi JA, Phan KL. Functional neuroanatomy of emotion and its regulation in PTSD. Harv Rev Psychiatry. 2018;26(3):116-28.
6. Brunetti M, Sepede G, Mingoia G, Catani C, Ferretti A, Merla A, et al. Elevated response of human amygdala to neutral stimuli in mild post traumatic stress disorder: neural correlates of generalized emotional response. Neuroscience. 2010;168(3):670-9.
7. Guerra LTL, Rocha JM, Osório FDL, Bouso JC, Hallak JEC, Dos Santos RG. Biases in affective attention tasks in posttraumatic stress disorder patients: a systematic review of neuroimaging studies. Biol Psychol. 2023;183:108660.
8. Bolsoni LM, Crippa JAS, Hallak JEC, Guimarães FS, Zuardi AW. The anxiolytic effect of cannabidiol depends on the nature of the trauma when patients with post-traumatic stress disorder recall their trigger event. J Psychiatry. 2022;44(3):298-307.
9. American Psychiatric Association (APA). Clinical Practice Guideline for the Treatment of Posttraumatic Stress Disorder (PTSD) in Adults: (501872017-001). 2017.
10. Ossebaard H, Maalste N. The Bastiaans method of drug-assisted therapy. A preliminary follow-up study with former clients. MAPS. 1999;9(2):3-9.
11. Williams MT, Davis AK, Xin Y, Sepeda ND, Grigas PC, Sinnott S, et al. People of color in North America report improvements in racial trauma and mental health symptoms following psychedelic experiences. Drugs Educ Prev Policy. 2021;28(3):215-26.
12. Healy CJ, Lee KA, D'Andrea W. Using psychedelics with therapeutic intent is associated with lower shame and complex trauma symptoms in adults with histories of child maltreatment. Chronic Stress. 2021;5:24705470211029881.
13. Weiss B, Dinh-Williams LAL, Beller N, Raugh IM, Strauss GP, Campbell WK. Ayahuasca in the treatment of posttraumatic stress disorder: Mixed-methods case series evaluation in military combat veterans. Psychol Trauma Theory Res Pract Policy. 2023.
14. Davis AK, Xin Y, Sepeda N, Averill LA. Open-label study of consecutive ibogaine and 5-MeO-DMT assisted-therapy for trauma-exposed male Special Operations Forces Veterans: prospective data from a clinical program in Mexico. Am J Drug Alcohol Abuse. 2023;1-10.
15. Rubin-Kahana DS, Hassan AN, Le Foll B. Posttraumatic stress disorder after a psychedelic experience, a case report. J Addict Med. 2021;15(3):248-51.

15

Viagem para a sobriedade: psicodélicos como alternativa de tratamento nos transtornos por uso de substâncias

Juliana Mendes Rocha
Jaime Eduardo Cecilio Hallak
Rafael Guimarães dos Santos

DESTAQUES

- O capítulo investiga como substâncias como LSD, psilocibina, ayahuasca e ibogaína podem ajudar na redução do consumo e na manutenção da abstinência em indivíduos com dependência química.
- O texto revisa estudos clínicos, relatos de caso e pesquisas observacionais que indicam os efeitos positivos dos psicodélicos na diminuição dos sintomas de fissura, abstinência e recaídas, destacando os benefícios e limitações dessas intervenções.
- São abordadas as questões relacionadas à segurança e a importância de protocolos terapêuticos adequados para avaliar o uso desses psicodélicos como alternativas eficazes e seguras para o tratamento dos TUS.

INTRODUÇÃO

A palavra fármaco deriva do grego *pharmak* e significa "aquilo que tem o poder de transladar as impurezas", palavra que passou a integrar a terminologia médica, até os dias atuais, com o nome de fármaco, droga, remédio ou medicamento. Para a farmacologia, as "substâncias psicoativas" ou "drogas psicotrópicas" são aquelas que atuam sobre o cérebro modificando seu funcionamento, podendo provocar alterações de humor, percepção, comportamento e estados da consciência.

Apesar de existirem diferentes terminologias para se referir a substâncias naturais, sintéticas ou semissintéticas que provocam alterações no organismo, na sociedade há distintas conotações associadas aos termos, e, por exemplo, a palavra "droga" tem um caráter negativo para se referir às substâncias. A substância psicoativa pode ainda ser classificada, do ponto de vista jurídico, como lícita (não há nenhuma proibição na legislação quanto à produção, ao uso e à comercialização) ou ilícita (proibição legal específica, sendo a produção, comercialização e o consumo considerados crime). Porém, a prática humana de promover estados alterados de consciência induzidos por substâncias psicoativas pré-data a história escrita e permanece até os dias atuais sendo empregada em vários contextos socioculturais e ritualísticos ao redor do mundo.

O uso das drogas na sociedade surgiu associado a um potencial efeito terapêutico com finalidade de tratamento e cura em rituais e cerimônias, e como fonte de alimentos, sendo utilizado no combate da fome e da fadiga. Com a disseminação do uso na sociedade contemporânea, aos poucos o consumo foi se afastando desses contextos tradicionais e aproximando-se de contextos de prazer e recreação. A adesão do uso das substâncias nesses contextos proporcionou o aparecimento de novos padrões de consumo, com o surgimento de complicações associadas aos danos físicos, psicológicos e sociais, suscitando a necessidade de criar mecanismos de controle pelo Estado.

Dessa forma, o consumo de quase todas as substâncias psicoativas foi proibido no Ocidente, como a proibição do consumo de álcool nos Estados Unidos entre 1919 e 1933, período conhecido como Lei Seca. Como efeito colateral da proibição, os usuários de drogas passaram a ocupar o plano da marginalidade, e o consumo das substâncias psicoativas a ser demonizado, penalizado e associado ao aumento da criminalidade.

Ao longo da história, é possível notar que o uso das drogas foi se misturando aos valores sociais, culturais e morais de cada sociedade e transmutando-se de acordo com o momento histórico vivido, sendo necessária a análise do tema a partir de um ponto de vista holístico, multifatorial e que compreenda sua complexidade.

É importante destacar que nem todo indivíduo que faz uso de substâncias possui algum tipo de transtorno relacionado. A compreensão do processo depende da interação entre a droga, o usuário e o contexto. Há pessoas que usam drogas de forma recreativa, ocasional e social, não sofrendo danos ou alterações de comportamento de relevância clínica, sem o desenvolvimento de toxicidade, tolerância e dependência.[1] Porém, é inegável que o consumo de substâncias psicoativas sempre esteve presente na história, e que o uso, abuso e dependência de drogas é atualmente uma emergência de saúde pública, confirmada a partir de diferentes dados epidemiológicos dos últimos anos.

Globalmente, entre 2010 e 2019, o número de pessoas que usam drogas aumentou 22%, e as projeções atuais sugerem um aumento de 11% até 2030, em parte pelo crescimento da população mundial, e, por outro lado, pelo surgimento e pela expansão da *Dark Web* (espaços *online* onde há venda de drogas, que surgiram há uma década e se expandiram durante a pandemia de covid-19), abrindo um mercado globalizado de acessibilidade a diferentes drogas, podendo desencadear mudanças aceleradas nos padrões do uso e acarretar novas implicações para a saúde pública.[2]

Em 2020, 284 milhões de pessoas (entre 15 e 64 anos) usaram drogas, com um aumento de 26% em comparação há uma década.[2] O uso de álcool, tabaco e substâncias ilícitas está relacionado, direta ou indiretamente, à perda de pelo menos 11,8 milhões de vidas por ano, sendo maior do que todas as mortes por câncer, e mais da metade dos óbitos por overdose de álcool ou drogas são de pessoas com menos de 50 anos. O uso de opioides passou a ser considerado uma epidemia nos Estados Unidos, com cerca de 150 casos de overdose por dia, e aumento expressivo após a pandemia de covid-19.[2]

O Brasil, em 2021, registrou 400,3 mil atendimentos a pessoas com transtornos mentais e comportamentais pelo uso de drogas e álcool, sendo a maior parte dos pacientes do sexo masculino com idades entre 25 e 29 anos.[2] O abuso de álcool está frequentemente associado a violência doméstica, acidentes automobilísticos e conflitos com a lei. Além disso, 36,3 milhões de pessoas, ou 13% do total de usuários de drogas, sofrem de transtornos relacionados ao uso de drogas.[2]

TRANSTORNOS POR USO DE SUBSTÂNCIAS

Segundo a 5ª edição do *Manual diagnóstico e estatístico de transtornos mentais* (DSM-5), os transtornos por uso de substâncias envolvem um padrão disfuncional de uso de pelo menos uma classe de drogas lícitas ou ilícitas (incluindo depressores, inalantes, ansiolíticos, estimulantes e outras substâncias), em que os indivíduos continuam a utilizar uma ou mais dessas substâncias, apesar de serem acometidos por problemas significativos de dimensão física, social e econômica.[1]

O diagnóstico do transtorno por uso de substâncias (TUS) é baseado na identificação de um padrão patológico de comportamentos, definido no DSM-5 por 11 critérios, organizados em quatro categorias. As quatro categorias diagnósticas são: controle prejudicado quanto ao uso, prejuízo social, uso de risco e sintomas farmacológicos.

Indivíduos que atendem a dois ou mais dos critérios em um período de 12 meses são considerados portadores do transtorno por uso de substâncias. A gravidade do transtorno é determinada pelo número de critérios, podendo ser leve (2 a 3 critérios), moderado (4 a 5 critérios) ou grave ($\geq$ 6 critérios).[1] À medida que os transtornos por uso de substâncias aumentam, as lacunas entre tratamento, serviços e cuidados recebidos também se ampliam.

A triagem em todos os pontos de contato com o paciente, por profissionais de saúde seja geral, seja psiquiátrica, deve ser realizada de forma minuciosa para avaliar, diagnosticar e encaminhar para níveis de atenção adequados, além de direcionar aos tratamentos atualmente disponíveis.

TRATAMENTOS ATUALMENTE DISPONÍVEIS

O tratamento da dependência química é complexo, pois não há um tratamento único e ideal para todas as pessoas. Portanto, deve-se contemplar o indivíduo de forma holística, considerando as características individuais, substância de escolha e gravidade com um plano de tratamento continuado e multidisciplinar que contemple as diversas fases de uso de substâncias (desintoxicação aguda, cessação ou redução do uso e manutenção da abstinência). O tratamento pode envolver intervenções farmacológicas, não farmacológicas ou intervenções combinadas (o que é apontado como a abordagem mais eficaz).[3]

Além disso, focar a identificação dos pacientes com TUS e encaminhá-los para tratamento especializado ajudará muito a reduzir as consequências individuais, bem como o impacto social. De forma geral, os tratamentos são longos, complexos, de valor elevado e eficácia limitada.

Entre os tratamentos não farmacológicos, há grupos de apoio que usam a abstinência como estratégia de tratamento (p. ex., alcoólicos ou narcóticos anônimos), modalidades de psicoterapias (p. ex., terapia cognitivo-comportamental, terapia de incremento motivacional, prevenção de recaídas), intervenções com abordagens familiares, estratégias de redução de danos, entre outras modalidades terapêuticas.

Em uma revisão sistemática, foram analisadas intervenções não farmacológicas para uso de substâncias, como terapia cognitivo-comportamental, manejo de contingências, terapia de reforço, entrevista motivacional, entre outras. De forma geral, os resultados encontrados apontaram para eficácia pequena a moderada em relação aos tratamentos analisados para diferentes tipos de substâncias (álcool, maconha, anfetaminas, opioides, benzodiazepinas e cocaína).[4] Além disso, os resultados foram apontados como limitados e mais estudos são necessários.[4]

Em relação aos fármacos, há terapias de substituição, em que são utilizados psicofármacos agonistas, isto é, que simulam os efeitos das substâncias psicoativas, porém receitados por especialistas com a finalidade de reduzir danos secundários ao uso da droga.

Um exemplo é a prescrição da terapia de reposição de nicotina através de adesivos para o transtorno por uso de tabaco ou prescrição de metadona para transtorno por uso de opioides. Apesar de algumas controvérsias, estudos científicos demonstram que a terapia de substituição é eficaz na redução de danos relacionados à saúde do indivíduo e à sociedade.[4]

Há tratamentos farmacológicos em que são utilizadas substâncias que interferem no organismo eliminando as sensações positivas ou provocando efeitos colaterais após o consumo da droga de escolha. São exemplos os fármacos dissulfiram, naltrexona e acamprosato, que têm sido utilizados no tratamento de dependência por álcool objetivando a diminuição do uso ou abstinência.[5]

O dissulfiram atua como um inibidor irreversível e inespecífico das enzimas que decompõem o álcool no estágio de acetaldeído, o que provoca uma reação desagradável quando ocorre ingestão de álcool.

A naltrexona é um antagonista opioide que reduz os efeitos prazerosos do álcool, e o acamprosato é uma droga que parece estimular o sistema gabaérgico e inibir o glutamatérgico.[5]

Há outros fármacos utilizados na prática clínica, porém, não são registrados nem aprovados pela Food Drug Administration (FDA) e European Medicines Agency (EMA), como baclofeno, topiramato, vareniclina, imunoterapia para o uso de cocaína e gabapentina, por possuírem evidências científicas escassas e mecanismos de ação que ainda não são completamente esclarecidos.[4,5]

Apesar das medicações clássicas utilizadas apresentarem certa eficácia, a presença de efeitos adversos significativos e o tempo relativamente longo do tratamento são fatores que podem reduzir a motivação e adesão dos pacientes. Além disso, o uso de intervenções sociais e psicoterapêuticas combinadas com o uso de medicações parece ser imprescindível para que o tratamento seja eficiente,[4] o que eleva o tempo e custos investidos, dificultando a adesão, além de tornar mais complexo o acesso de pessoas de baixa renda. Considerando esses fatores, é necessário que se realizem pesquisas com novas drogas para o tratamento de TUS.

ALUCINÓGENOS

LSD

Os primeiros estudos clínicos com seres humanos investigando o uso de alucinógenos clássicos como possível ferramenta farmacológica para os TUS utilizaram a dietilamida do ácido lisérgico (LSD) como intervenção farmacológica. Os estudos concentram-se principalmente nas décadas de 1960 e 1970, sendo a maioria para dependentes de álcool. Em 2012 foi publicada uma metanálise incluindo seis ensaios clínicos randomizados para avaliar a eficácia clínica do LSD no tratamento do alcoolismo.[6]

A soma das amostras dos estudos resultou em um total de 536 participantes, sendo a maioria do sexo masculino, e a intervenção mais utilizada foi a dose oral única de aproximadamente 210 a 800 mcg (média de

500 mcg) de LSD. A revisão sistemática aponta para evidência de um efeito benéfico do LSD no uso abusivo de álcool com a redução do consumo.[6]

Além dos seis estudos clínicos randomizados, a metanálise também discute os resultados de quatro estudos clínicos não randomizados que relataram efeitos benéficos do LSD sobre o uso abusivo de álcool entre 6 e 18 meses após intervenção.[7] No entanto, é importante destacar que tais estudos apresentam limitações metodológicas, como grupos controle que não foram randomizados, além de possíveis vieses (amostras pequenas e sendo a maioria do sexo masculino).

Além dos estudos para uso abusivo de álcool, em um ensaio clínico randomizado foi administrada uma dose única de LSD para uso abusivo de heroína, e os resultados apontaram para taxa significativamente menor de recaída entre os voluntários que receberam o LSD em comparação com o grupo controle.[8]

Recentemente um grupo de pesquisadores conduziu dois estudos *on-line* reunindo dados de diversos indivíduos dependentes de álcool e tabaco que fizeram uso de um psicodélico (LSD ou psilocibina) como possível tratamento para o uso abusivo. O primeiro estudo coletou dados de 358 indivíduos que relataram ter parado ou reduzido o tabagismo após a ingestão de LSD ou psilocibina em um ambiente não controlado, 38% relataram diminuição do tabagismo e, entre os que abandonaram o hábito, 74% relataram > 2 anos de abstinência.[9] Além disso, os participantes relataram sintomas de abstinência menos graves após o uso de psicodélicos em comparação com as tentativas prévias de cessar o uso de tabaco.[9]

A pesquisa seguinte coletou dados de 444 indivíduos que relataram cessar ou reduzir o uso de maconha, opioides ou estimulantes após uso de psicodélicos (LSD ou psilocibina) em ambientes não clínicos.[10] Os participantes atribuíram redução no consumo de drogas após uma dose moderada ou alta de LSD (43%) ou cogumelos contendo psilocibina (29%).[10]

Psilocibina

O primeiro estudo clínico a investigar a segurança e a viabilidade da psilocibina como um complemento ao tratamento para cessar o tabagismo foi um estudo-piloto, aberto, com doses de 20 e 30 mg de psilocibina associadas a um protocolo de psicoterapia.[11] A amostra envolvia 15 dependentes de nicotina, sem outras comorbidades, e o principal resultado demonstrou que 12 dos 15 participantes (80%) apresentaram abstinência nos sete primeiros dias, e essa taxa é maior que as comumente relatadas em terapias comportamentais e/ou farmacológicas (normalmente < 35%). Entre os resultados obtidos, foi relatado que os participantes obtiveram *insights* vívidos sobre as razões para fumar em suas sessões de psilocibina, além do relato de experiências subjetivas positivas.

Há uma série de limitações no estudo, como desenho aberto e amostra pequena, porém foi o primeiro estudo clínico com um alucinógeno clássico para tratamento da dependência de tabaco. Entretanto, é importante destacar que o estudo contou com longas horas de sessões terapêuticas e de aconselhamento preparatório, fatores descritos pelos pesquisadores como "essenciais para alcançar a abstinência".[11]

Com relação ao álcool, o mesmo grupo publicou um estudo aberto, de prova de conceito, com 10 pacientes dependentes de álcool que receberam duas doses (0,3-,04 mg/kg) de psilocibina por via oral, além de diversas sessões de terapia.[12] O estudo sugere uma redução significativa na quantidade de álcool consumida pelos participantes, e manutenção da abstinência nas 36 semanas de acompanhamento.[19]

Recentemente, o mesmo grupo publicou o primeiro estudo randomizado, duplo-cego e controlado por placebo, envolvendo a administração de duas doses (25-40 mg/70 kg) de psilocibina associadas à psicoterapia com uma amostra de 98 pacientes dependentes de álcool.[13] O estudo sugere que a psilocibina associada com psicoterapia reduziu de forma significativa os dias de "uso mais pesado de álcool" (*heavy drinking days*, mais de 5 doses de álcool em uma única ocasião).[13]

Ayahuasca

Relatos de casos e estudos observacionais conduzidos em centros ayahuasqueiros e comunidades terapêuticas ao redor do mundo indicam efeitos benéficos da ayahuasca no tratamento do TUS, incluindo diminuição no padrão de consumo de diferentes substâncias psicoativas, redução dos sintomas de fissura e abstinência e manutenção da abstinência, além de um aumento na qualidade de vida e melhora de sintomas depressivos e ansiosos.[14]

Entretanto, apenas recentemente foi publicado o primeiro estudo clínico, simples cego, de prova de conceito, avaliando os efeitos de uma dose de ayahuasca (1 mL/kg de ayahuasca contendo 0,61 ± 0,22 mg/mL de DMT, 1,90 ± 0,57 mg/mL de harmina, 1,39 ± 0,78 mg/mL de THH e 0,20 ± 0,07 mg/mL de harmalina) nos padrões de consumo de 11 estudantes universitários com uso abusivo de álcool.

Os resultados descrevem que a ayahuasca foi bem tolerada e que os estudantes apresentaram uma redução no número de dias por semana de consumo de álcool entre 14 e 21 dias após a sessão experimental. No entanto, após a exclusão de dois participantes que usaram LSD e MDMA dentro do período do estudo (21 dias), o resultado não se manteve significativo.[7] Além disso, a amostra foi pequena e não havia um padrão grave de consumo de álcool.

Portanto, novos estudos avaliando o efeito de diferentes doses de ayahuasca em amostras maiores e com um uso mais elevado de álcool devem ser realizados para uma melhor compreensão dos efeitos da ayahuasca nessa população.[7]

Ibogaína

A ibogaína é o princípio ativo presente na raiz da planta *Tabernanthe iboga*, originária de países da África Central, como Gabão e Camarões, e utilizada de forma milenar em rituais místico-religiosos da religião Bwiti. Farmacologicamente, é classificada como um alucinógeno atípico (pois não compartilha o agonismo de receptores $5HT_{2A}$ com drogas como LSD, psilocibina e DMT) com propriedades alucinógenas e oneirógenas (experiências similares a sonhos) e, apesar de não ser um alucinógeno clássico, tem sua relevância em pesquisas com alucinógenos para o TUS e especialmente no caso do transtorno por uso de opioides (TUO).

O principal objetivo dos estudos envolvendo a administração de ibogaína em seres humanos é como possível ferramenta terapêutica no TUO, e a aplicação de dose única costuma ser a intervenção mais utilizada. Nos relatos de casos publicados, a maior parte realizada em contextos não controlados (alguns estudos foram realizados em clínicas ou hospitais), a substância costuma ser administrada em forma de extratos ou hidrocloridrato (HCl) em doses de 6 a 30 mg/kg.[15]

Porém, de forma geral, os estudos conduzidos apresentam uma grande heterogeneidade entre o tipo de produto utilizado e as dosagens, dificultando a análise dos resultados.[16]

Nas séries de casos publicadas, a maioria dos casos descritos envolve sujeitos dependentes de opiáceos (heroína, metadona e codeína) ou que realizam um uso abusivo de várias substâncias, sendo caracterizado um poliuso (principalmente o uso concomitante de opiáceos associado a cocaína e álcool). De forma geral, a ibogaína demonstrou ser capaz de reduzir ou mesmo eliminar a síndrome de abstinência a opiáceos de forma prolongada. Esses resultados parecem ser válidos para o uso de cocaína e álcool, enquanto os resultados para a maconha aparentam ser menos consistentes.[15]

Na literatura, há escassez de estudos clínicos, randomizados e controlados por placebo envolvendo administração de ibogaína. Há um único estudo publicado, realizado no Brasil, de desenho duplo-cego, controlado por placebo, com 20 pacientes, divididos em dois grupos: o grupo ibogaína, que recebeu uma dose única de 1.800 mg de extrato encapsulado de ibogaína; e o grupo placebo, que recebeu uma única cápsula de açúcar em pó. Todos os pacientes foram acompanhados por um período de 24 semanas, com visitas quinzenais a um centro psiquiátrico. Os resultados relataram efeitos de natureza alucinógena no grupo da ibogaína e nenhum efeito adverso foi descrito, além de relatarem menor taxa de recaída no grupo da ibogaína quando comparado com o grupo placebo.[17]

Além desse estudo, existem até o momento três estudos clínicos sendo realizados e registrados na plataforma Clinical Trials (https://clinicaltrials.gov/): um estudo clínico randomizado e duplo-cego na Espanha que utiliza doses de 100 a 600 mg de ibogaína por quatro semanas para tratamento de usuários de metadona (que fazem terapia de substituição) (NCT04003948); um estudo clínico, piloto e aberto no Brasil para transtorno por uso de álcool (NCT03380728); e um estudo no Reino Unido que envolve duas fases, uma aberta e outra duplo-cega, randomizada e controlada por placebo (NCT05029401).

Ao contrário dos alucinógenos clássicos, a ibogaína possui um perfil toxicológico mais complexo. De fato, na literatura há relatos de eventos adversos e fatalidades associados à administração de ibogaína/noribogaína, sendo os eventos adversos agudos (< 24 h) mais comuns relacionados aos efeitos cardíacos (como prolongamento do intervalo QTc), alterações gastrointestinais, neurológicas e clínicas, e entre os efeitos adversos de longa duração (> 24 h) foram observadas principalmente alterações cardíacas persistentes, psiquiátricas e neurológicas.[16] É observado que a maior parte

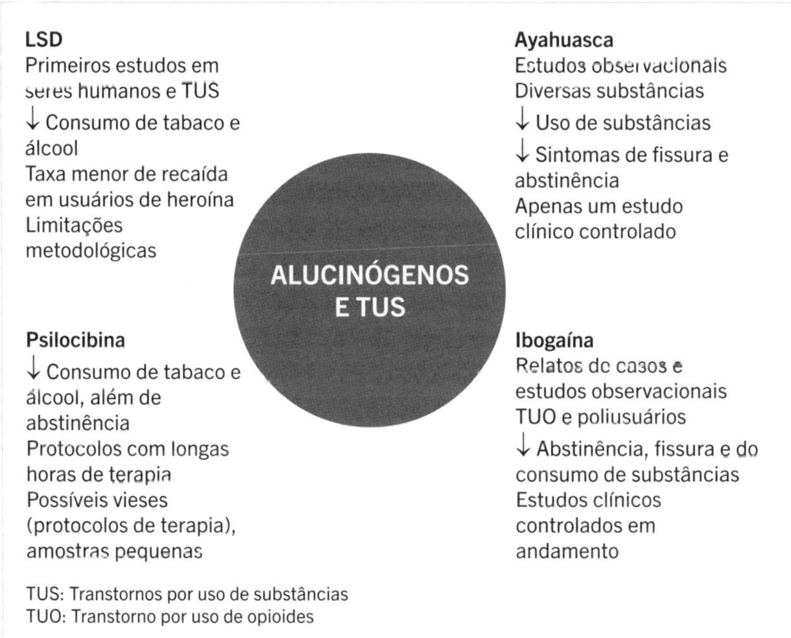
LSD
Primeiros estudos em seres humanos e TUS
↓ Consumo de tabaco e álcool
Taxa menor de recaída em usuários de heroína
Limitações metodológicas
Ayahuasca
Estudos observacionais
Diversas substâncias
↓ Uso de substâncias
↓ Sintomas de fissura e abstinência
Apenas um estudo clínico controlado
ALUCINÓGENOS E TUS
Psilocibina
↓ Consumo de tabaco e álcool, além de abstinência
Protocolos com longas horas de terapia
Possíveis vieses (protocolos de terapia), amostras pequenas
Ibogaína
Relatos de casos e estudos observacionais
TUO e poliusuários
↓ Abstinência, fissura e do consumo de substâncias
Estudos clínicos controlados em andamento
TUS: Transtornos por uso de substâncias
TUO: Transtorno por uso de opioides

FIGURA 1 Resumo dos principais resultados de estudos com alucinógenos para tratamento de transtornos por uso de substâncias.
Fonte: elaborada pelos autores.

dos estudos ocorreu em ambientes não controlados, sem supervisão médica e diferentes dosagens e apresentações da ibogaína foram utilizadas.[16]

Dessa forma, a segurança do paciente deve ser um aspecto central ao discutir o uso de ibogaína como possível ferramenta terapêutica em seres humanos, e a administração deve ser realizada em ambientes controlados, com o amparo de profissionais treinados e com a realização de monitoramento médico, psiquiátrico e cardíaco rigoroso, além do uso de doses conhecidas.

CONCLUSÕES

A discussão acerca do uso de alucinógenos para o tratamento de TUS ou TUO passa por uma série de limitações, desafios e potencialidades. A principal limitação está relacionada às evidências científicas incipientes, e a literatura indica de maneira ostensiva a necessidade da realização de estudos clínicos, randomizados e controlados por placebo com amostras mais robustas para que possam ser traçadas conclusões. Porém, os resultados até então divulgados são inovadores e promissores, indicando que uma ou poucas doses de alucinógenos têm potenciais terapêuticos para redução do consumo de substâncias em quantidade e dias de consumo, para amenizar os sintomas de abstinência e fissura, além de auxiliar na manutenção da abstinência.

No momento, levando em conta esses fatores, há muitas questões que ainda precisam de respostas (quais doses? Quantas doses? Com que tipo de psicoterapia?), sendo o maior desafio da ciência a produção do conhecimento necessário para tantos questionamentos.

Apesar das potencialidades dos resultados descritos na literatura, nenhuma dessas substâncias está autorizada atualmente para tratar o TUS, e as limitações ainda não permitem concluir se os alucinógenos de fato se tornarão uma alternativa de tratamento para os TUS, seja oferecido por um profissional médico em sua clínica particular, seja por um sistema público de saúde.

REFERÊNCIAS

1. American Psychiatric Association (APA). Manual diagnóstico e estatístico de transtornos mentais: DSM-5-TR. 5. ed. – Texto revisado. Porto Alegre: Artmed; 2022.
2. United Nations Office on Drugs and Crime (UNODC). Relatório Mundial sobre Drogas 2022. Viena: Nações Unidas; 2022.
3. Organização Mundial da Saúde. Neurociências: consumo e dependência de substâncias psicoativas. 2004.
4. Dellazizzo L, Potvin S, Giguère S, Landry C, Léveillé N, Dumais A. Meta-review on the efficacy of psychological therapies for the treatment of substance use disorders. Psychiatry Res. 2023;326:115318.
5. Mar Y, Whitley SD, Weigand TJ, Stancliff SL, Gonzalez CJ, Hoffmann CJ. Treatment of alcohol use disorder [Internet]. Baltimore (MD): Johns Hopkins University; 2023 Oct. Disponível em: https://www.ncbi.nlm.nih.gov/books/NBK561234/.
6. Krebs TS, Johansen PØ. Lysergic acid diethylamide (LSD) for alcoholism: meta-analysis of randomized controlled trials. J Psychopharmacol. 2012;26(7):994-1002.

7. Rodrigues LS, Reis JAS, Rossi GN, Guerra LTL, Maekawa RM, de Lima Osório F, et al. Effects of a single dose of ayahuasca in college students with harmful alcohol use: a single-blind, feasibility, proof-of-concept trial. J Clin Psychopharmacol. 2024;44(4):402-6.
8. Savage C, McCabe OL. Residential psychedelic (LSD) therapy for the narcotic addict. A controlled study. Arch Gen Psychiatry. 1973;28(6):808-14.
9. Johnson MW, Garcia-Romeu A, Johnson PS, Griffiths RR. An online survey of tobacco smoking cessation associated with naturalistic psychedelic use. J Psychopharmacol. 2017;31(7):841-50.
10. Garcia-Romeu A, Davis AK, Erowid E, Erowid F, Griffiths RR, Johnson MW. Persisting reductions in cannabis, opioid, and stimulant misuse after naturalistic psychedelic use: an online survey. Front Psychiatry. 2020;10:955.
11. Johnson MW, Garcia-Romeu A, Cosimano MP, Griffiths RR. Pilot study of the 5-HT2AR agonist psilocybin in the treatment of tobacco addiction. J Psychopharmacol. 2014;28(11):983-92.
12. Bogenschutz MP, Forcehimes AA, Pommy JA, Wilcox CE, Barbosa PC, Strassman RJ. Psilocybin-assisted treatment for alcohol dependence: a proof-of-concept study. J Psychopharmacol. 2015;29(3):289-99.
13. Bogenschutz MP, Ross S, Bhatt S, Baron T, Forcehimes AA, Laska E, et al. Percentage of heavy drinking days following psilocybin-assisted psychotherapy vs placebo in the treatment of adult patients with alcohol use disorder: a randomized clinical trial. JAMA Psychiatry. 2022;79(10):953-62.
14. Rodrigues LS, Rossi GN, Rocha JM, Osório FL, Bouso JC, Hallak JEC, Dos Santos RG. Effects of ayahuasca and its alkaloids on substance use disorders: an updated (2016-2020) systematic review of preclinical and human studies. Eur Arch Psychiatry Clin Neurosci. 2022;272(4):541-56.
15. Dos Santos RG, Bousó JC, Hallak JEC. The antiaddictive effects of ibogaine: a systematic literature review of human studies. J Psychedelic Stud. 2017;1(1):20-8.
16. Ona G, Rocha JM, Bouso JC, Hallak JEC, Borràs T, Colomina MT, Dos Santos RG. The adverse events of ibogaine in humans: an updated systematic review of the literature (2015-2020). Psychopharmacology (Berl). 2022;239(6):1977-87.
17. Prior PL, Prior SL. Ibogaine effect on cocaine craving and use in dependent patients – a double blind, placebo-controlled pilot study. Jacobs J Addict Ther. 2014;1:3.

16

Transcendendo limites no final da vida: os benefícios dos psicodélicos nos cuidados paliativos

Renan Massanobu Maekawa
Jaime Eduardo Cecilio Hallak
Rafael Guimarães dos Santos

DESTAQUES

- O capítulo investiga como substâncias como LSD e psilocibina podem ajudar a aliviar sintomas emocionais como ansiedade, depressão e medo da morte em pacientes com doenças graves.
- O texto revisa estudos que avaliaram a administração de psicodélicos associados à psicoterapia integrativa, destacando reduções significativas nos sintomas de ansiedade e depressão e melhorias na qualidade de vida dos pacientes.
- O capítulo aborda os desafios e as potencialidades de incorporar psicodélicos no contexto de cuidados paliativos, incluindo aspectos de segurança, necessidade de mais pesquisas e a importância da psicoterapia combinada.

INTRODUÇÃO

A definição de cuidados paliativos tem evoluído ao longo do tempo, sendo delineada pela Organização Mundial da Saúde (OMS). Em 2018, a OMS estabeleceu que os cuidados paliativos constituem uma abordagem destinada a melhorar a qualidade de vida de pacientes, adultos e crianças, bem como de suas famílias, que enfrentam desafios relacionados a doenças graves e ameaçadoras à vida. Isso é alcançado por meio da prevenção e alívio do sofrimento, mediante identificação precoce, avaliação precisa e tratamento adequado da dor e de outros problemas físicos, psicossociais ou espirituais.[1]

Uma enfermidade grave e potencialmente fatal é definida como qualquer condição de saúde, aguda ou crônica, que esteja associada a uma alta probabilidade de morte, resultando em significativa deterioração da qualidade de vida e funcionalidade do indivíduo. Essa deterioração pode ser causada tanto pelos sintomas da doença quanto pelos efeitos colaterais dos tratamentos, levando a uma necessidade de cuidados constantes. Além dos sintomas físicos e da dor, os pacientes também podem experimentar sintomas emocionais.[1]

Os sintomas emocionais ou psicológicos são comuns em pacientes diagnosticados com doenças em estágio terminal ou potencialmente fatais, e podem incluir uma variedade de sentimentos e experiências, como negação, raiva, ansiedade, tristeza, depressão, desespero, medo, solidão, culpa e perdas (como a perda da saúde, autonomia e independência), entre outros. As pessoas lidam com esses sentimentos de maneiras diversas, variando não apenas entre os pacientes, mas também dentro do mesmo indivíduo em diferentes momentos da doença. Apesar de serem frequentes em pacientes em cuidados paliativos, esses sintomas muitas vezes são mal compreendidos, subdiagnosticados, subtratados e diagnosticados tardiamente.

Os pacientes que enfrentam problemas emocionais podem experimentar uma redução na qualidade de vida, menor aderência ao tratamento, diminuição da sobrevida em algumas doenças, maior desejo de morrer e admissão precoce em hospitais ou casas de repouso especializadas. Além disso, esses problemas emocionais são considerados fatores de risco para ideação suicida e suicídio, podendo amplificar a percepção da dor e diminuir a tolerância a outros sintomas.

Quanto aos tratamentos farmacológicos, estudos têm mostrado sua eficácia no tratamento da depressão e ansiedade em pacientes fisicamente saudáveis. No entanto, há incertezas quanto à sua aplicabilidade e eficácia em pacientes em estágio terminal ou com doenças graves.

Uma revisão sistemática conduzida por Vita e colaboradores[2] encontrou apenas um efeito modesto dos inibidores seletivos de recaptação de serotonina em comparação com o placebo em pacientes com câncer e depressão. A psicoterapia é outro tratamento recomendado para os sintomas psicológicos, mas sua viabilidade, aceitação e disponibilidade nos cuidados paliativos não estão totalmente esclarecidas.

CUIDADOS PALIATIVOS E PSICODÉLICOS

Durante muito tempo, os alucinógenos ou psicodélicos foram associados à ideia de morte, não necessariamente no sentido físico, mas sim em um sentido mais abstrato. Essas substâncias têm o potencial de induzir um estado mental conhecido como "morte do ego" ou "dissolução do ego". Na experiência da morte do ego, nossa noção comum e pessoal de identidade se dissolve em uma consciência mais ampla. Essa experiência pode ser tanto alegre e extasiante quanto assustadora e aterrorizante. De certa forma, ela nos leva a perceber que somos mais do que apenas nosso corpo e nossa história de vida, lembrando-nos de uma realidade mais ampla.

Essa capacidade dos psicodélicos de induzir a morte do ego pode ser particularmente benéfica para pessoas com doenças terminais, ajudando-as a enfrentar a morte de uma maneira mais profunda e significativa.

Um dos primeiros relatos documentados do uso de psicodélicos no fim da vida foi feito pelo escritor e filósofo inglês Aldous Huxley. Ele foi diagnosticado com câncer de laringe em 1960 e sua saúde foi se deteriorando lentamente até sua morte, em 1963. Apesar de ter passado mais de dois anos sem usar psicodélicos, nas últimas semanas de vida, Huxley pensava frequentemente em explorar essas substâncias novamente quando se sentisse melhor.[3]

No entanto, quando sua condição piorou nas últimas horas de vida, Huxley decidiu conscientemente que queria experimentar a dietilamida do ácido lisérgico (LSD, do inglês *lysergic acid diethylamide*) mais uma vez. Laura, sua esposa, administrou-lhe duas doses intravenosas. Mais tarde, em suas memórias sobre seu marido, Laura escreveu: "Aldous morreu enquanto vivia, fazendo o seu melhor para desenvolver em si mesmo um dos elementos essenciais que ele recomendava aos outros: consciência".[3]

PRIMEIROS ESTUDOS CLÍNICOS COM PSICODÉLICOS

Na década de 1950, foram realizados os primeiros estudos com psicodélicos serotoninérgicos, conhecidos como agonistas do receptor 5-HT_{2A} de serotonina (Tabela 1). Um dos primeiros estudos científicos envolvendo psicodélicos foi conduzido em pacientes com câncer terminal que sofriam de dor intensa. Esse estudo, conduzido por Kast e Collins em 1964, comparou a eficácia de uma única dose de LSD de 100 mcg com opioides em 50 pacientes. Os resultados mostraram que os pacientes que receberam LSD tiveram um alívio breve (12 horas) da dor em comparação com o grupo que recebeu opioides. Além disso, os participantes que tomaram LSD relataram uma redução no medo da morte.[3]

Outros estudos exploraram o uso do LSD, combinado com psicoterapia integrativa, para tratar angústias psicológicas, existenciais e dor associada ao câncer em estágios avançados. O procedimento de tratamento consistia em três fases mutuamente interligadas: uma série de entrevistas sem uso de medicamentos, nas quais se estabelecia uma boa relação e o paciente era preparado para a sessão com psicodélicos; a própria sessão psicodélica; e várias entrevistas subsequentes sem uso de medicamentos para a integração da sessão. Esses estudos foram realizados no Hospital Spring Grove State, em Baltimore, entre as décadas de 1960 e 1970.

Um estudo de Grof e colaboradores em 1973[4] investigou os benefícios dos psicodélicos associados à psicoterapia integrativa, incluindo sessões preparatórias e de acompanhamento. Os resultados terapêuticos foram avaliados por meio de escalas que mediam depressão, isolamento, ansiedade, manejo emocional, medo da morte e dor. Após receberem doses de LSD intramuscular entre 200 e 500 mcg, os participantes apresentaram reduções significativas em todos esses parâmetros. Cerca de 29% dos pacientes tiveram melhorias dramáticas, 41,9% tiveram melhorias moderadas e 22,6% não apresentaram mudanças significativas (Tabela 1).

Outro psicodélico estudado pelo grupo como alternativa para o LSD foi a dipropiltriptamina (DPT). Em 1979, Richards e colaboradores[5] fizeram um estudo aberto no qual 30 participantes com câncer com depressão, ansiedade e/ou isolamento social receberam DPT (75-127,5 mg, intramuscular) associado à psicoterapia integrativa. Efeitos terapêuticos na depressão, ansiedade e isolamento social foram encontrados e relacionados com a experiência mística (Tabela 1). Não foram relatados efeitos adversos sérios.

Entretanto, à medida que essas drogas se tornavam mais populares durante os anos 1960, com o aumento de seu uso recreativo, juntamente com relatos exagerados na mídia e a associação do LSD com o movi-

TABELA 1 Resultados de estudos utilizando alucinógenos/psicodélicos no contexto de cuidados paliativos

Estudo e desenho	Substância e dose	Tamanho da amostra (n) e psicoterapia	Diagnóstico clínico	Resultado
Richards et al., 1979[5]: aberto	DPT 75-127,5 mg, IM	n = 30 Psicoterapia integrativa	Câncer terminal; estresse existencial	Diminuição na depressão e na ansiedade e aumento na autoestima, na autoaceitação e na capacidade de contato íntimo
Grof et al., 1973[4]: aberto	LSD 200-500 mcg, IM	n = 31 Psicoterapia integrativa	Câncer terminal; depressão, ansiedade, isolamento psicossocial e dor	Na comparação pré e pós-tratamento, melhora no índice global na depressão, na ansiedade, na dor, no medo da morte e no isolamento
Gasser et al., 2014[6]: estudo clínico randomizado controlado	LSD 200 mcg x 20 mcg, VO	n = 11 Psicoterapia integrativa/suporte	Câncer avançado, doença de Parkinson, celíaca e doença de Bechterew; ansiedade	Redução do traço de ansiedade através do STAI em 2 meses e persistindo até 12 meses

(continua)

TABELA 1 Resultados de estudos utilizando alucinógenos/psicodélicos no contexto de cuidados paliativos (*continuação*)

Estudo e desenho	Substância e dose	Tamanho da amostra (n) e psicoterapia	Diagnóstico clínico	Resultado
Holze et al., 2023[8]: estudo clínico randomizado controlado	LSD 200 mcg x placebo (inativo), VO	n = 42 Psicoterapia integrativa/suporte	Câncer, doença de Parkinson, síndrome de Marfan, esclerose múltipla, lesão ocular, rim cirrótico, síndrome de Guillain-Barré, HIV, artrite juvenil com cegueira; ansiedade, depressão e TOC	LSD reduziu sintomas de ansiedade e depressão até 16 semanas
Grob et al., 2011[9]: estudo clínico randomizado controlado	Psilocibina 0,2 mg/kg x niacina 250 mg, VO	n = 12 Psicoterapia integrativa/existencial	Câncer em estágio avançado; estresse agudo, TAG, TA e ansiedade reativa	Estabeleceu viabilidade e segurança da administração de doses moderadas de psilocibina a pacientes com câncer em estágio avançado e ansiedade. Alguns dados revelaram uma melhoria no humor e na ansiedade

(continua)

TABELA 1 Resultados de estudos utilizando alucinógenos/psicodélicos no contexto de cuidados paliativos (*continuação*)

Estudo e desenho	Substância e dose	Tamanho da amostra (n) e psicoterapia	Diagnóstico clínico	Resultado
Griffiths et al., 2016[10]: estudo clínico randomizado controlado	Psilocibina 1 ou 3 mg/70 kg x 22 ou 30/70 kg, VO	n = 51 Psicoterapia integrativa/ suporte	Câncer em estágio avançado; ansiedade, depressão e TA	Altas doses de psilocibina produziram grandes reduções nas medidas clínicas e autoavaliadas de humor deprimido e ansiedade, juntamente com aumentos na qualidade de vida, significado de vida e otimismo, e diminuições na ansiedade da morte
Ross et al., 2016[11]: estudo clínico randomizado controlado	Psilocibina 0,3 mg/kg x niacina 250 mg, VO	n = 29 Psicoterapia integrativa/ eclética	Câncer em estágio avançado; ansiedade e depressão	Dose única moderada de psilocibina produziu efeito ansiolítico rápido, robusto e duradouro em pacientes com sofrimento psicológico relacionado ao câncer

(continua)

TABELA 1 Resultados de estudos utilizando alucinógenos/psicodélicos no contexto de cuidados paliativos (*continuação*)

Estudo e desenho	Substância e dose	Tamanho da amostra (n) e psicoterapia	Diagnóstico clínico	Resultado
Anderson et al., 2020[13]: aberto	Psilocibina 0,3 ou 0,36 mg/kg, VO	n = 18 Psicoterapia individual e grupo (SEGT)	Sobreviventes de aids em longo prazo; desmoralização	Demonstrou viabilidade, segurança relativa e eficácia potencial da terapia em grupo assistida por psilocibina em idosos com aids em longo prazo para desmoralização
Agrawal et al., 2023[14]: aberto	Psilocibina 25 mg	n = 30 Psicoterapia individual e grupo	Câncer; TDM	Psicoterapia assistida por psilocibina em grupo de coorte foi segura e viável em pacientes com depressão e câncer. Houve robusta redução nos escores de depressão

aids: síndrome da imunodeficiência adquirida; DPT: dipropiltriptamina; IM: intramuscular; LSD: dietilamida do ácido lisérgico; SEGT: *Supportive Expressive Group Therapy*; TA: transtorno de ajustamento; TAG: transtorno de ansiedade generalizada; TDM: transtorno depressivo maior; TOC: transtorno obsessivo-compulsivo; VO: via oral.

Fonte: elaborada pelo autores.

mento contracultural, provocou-se um pânico moral por parte das autoridades estabelecidas. Sob a Lei de Substâncias Controladas de 1970, a administração Nixon classificou o LSD como uma droga do controlada, o que interrompeu as investigações médicas por quase 50 anos.[3]

ESTUDOS CLÍNICOS MAIS RECENTES COM PSICODÉLICOS

LSD

O estudo piloto de Gasser e colaboradores[6] investigou a eficácia e segurança da psicoterapia – não especificado o tipo – assistida por LSD em 11 pacientes com doenças graves e ansiedade relacionada à doença (Tabela 1). Eles compararam uma dose alta de LSD (200 mcg, n = 8), administradas com 2 a 3 semanas de intervalo, com uma dose baixa (20 mcg, n = 3) como placebo ativo. Após dois meses, o grupo que recebeu a dose alta apresentou uma diminuição da ansiedade, enquanto o grupo que recebeu a dose baixa mostrou um aumento não significativo da ansiedade. Após um acompanhamento de 12 meses (n = 9), ambos os grupos relataram níveis reduzidos de ansiedade. É importante notar que não foram relatados eventos adversos graves relacionados à droga.

Em entrevistas qualitativas realizadas com nove participantes após o acompanhamento de 12 meses, todos relataram terem se beneficiado do tratamento, sentindo-se mais relaxados. Especificamente, sete participantes expressaram redução da ansiedade, especialmente em relação à morte, e seis observaram melhora na qualidade de vida. Mudanças psicológicas positivas incluíram aumento do relaxamento, equilíbrio mental, autoconfiança e força mental. Alguns pacientes também descreveram experiências emocionais intensas durantes as sessões, que mais tarde perceberam como melhoras.[7]

No estudo de Holze e colaboradores,[8] duplo-cego, randomizado e controlado por placebo, foi avaliado o efeito do LSD 200 mcg associado à psicoterapia assistida por LSD (Tabela 1). O estudo incluiu uma visita de triagem e dois períodos de tratamento de 24 semanas por participante. Cada período de tratamento consistiu em duas sessões de tratamento e cinco visitas de estudo. As sessões de tratamento foram separadas por seis semanas.

As visitas de estudo foram realizadas no início (basal), entre as sessões, e 2, 8 e 16 semanas após a segunda sessão de tratamento. A visita da semana 16 no segundo período também serviu como visita de fim de estudo. Houve uma redução significativa da ansiedade após 16 semanas da última sessão de LSD em comparação com placebo. Também foi observada melhora dos sintomas de ansiedade após a primeira sessão de LSD, bem como uma redução da depressão e de sintomas psiquiátricos gerais. O estudo confirmou e expandiu os achados de Gasser e colaboradores[6] em pacientes com doença grave.

O LSD também foi bem tolerado no estudo de Holze,[8] no entanto, houve um caso grave de efeito adverso, em que um voluntário apresentou ansiedade grave e ilusões durante a sessão experimental, sendo necessário o uso de lorazepam e olanzapina com melhora dos sintomas. O paciente foi mantido durante a noite e recebeu alta hospitalar pela manhã e não apresentou sintomas a longo prazo. Consequentemente, a segunda sessão com LSD foi reduzida para 100 mcg.

Psilocibina

O estudo conduzido por Grob e colaboradores[9] foi um estudo-piloto que examinou os efeitos da psilocibina associada à psicoterapia integrativa em pacientes com câncer avançado que estavam experimentando angústia existencial e vários transtornos de ansiedade. Os participantes receberam uma dose moderada de psilocibina (0,2 mg/kg) ou niacina (placebo ativo), com cruzamento das substâncias após duas semanas (Tabela 1). Antes do cruzamento, o grupo que recebeu psilocibina relatou uma redução maior, mas estatisticamente não significativa, nos sintomas de depressao e ansiedade em comparação com o placebo. Após três meses, tanto o traço de ansiedade quanto os sintomas de depressão reduziram significativamente em ambos os grupos em comparação com o início do estudo.

Após seis meses, também houve uma diminuição dos sintomas de depressão. Os participantes relataram melhorias nas interações sociais, novos *insights* sobre a influência da doença em suas vidas e uma atitude mais positiva em relação à vida. O tratamento com psilocibina não reduziu a dor nem a necessidade de analgésicos, e nenhum efeito adverso foi relatado.

Griffiths e colaboradores[10] e Ross e colaboradores[11] estudaram os efeitos de uma dose moderadamente alta (22-30 mg/70 kg e 0,3 mg/kg, respectivamente) de psilocibina, comparada ao placebo ativo (niacina 250 mg), combinada com preparação e sessões terapêuticas integrativas em dois estudos randomizados. Os participantes (n = 51 e n = 29, respectivamente) tinham câncer com risco à vida e transtorno depressivo com ou sem transtorno de ansiedade generalizada, transtorno de ajustamento com ou sem ansiedade e/ou depressão, ou transtorno de ansiedade generalizada com ou sem distimia. O cruzamento ocorreu entre 5 e 7 semanas após a sessão inicial, respectivamente (Tabela 1).

No estudo de Griffiths e colaboradores,[10] houve uma resposta significativamente maior e remissão da depressão e ansiedade no grupo de alta dose em comparação com o placebo ativo após cinco semanas. Após seis meses do cruzamento, 78 e 83% de todos os participantes mostraram respostas clínicas para depressão e ansiedade, respectivamente, em comparação com o início do estudo.

No estudo de Ross e colaboradores,[11] tanto os participantes quanto seus amigos e familiares relataram efeitos positivos em suas atitudes em relação à vida, bem-estar espiritual, contatos sociais, qualidade de vida, aceitação da morte e otimismo. No segundo cruzamento, foram encontradas diferenças significativas nas respostas entre os grupos.

Após sete semanas (antes do cruzamento), a resposta à ansiedade foi de 58 *versus* 14%, e a resposta à depressão foi de 83 *versus* 14%. Seis meses após o cruzamento, houve reduções significativas na ansiedade (60%) e depressão (80%). Além disso, o tratamento reduziu a desmoralização e a desesperança e aumentou o bem-estar espiritual e a qualidade de vida, tanto em curto prazo (após 2 semanas) quanto em longo prazo (após 6 meses).

A ansiedade em relação à morte não diminuiu significativamente em curto prazo, mas o grupo de alta dose mostrou uma melhora nas atitudes em relação à morte após 26 semanas. Em um acompanhamento adicional de quatro anos, 60 a 80% dos participantes ainda apresentavam reduções na depressão e ansiedade em comparação com o início do estudo.[12]

Em estudo aberto mais recente, Anderson e colaboradores[13] investigaram os efeitos de uma dose de psilocibina de 0,3 mg/kg ou 0,36 mg/kg, com terapia individual não diretiva durante as sessões com psilocibina e em grupo (SEGT, do inglês *Supportive Expressive Group Therapy*), uma psicoterapia existencial focada em cuidados paliativos em idosos desmotivados com aids de longa data, com ou sem outras condições médicas e psiquiátricas (Tabela 1).

Eles encontraram reduções robustas na desmoralização autorrelatada, luto e trauma desde o início até o final do tratamento e após três meses. Nenhum evento adverso grave foi atribuído à psilocibina. Durante as sessões, nenhum participante necessitou de contenção física ou medicamentos emergenciais para tratamento psiquiátrico ou médico geral, e todos os eventos adversos relacionados à psilocibina foram autolimitados e esperados. Dois eventos inesperados foram relatados: um paciente reviveu o evento traumático (não relacionado à psilocibina) dois dias após o tratamento, e outro relatou ansiedade grave por se sentir rejeitado pelo grupo após uma semana.

Outro estudo de Agrawal e colaboradores[14,15] investigou a segurança, viabilidade e eficácia da terapia assistida por psilocibina individual e em grupo em pacientes com câncer e transtorno depressivo maior (Tabela 1). Trinta participantes foram submetidos a uma dose única de 25 mg de psilocibina em sessões realizadas em grupos de 3 a 4 pacientes, com suporte terapêutico individual e em grupo antes, durante e após a administração da substância. Não foram relatados eventos adversos graves relacionados à psilocibina, e os eventos adversos leves observados foram consistentes com os esperados, como náuseas e dor de cabeça.

A eficácia foi sugerida pela redução significativa nos escores de gravidade da depressão, com 80% dos participantes apresentando uma resposta sustentada ao tratamento e 50% alcançando remissão completa dos sintomas depressivos. Concluiu-se que a terapia assistida por psilocibina em formato de grupo é segura, viável e potencialmente eficaz para pacientes com câncer e depressão, com o formato compacto e a relação terapeuta-paciente individualizada contribuindo para os ganhos terapêuticos e a eficiência da administração.

CONCLUSÕES

As descobertas apresentadas destacam os resultados promissores da psilocibina e do LSD como terapias potenciais para pacientes com doenças graves, ansiedade e depressão no contexto de cuidados paliativos. Os estudos demonstram consistentemente uma redução significativa nos sintomas de ansiedade e depressão, além de melhorias na qualidade de vida, bem-estar, espirituais e de aceitação da morte.

Notavelmente, esses efeitos positivos foram observados tanto em curto prazo, após algumas semanas de tratamento, quanto em longo prazo, até mesmo após anos de acompanhamento. Além disso, a segurança e a tolerabilidade dessas substâncias foram ressaltadas, com poucos relatos de efeitos adversos graves. Os resultados sugerem que a psilocibina e o LSD, quando administrados em conjunto com psicoterapia, podem oferecer uma abordagem inovadora e eficaz para ajudar os pacientes a enfrentarem os desafios emocionais e existenciais associados à doença terminal.

É importante ressaltar que muitos dos estudos mencionados apresentam uma limitação em relação ao tamanho da amostra, com um número relativamente pequeno de participantes. Essa restrição pode afetar a generalização dos resultados para uma população mais ampla e a robustez estatística das conclusões.

Além disso, a acessibilidade das terapias com psilocibina e LSD pode ser uma preocupação, já que a disponibilidade dessas substâncias e a infraestrutura necessária para sessões terapêuticas adequadas podem ser limitadas em alguns contextos. Terapias em grupo também têm o potencial de promover a troca de experiências entre os participantes, criando um ambiente de apoio e compreensão mútua que pode ser benéfico para o processo terapêutico. No entanto, mais pesquisas são necessárias para avaliar a eficácia e a segurança dessas abordagens em larga escala.

Outra limitação importante é a falta de clareza sobre a necessidade de incorporar psicoterapia junto ao uso de psicodélicos. Embora os estudos tenham demonstrado resultados promissores, ainda não está claro se o efeito terapêutico é devido às substâncias em si, à psicoterapia associada, ou a uma combinação de ambos.

Essa lacuna na compreensão dificulta a determinação do papel específico de cada componente no processo terapêutico. Além disso, a ausência de um referencial teórico bem definido para embasar as intervenções com psicodélicos também representa uma limitação significativa.

Outro aspecto a ser considerado é o potencial aumento de custos associados à incorporação da psicoterapia junto ao uso de psicodélicos.

Isso se deve não apenas ao tempo e aos recursos necessários para conduzir as sessões terapêuticas, mas também à qualificação e à experiência dos profissionais envolvidos.

Portanto, o aumento dos custos associados à inclusão da psicoterapia pode ser um desafio a ser enfrentado ao considerar a implementação dessas abordagens terapêuticas em larga escala. Isso ressalta a importância de avaliar não apenas a eficácia e a segurança das terapias com psicodélicos, mas também sua viabilidade financeira e acessibilidade para garantir que sejam acessíveis a todos que possam se beneficiar delas.

REFERÊNCIAS

1. D'Alessandro MP, Barbosa LC, Anagusko SS, Maiello AP, de Oliveira CF, Rolo DF, et al. Manual de cuidados paliativos. 2.ed. São Paulo: Hospital Sírio-Libanês, Ministério da Saúde; 2023. 424p.
2. Vita G, Compri B, Matcham F, Barbui C, Ostuzzi G. Antidepressants for the treatment of depression in people with cancer. Cochrane Database Syst Rev. 2023;3(3):CD011006.
3. Schimmers N, Breeksema JJ, Smith-Apeldoorn SY, Veraart J, van den Brink W, Schoevers RA. Psychedelics for the treatment of depression, anxiety, and existential distress in patients with a terminal illness: a systematic review. Psychopharmacology (Berl). 2022;239(1):15-33.
4. Grof S, Goodman LE, Richards WA, Kurland AA. LSD-assisted psychotherapy in patients with terminal cancer. Int Pharmacopsychiatry. 1973;8(3):129-44.
5. Richards WA, Rhead JC, Grof S, Goodman LE, Di Leo F, Rush L. DPT as an adjunct in brief psychotherapy with cancer patients. Omega-J Death Dying. 1979;10(1):9-26.
6. Gasser P, Holstein D, Michel Y, Doblin R, Yazar-Klosinski B, Passie T, Brenneisen R. Safety and efficacy of lysergic acid diethylamide-assisted psychotherapy for anxiety associated with life-threatening diseases. J Nerv Ment Dis. 2014;202(7):513-20.
7. Gasser P, Kirchner K, Passie T. LSD-assisted psychotherapy for anxiety associated with a life-threatening disease: a qualitative study of acute and sustained subjective effects. J Psychopharmacol. 2015;29(1):57-68.
8. Holze F, Gasser P, Müller F, Dolder PC, Liechti ME. Lysergic acid diethylamide-assisted therapy in patients with anxiety with and without a life-threatening illness: a randomized, double-blind, placebo-controlled phase II study. Biol Psychiatry. 2023;93(3):215-23.

9. Grob CS, Danforth AL, Chopra GS, Hagerty M, McKay CR, Halberstadt AL, Greer GR. Pilot study of psilocybin treatment for anxiety in patients with advanced-stage cancer. Arch Gen Psychiatry. 2011;68(1):71-8.
10. Griffiths RR, Johnson MW, Carducci MA, Umbricht A, Richards WA, Richards BD, Cosimano MP, Klinedinst MA. Psilocybin produces substantial and sustained decreases in depression and anxiety in patients with life-threatening cancer: a randomized double-blind trial. J Psychopharmacol. 2016;30(12):1181-97.
11. Ross S, Bossis A, Guss J, Agin-Liebes G, Malone T, Cohen B, et al. Rapid and sustained symptom reduction following psilocybin treatment for anxiety and depression in patients with life-threatening cancer: a randomized controlled trial. J Psychopharmacol. 2016;30(12):1165-80.
12. Agin-Liebes GI, Malone T, Yalch MM, Mennenga SE, Ponté KL, Guss J, et al. Long-term follow-up of psilocybin-assisted psychotherapy for psychiatric and existential distress in patients with life-threatening cancer. J Psychopharmacol. 2020;34(2):155-66.
13. Anderson BT, Danforth A, Daroff PR, Stauffer C, Ekman E, Agin-Liebes G, et al. Psilocybin-assisted group therapy for demoralized older long-term AIDS survivor men: an open-label safety and feasibility pilot study. EClinicalMedicine. 2020;27:100538.
14. Agrawal M, Emanuel E, Richards B, Richards W, Roddy K, Thambi P. Assessment of psilocybin therapy for patients with cancer and major depression disorder. JAMA Oncol. 2023;9(6):864-6.
15. Agrawal M, Richards W, Beaussant Y, Shnayder S, Ameli R, Roddy K, et al. Psilocybin-assisted group therapy in patients with cancer diagnosed with a major depressive disorder. Cancer. 2024;130(7):1137-46.

17

Uso de psicodélicos no tratamento da dor crônica e das cefaleias*

Emmanuelle Schindler
Joel Castellanos

DESTAQUES

- O capítulo investiga como substâncias como LSD e psilocibina podem ser eficazes no manejo de transtornos de cefaleia, como enxaqueca e cefaleia em salvas, e na redução da dor crônica em geral.
- São apresentados estudos e relatos que sugerem um efeito positivo dos psicodélicos na redução da frequência e da intensidade da dor associada a diferentes condições, como a cefaleia em salvas, a dor neuropática e a síndrome do membro fantasma.
- O capítulo aborda os benefícios potenciais dos psicodélicos para pacientes que não respondem bem aos tratamentos convencionais, bem como a necessidade de pesquisas adicionais para entender melhor os mecanismos de ação e estabelecer protocolos seguros e eficazes.

TRANSTORNOS DA CEFALEIA

Qualquer pessoa pode ter uma cefaleia (ou dor de cabeça) dependendo do estímulo, mas apenas alguns de nós têm um transtorno de cefaleia.

---

* Revisão da tradução de Rafael Guimarães dos Santos.

Em um transtorno de cefaleia, ataques característicos de dor na cabeça e/ou face acompanhados de outros sintomas neurológicos ocorrem regularmente. Esses ataques podem ocorrer espontaneamente ou serem desencadeados por fatores internos (p. ex., estresse) ou externos (p. ex., mudança na pressão barométrica).

A enxaqueca (conhecida como migrânea) é talvez o distúrbio de cefaleia mais conhecido e o mais estudado. A busca inicial por medicamentos antienxaqueca derivados do fungo ergot (*Claviceps purpurea*) levou à síntese da dietilamida do ácido lisérgico (LSD) e agentes relacionados (não psicodélicos), como a metisergida e a di-hidroergotamina.[1] A eficácia clínica desses medicamentos foi demonstrada, embora a classe de drogas derivadas do fungo ergot tenha limitações em termos de efeitos colaterais e complicações médicas.[1]

Pacientes com um transtorno de cefaleia menos comum, a cefaleia em salvas, reviveriam a aplicação de psicodélicos para o manejo da cefaleia. A cefaleia em salvas é distinta da enxaqueca – diferente em termos de população de pacientes e características dos ataques de cefaleia (Tabela 1). Os tratamentos utilizados na cefaleia em salvas são diferentes dos da enxaqueca, mas infelizmente muitos pacientes com cefaleia em salvas sofrem por anos com tratamentos incorretos. Por exemplo, interromper um ataque de enxaqueca pode ser alcançado com um triptano oral, mas na cefaleia em salvas é necessária uma forma injetável ou intranasal de ação mais rápida.

A oxigenoterapia de alto fluxo também é usada para interromper ataques de cefaleia em salvas, mas não enxaqueca ou outros tipos de cefaleia. Para o tratamento profilático, vários medicamentos dentro das classes de anti-hipertensivos, antiepilépticos, inibidores/antagonistas do peptídeo relacionado ao gene da calcitonina (anti-CGRP) e outros podem ser eficazes na enxaqueca, mas, na cefaleia em salvas, apenas um anti-hipertensivo (verapamil) e um medicamento anti-CGRP (galcanezumabe) são considerados apropriados.

Uma forma intermediária de tratamento utilizada nos transtornos de cefaleia é o tratamento transicional (com continuidade de assistência) com pulsoterapia com corticosteroides, que é um tratamento de curto prazo. Em alguns casos, o tratamento transicional pode induzir uma remissão temporária, embora a magnitude e a duração dos efeitos variem entre os transtornos de cefaleia e entre os indivíduos.

TABELA 1 Diferenças entre enxaqueca e cefaleia em salvas

	Enxaqueca	Cefaleia em salvas
Prevalência	15%	0,05-0,1%
Razão entre os sexos	Feminino > masculino	Masculino > feminino
Ocorrência dos ataques	Episódica (< 15 dias/mês com cefaleia) Crônica (> 14 dias/mês com cefaleia)	Episódica (ciclos anuais; 85%) Crônica (ataques durante o ano; 15%)
Características dos ataques	Moderada a grave	Grave ou muito grave
	Dor latejante	Dor lancinante
	Unilateral ou bilateral, qualquer região	Unilateral, periorbital
	Sensibilidade à luz/som, náusea/vômito	Ativação autonômica ipsilateral
	Piora com atividade	Inquietação, autolesão
	Dura de 4 a 72 horas	Dura de 15 minutos a 3 horas
	Tipicamente não mais de um ataque por dia	Até 8 ataques por dia, geralmente ocorrendo em horários previsíveis
Tratamento agudo	AINE, triptanos (oral), antagonistas de CGRP	Oxigenoterapia de alto fluxo, triptanos (subcutâneo, intranasal)
Tratamento profilático	Betabloqueadores, drogas antiepilépticas, ADT, IRSN, antagonistas de CGRP, toxina botulínica	Anti-hipertensivo (verapamil), antagonistas de CGRP (galcanezumabe)
Tratamento transicional	Pulsoterapia com corticosteroides ou DHE, bloqueio do nervo occipital	
Neuromodulação	Cefaly®, nVNS, Nerivio®, TMS, estimulação do nervo occipital	nVNS, estimulação do nervo occipital, ECP

AINE: anti-inflamatório não esteroide; ADT: antidepressivo tricíclico; CGRP: peptídeo relacionado ao gene da calcitonina; DHE: di-hidroergotamina; ECP: estimulação cerebral profunda; IRSN: inibidor da recaptação de serotonina-noradrenalina; nVNS: estimulação não invasiva do nervo vago; TMS: estimulação magnética transcraniana.
Fonte: elaborada pelos autores.

Tanto a enxaqueca quanto a cefaleia em salvas causam impactos significativos na qualidade de vida, embora a dor insuportável e a falta de tratamentos na cefaleia em salvas tenham levado ao pseudônimo "cefaleia suicida". Os pacientes com cefaleia em salvas há muito tempo têm que gerenciar a doença por conta própria e identificaram alguns métodos não convencionais para fazê-lo.

Na década de 1990, um jovem escocês percebeu por acaso que, ao usar LSD recreativamente, seus ataques de cefaleia em salvas, que ocorriam em surtos duas vezes por ano (forma episódica), não aconteciam. Ele repetiu esse efeito com cogumelos com psilocibina, que crescem naturalmente na Escócia. Nenhum outro medicamento para cefaleia havia permitido que ele pulasse ciclos assim. Esse escocês, usando o pseudônimo "Flash", compartilhou sua descoberta com outros pacientes de cefaleia em salvas na internet.

As informações que ele forneceu foram recebidas com respostas mistas, mas um paciente norte-americano com cefaleia em salvas chamado Robert (Bob) Wold o levou a sério e descobriu que esse tratamento também funcionava para ele. Informações e experiências continuaram a ser compartilhadas, e Bob eventualmente fundou a *Clusterbusters* em 2002.

Esse grupo de pacientes discute não apenas os psicodélicos, mas também outros tratamentos para cefaleia em salvas, bem como pesquisas em andamento. O nome do grupo deriva do regime de *busting* (quebrar, dividir) usado pelos pacientes – três doses baixas de 1 a 2 g do cogumelo *Psilocybe cubensis* seco, com cinco dias de intervalo entre cada dose. Esse tratamento seria capaz de parar um ciclo de cefaleia em salvas ou trazer alguém com cefaleia em salvas crônica para uma remissão temporária.

Os psicodélicos também têm efeitos sobre ataques individuais tanto na cefaleia em salvas quanto na enxaqueca, embora não seja prático tomar um psicodélico dessa forma, particularmente na cefaleia em salvas, em que os ataques podem ocorrer várias vezes ao dia. Em contraste, a capacidade de passar longos períodos sem ataques após apenas uma ou poucas doses de um psicodélico seria mais prática e uma abordagem favorável para o manejo da doença.

O regime de *busting* também é utilizado em pesquisas de ensaios clínicos sobre cefaleia em salvas. Os primeiros dois estudos que examinaram a psilocibina usaram 10 mg/70 kg de psilocibina sintética (equivalente a ~1,5 g de *P. cubensis* seco). Ambos os estudos (nos EUA e na Dinamarca) encontraram uma redução média de 30% na frequência dos ataques de cefaleia em salvas nas semanas após o tratamento, com alguns pacientes experimentando uma eliminação completa ou quase completa dos ataques por um período.

TABELA 2 Ensaios clínicos concluídos de psilocibina em transtornos de cefaleia

Transtorno	Desenho do estudo	N	Droga, dose, regime	Resultados	Referência e localização
Cefaleia em salvas	Randomizado, duplo-cego, controlado por placebo	14	Psilocibina 10 mg/70 kg *vs.* celulose microcristalina, 3 doses com 5 dias de intervalo entre cada	Redução de ~30% nos ataques/semana durante 3 semanas (P = 0,251)	Schindler et al., 2022[3]: VACHS/Yale, Estados Unidos
	Fase de extensão (cega)	10	Psilocibina 10 mg/70 kg	Redução de ~50% nos ataques/semana durante 3 semanas (P = 0,013)	Schindler et al., 2024[4]: VACHS/Yale, Estados Unidos
Cefaleia em salvas crônica	Aberto	10	Psilocibina 10 mg/70 kg, 3 doses com 7 dias de intervalo entre cada	Redução de ~30% nos ataques/semana durante 4 semanas (P = 0,008)	Madsen et al., 2024[5]: Copenhagen University Hospital, Dinamarca
Enxaqueca	Duplo-cego, controlado por placebo, cruzado	10	Psilocibina 10 mg/70 kg *vs.* celulose microcristalina, uma dose de cada	Redução de ~50% nos dias de enxaqueca/semana durante 2 semanas (P = 0,003)	Schindler et al., 2021[2]: VACHS/Yale, Estados Unidos

VACHS: Veterans Affairs Connecticut Healthcare System.
Fonte: adaptada de Schindler, 2022.[6]

Dois estudos sobre o uso de LSD na cefaleia em salvas estão atualmente em andamento (Suíça, Holanda). A segurança e a eficácia da psilocibina também foram estudadas na enxaqueca (Tabela 2). Em um pequeno estudo-piloto duplo-cego, controlado por placebo, os pacientes tiveram uma redução de 50% nos dias semanais de enxaqueca nas duas semanas após uma dose única de psilocibina (10 mg/70 kg).[2]

Um estudo de acompanhamento sobre enxaqueca foi recentemente concluído e outro explorando o mecanismo de ação está em preparação. A psilocibina também foi investigada na cefaleia pós-traumática e em ataques de cefaleia neuralgiforme unilateral de curta duração (SUNHA).

O interesse nos efeitos dos psicodélicos nos transtornos da cefaleia está crescendo entre neurologistas e outros especialistas em cefaleias, o que é bem-vindo, já que esses especialistas, em grande parte, estavam alheios ou apenas observavam a pesquisa sobre psicodélicos a distância. A participação desses profissionais em pesquisas futuras é crucial, pois as diversas facetas dos pacientes com cefaleia e o manejo da cefaleia são mais bem compreendidos por aqueles com formação em medicina da cefaleia.

DOR CRÔNICA

A dor é definida pela International Association for the Study of Pain (IASP) como uma experiência sensorial e emocional desagradável associada a, ou semelhante àquela associada a dano tecidual real ou potencial. A dor crônica, segundo a IASP, é a dor que dura mais de três meses e pode ser dividida em dor crônica primária e secundária (Figura 1).

Exemplos de dor crônica primária incluem fibromialgia e dor lombar não específica, em que a dor pode ser considerada uma doença por si só. Os subtipos de dor crônica secundária são subdivididos em neuropática, visceral, pós-traumática/pós-cirúrgica, cefaleia/orofacial e musculoesquelética, em que a dor pode ser considerada, pelo menos inicialmente, um sintoma de um distúrbio/doença subjacente identificável. Embora os transtornos de cefaleia estejam incluídos dentro dos distúrbios de dor crônica primária e secundária, o significado de "crônico" é distinto para cada transtorno de cefaleia (exemplos para enxaqueca e cefaleia em salvas são fornecidos na Tabela 1).

Dor crônica primária
Generalizada (fibromialgia)
Visceral (síndrome do cólon irritável)
Musculoesquelética (dor lombar)
Cefaleia/orofacial (enxaqueca)
Síndrome de dor regional complexa

Dor crônica secundária
Dor relacionada ao câncer
Pós-traumática/pós-cirúrgica
Musculoesquelética
Visceral
Dor neuropática
Cefaleia/orofacial

FIGURA 1 Exemplos de dor crônica primária e secundária.
Fonte: elaborada pelos autores.

Como os transtornos de cefaleia se manifestam com ataques de dor separados por períodos sem dor, esses distúrbios são manejados de maneira diferente de outros distúrbios em que a dor está sempre presente. A dor crônica, seja primária, seja secundária, causa imenso sofrimento em todo o mundo, afetando aproximadamente 60 milhões de pessoas, com 10% da população mundial desenvolvendo dor crônica anualmente.[7]

O tratamento seguro e eficaz para aqueles que sofrem de dor crônica exige uma abordagem multimodal, multidisciplinar e individualizada. As primeiras linhas de tratamento frequentemente incluem fisioterapia, medicamentos como anti-inflamatórios (p. ex., ibuprofeno) e medicamentos para dor neuropática (p. ex., gabapentina), e opções intervencionistas, como injeções epidurais de esteroides e bloqueio de nervos periféricos. Após o aprendizado com a epidemia de dependência a opioides, esses medicamentos são usados com parcimônia e geralmente reservados para quadros paliativos e quando todas as outras opções foram esgotadas.

Outro método de tratamento é a neuromodulação, que no campo da medicina da dor se refere ao uso de eletrodos (estimulação da medula espinhal e estimulação de nervos periféricos) e ímãs (estimulação magnética transcraniana) para atuar nas fontes de transmissão da dor, além de tentar alterar a percepção da dor. De fato, a dor é baseada não apenas na sensação, mas também na percepção, e torna-se uma experiência para o indivíduo, particularmente quando a dor é crônica.[8]

Opções de tratamento alternativas e integrativas que abordam a gestão da dor de maneira holística incluem acupuntura, terapias manuais, psicologia da dor, treinamento em atenção plena, *biofeedback* e orientação nutricional. Esses métodos são seguros e têm demonstrado eficácia para algumas populações de pacientes, mas frequentemente são difíceis de encontrar e/ou não são cobertos por seguros.

Embora os médicos especializados em dor e outros profissionais tenham muitas ferramentas para ajudar pacientes que sofrem de dor crônica, infelizmente ainda existem pacientes cuja dor e sofrimento permanecem em níveis que limitam sua função e qualidade de vida. Portanto, são urgentemente necessários novos métodos de manejo da dor crônica, considerando todos os aspectos, desde a doença subjacente até a experiência da dor.

Psicodélicos serotoninérgicos clássicos (p. ex., psilocibina, LSD) têm grande potencial nesse contexto, demonstrando ações sobre sistemas inflamatórios e neuroendócrinos relacionados aos distúrbios de dor,[9,10] além de modular profundamente o sistema nervoso para alterar a percepção.

Desde a década de 1960, vários estudos e relatos sugerem um efeito positivo no uso de psicodélicos serotoninérgicos para a redução da dor e do sofrimento associado (Tabela 3). Esses relatos incluem tanto alívio agudo da dor (redução na avaliação da dor enquanto a substância está no organismo) quanto alívio sustentado da dor após poucas doses (semelhante ao desenho/resultados dos estudos de psicodélicos na cefaleia e saúde mental).[11-15] Ambos os métodos têm uso potencial, embora o primeiro tenha o potencial de progredir para a prática de doses repetidas e frequentes,[11] o que não foi examinado quanto à segurança a longo prazo.

Alguns relatos envolvem a combinação de um psicodélico com um tratamento padrão para a condição dolorosa, como a fisioterapia para dor lombar (semelhante ao uso de psicoterapia em estudos com psicodélicos em saúde mental). São necessárias pesquisas mais aprofundadas para analisar drogas específicas, doses, regimes de dosagem, durações de uso e a combinação com outras terapias-padrão para cada condição de dor crônica.

TABELA 3 Estudos e relatos dos efeitos terapêuticos dos psicodélicos em quadros dolorosos

Condição dolorosa	Referência e desenho do estudo	N	Droga, dose, regime	Resultados
Dor relacionada ao câncer, isquêmica ou neuropática	Kast e Collins, 1964[12]: estudo não randomizado	50	LSD 100 mcg, di-hidromorfina 2 mg, meperidina 100 mg; uma dose oral de cada	Nas primeiras 3 horas, o LSD reduziu a dor em ~80%, e opioides apenas ~30%. Aproximadamente metade dos pacientes estava livre de dor 19 horas após o LSD
Síndrome do membro fantasma	Kuromaru et al., 1962[13]: série de casos	8	1, 2 ou 3 doses de 50 mcg de LSD	Não foi realizada análise quantitativa, mas 7 de 8 pacientes tiveram resolução de alguns sintomas
Síndrome do membro fantasma	Fanciullacci et al., 1977[14]: aberto	7	Placebo diário por uma semana, 25 mcg de LSD diariamente por 1 semana, depois 50 mcg de LSD por 2 semanas e, finalmente, placebo diário por 4 semanas	Alívio da dor e redução do uso de medicação para dor em 5 pacientes (71%). Redução da dor residual por várias semanas após a interrupção do LSD em 1 paciente

(continua)

TABELA 3 Estudos e relatos dos efeitos terapêuticos dos psicodélicos em quadros dolorosos

Condição dolorosa	Referência e desenho do estudo	N	Droga, dose, regime	Resultados
Síndrome do membro fantasma	Ramachandran et al., 2018[15]: relato de caso	1	Cogumelos com psilocibina (0,2-3 g, seco) isoladamente ou em conjunto com terapia com espelhos	Alívio transitório e leve com psilocibina isolada, mas combinado com terapia com espelhos resultou em 50% de alívio e eliminação das crises por várias semanas
Fibromialgia	Glynos et al., 2023[16]: pesquisa transversal	354	Pesquisa *on-line* para avaliar a compreensão e a percepção dos psicodélicos e o interesse em seu uso para fibromialgia	30% relataram uso de psicodélicos e, nesse grupo, < 3% relataram uma percepção negativa sobre a saúde e dor; dos 12 participantes que relataram uso de psicodélicos para tratar a dor, 92% notaram diminuição na dor
Lesão na medula espinhal, síndrome de dor regional complexa, radiculopatia lombar/dor neuropática	Lyes et al., 2023[11]: série de casos	3	Cogumelos com psilocibina (50 mg-5 g, seco) variando entre diariamente e a cada 6 semanas. Paciente com dor lombar também fez terapia física	Alívio agudo de horas a ~1 dia. Redução e eventual resolução da dor lombar quando combinado com terapia física

Fonte: elaborada pelos autores.

CONCLUSÕES

No espírito de utilizar todas as alternativas para reduzir o sofrimento e aumentar a funcionalidade e a qualidade de vida em pacientes com cefaleias e outros distúrbios de dor, é imperativo continuar investigando a segurança e a eficácia dos psicodélicos nessas populações de pacientes vulneráveis e frequentemente negligenciadas.

Além disso, o mecanismo de ação dos psicodélicos provavelmente varia com base na condição e no indivíduo sendo tratado. Estudos cuidadosos e sistemáticos para compreender esses mecanismos fornecerão mais informações sobre as habilidades únicas dessa classe terapêutica de psicodélicos serotoninérgicos que está ressurgindo.

REFERÊNCIAS

1. Rapoport AM. What happens to the old headache medicines? Headache. 2012;52(4):701-6.
2. Schindler EAD, Sewell RA, Gottschalk CH, Luddy C, Flynn LT, Lindsey H, et al. Exploratory controlled study of the migraine-suppressing effects of psilocybin. Neurotherapeutics. 2021;18(1):534-43.
3. Schindler EAD, Sewell RA, Gottschalk CH, Luddy C, Flynn LT, Zhu Y, et al. Exploratory investigation of a patient-informed low-dose psilocybin pulse regimen in the suppression of cluster headache: results from a randomized, double-blind, placebo-controlled trial. Headache. 2022;62(10):1383-94.
4. Schindler EAD, Sewell RA, Gottschalk CH, Flynn LT, Zhou Y, Pittman BP, et al. Psilocybin pulse regimen reduces cluster headache attack frequency in the blinded extension phase of a randomized controlled trial. J Neurol Sci. 2024;460:122993.
5. Madsen MK, Petersen AS, Stenbaek DS, Sorensen IM, Schionning H, Fjeld T, et al. CCH attack frequency reduction after psilocybin correlates with hypothalamic functional connectivity. Headache. 2024;64(1):55-67.
6. Schindler EAD. Psychedelics as preventive treatment in headache and chronic pain disorders. Neuropharmacology. 2022;215:109166.
7. Jackson TP, Stabile VS, McQueen K. The global burden of chronic pain. ASA Newsletter. 2014:24-7.
8. Moayedi M, Davis KD. Theories of pain: from specificity to gate control. J Neurophysiol. 2013;109(1):5-12.
9. Schindler EAD, Wallace RM, Sloshower JA, D'Souza DC. Neuroendocrine associations underlying the persistent therapeutic effects of classic serotonergic psychedelics. Front Pharmacol. 2018;9:177.

10. Flanagan TW, Nichols CD. Psychedelics as anti-inflammatory agents. Int Rev Psychiatry. 2018;30(4):363-75.
11. Lyes M, Yang KH, Castellanos J, Furnish T. Microdosing psilocybin for chronic pain: a case series. Pain. 2023;164(4):698-702.
12. Kast EC, Collins VJ. Study of lysergic acid diethylamide as an analgesic agent. Anesth Analg. 1964;43:285-91.
13. Kuromaru S, Okada S, Hanada M, Kasahara Y, Sakamoto K. Effect of LSD25 on the phantom limb; the problem of body scheme and the therapeutic use of LSD25 on phantom pain. Seishin Shinkeigaku Zasshi. 1962;64:604-13.
14. Fanciullacci M, Bene ED, Franchi G, Sicuteri F. Brief report: Phantom limb pain: sub-hallucinogenic treatment with lysergic acid diethylamide (LSD-25). Headache. 1977;17(3):118-9.
15. Ramachandran V, Chunharas C, Marcus Z, Furnish T, Lin A. Relief from intractable phantom pain by combining psilocybin and mirror visual-feedback (MVF). Neurocase. 2018;24(2):105-10.
16. Glynos NG, Pierce J, Davis AK, McAfee J, Boehnke KF. Knowledge, perceptions, and use of psychedelics among individuals with fibromyalgia. J Psychoactive Drugs. 2023;55(1):73-84.

18

Novas fronteiras: usos terapêuticos de alucinógenos em outros quadros clínicos

José Augusto Silva Reis
Jaime Eduardo Cecilio Hallak
Rafael Guimarães dos Santos

DESTAQUES

- O capítulo investiga aplicações terapêuticas dos psicodélicos em condições como transtorno obsessivo-compulsivo (TOC), transtornos alimentares, transtorno bipolar e outros quadros menos estudados.
- São revisados estudos e relatos que demonstram os efeitos positivos e as limitações dos alucinógenos em diversas condições clínicas, incluindo ensaios com psilocibina para transtornos alimentares e depressão bipolar.
- O capítulo aborda as limitações éticas, metodológicas e de segurança no uso de alucinógenos em condições pouco exploradas, ressaltando a necessidade de mais pesquisas para validar esses tratamentos.

INTRODUÇÃO

Desde sua introdução, nos anos 1950, os alucinógenos vêm despertando o interesse de gerações de cientistas e profissionais de saúde por sua capacidade única de afetar a mente humana de maneiras diversas e profundas, resultando em uma ampla gama de potenciais aplicações do uso de alucinógenos na psiquiatria.

Após décadas de hiato, houve um ressurgimento do interesse na pesquisa envolvendo psicodélicos, resultando em testes clínicos que têm acumulado evidências de eficácia para uma série de condições de saúde mental, estendendo-se desde o tratamento da depressão e do estresse pós-traumático até cuidados de fim de vida e a melhoria da qualidade de vida em pacientes terminais.

Além disso, os psicodélicos têm sido estudados em contextos não clínicos, como ferramentas para aumentar a criatividade, cognição e socialização, promover experiências espirituais significativas e facilitar *insights* pessoais. Esse vasto leque de aplicações destaca a complexidade e a promessa dessas substâncias, com o horizonte de possibilidades se expandindo ano após ano. Este capítulo visa discutir algumas dessas muitas fronteiras interessantes relacionadas à aplicação de alucinógenos em quadros psicopatológicos.

TRANSTORNO OBSESSIVO-COMPULSIVO

O transtorno obsessivo-compulsivo (TOC) é um transtorno psiquiátrico crônico, severo e altamente debilitante, caracterizado pela presença de pensamentos ou imagens intrusivas, indesejadas e recorrentes, que causam forte angústia (obsessões) e levam ao paciente a performar certos padrões de comportamentos de maneira rígida (compulsões ou rituais) com o objetivo de aliviar temporariamente a ansiedade provocada pelas obsessões.

É um transtorno relativamente comum, atingindo cerca de 1 a 1,5% da população mundial, que usualmente se desenvolve ainda na infância ou adolescência e apresenta curso flutuante ao longo da vida, estando associado a um grande prejuízo funcional.

Embora os tratamentos usuais para o TOC possam promover um grande alívio aos pacientes que sofrem dessa condição, uma parcela significativa apresenta sintomas apesar dos esforços terapêuticos. Desses pacientes, 60% não têm remissão do quadro mesmo realizando os tratamentos usuais, que incluem uma combinação entre inibidores seletivos de recaptação de serotonina, clomipramina, terapia cognitivo-comportamental ou mesmo técnicas de neurocirurgia, como a terapia de estimulação cerebral profunda.[1]

A primeira vez que os psicodélicos foram empregados como forma de tratamento de casos de TOC (o quadro de transtorno obsessivo-compulsivo, na forma como descrevemos atualmente, ainda não existia na época) ocorreu ainda nos anos 1960.

Em uma publicação datada de 1977, um paciente com um quadro de neurose compulsiva foi tratado com 57 administrações semanais de 50 a 100 mcg de LSD intravenoso, entre 1962 e 1964, acompanhado de psicoterapia.[2] Ao final do tratamento, o paciente experimentava uma resposta parcial, que evoluiu para remissão completa após alguns anos[2] e, desde então, diversos relatos envolvendo pacientes que usaram drogas psicodélicas como forma de automedicação para sintomas obsessivo-compulsivos vêm se acumulando.

Em 2023, uma pesquisa *on-line* avaliou a percepção subjetiva de 174 pacientes com quadros de TOC a respeito do uso de drogas e sua relação com seus sintomas obsessivo-compulsivos.[3] O estudo revelou que o uso de alucinógenos (cogumelos ou LSD) foi reportado pelos usuários como a única classe de substâncias psicoativas que esteve associada a uma melhora dos sintomas experimentados, diretamente proporcional à intensidade dos efeitos subjetivos, que para 30% da amostra entrevistada se manteve por até três meses após a ingestão das substâncias. De maneira curiosa, os participantes não apontaram a DMT ou a mescalina como drogas efetivas sobre seus sintomas.[3]

Apesar dessas evidências anedóticas, ensaios clínicos controlados ainda são escassos. Em 2006, Moreno e colaboradores conduziram o primeiro estudo duplo-cego para avaliar os efeitos da psilocibina (25, 100, 200 e 300 mcg/kg), em doses semanais, com apoio psicológico mas sem nenhuma forma de psicoterapia estruturada, em nove pacientes com quadros de TOC refratários a pelo menos um ensaio como inibidores da recaptação de serotonina.[4]

Todos os participantes apresentaram algum nível de melhora dos sintomas obsessivo-compulsivos (refletido em uma redução de 23-100% na escala Escala Yale-Brown de Obsessões e Compulsões ou YBOCS, do inglês *Yale-Brown Obsessive-Compulsive Scale*) para além dos efeitos agudos da administração da droga, com dois voluntários sustentando uma resposta por uma semana e um voluntário mantendo efeitos benéficos por até seis meses.

Os resultados, embora animadores, devem ser interpretados com cautela, pois foi observado que houve uma redução significativa dos sintomas obsessivo-compulsivos de maneira similar, independentemente da dose utilizada, incluindo a dose mínima (25 mcg/kg), utilizada nesse estudo como placebo ativo, o que pode sugerir que a melhora possa ser decorrente de efeito placebo e/ou de uma oscilação usual dos sintomas ao longo do tempo. Desde então, nenhum outro ensaio clínico envolvendo o uso de psicodélicos e TOC foi concluído.

Há um estudo em andamento desde 2018, conduzido na Universidade de Yale por Kelmnedi e colaboradores, com o objetivo de investigar os efeitos de uma dose única de psilocibina (0,25 mg/kg) com apoio psicológico não diretivo, em um estudo duplo-cego, randomizado, controlado por placebo (niacina 250 mg), sobre uma população de pacientes com TOC resistente ao tratamento.

Os resultados preliminares dos quatro primeiros participantes a completarem o estudo sugerem que a psilocibina foi capaz de reduzir os sintomas obsessivo-compulsivos, também mensurados via YBOCS, de maneira significativa 48 horas após a ingestão da substância.[5]

TRANSTORNOS ALIMENTARES

Os transtornos alimentares são um grupo de transtornos psiquiátricos comuns, afetando, enquanto grupo, até 5% da população global, podendo ser caracterizados por comportamentos disfuncionais associados ao ato de se alimentar e ao controle do peso corporal, podendo apresentar padrões extremamente seletivos ou restritivos de ingestão de alimentos, alimentação compulsiva (*binge*) e comportamentos purgativos, como vômitos, uso de laxantes ou prática excessiva de exercícios físicos.

Os transtornos, que incluem a anorexia nervosa, a bulimia, o transtorno de compulsão alimentar, o transtorno de ruminação e o transtorno alimentar restritivo/evitativo, estão relacionados a um grande comprometimento da saúde física e do funcionamento psicossocial.

Embora não seja o diagnóstico mais comum dentro do grupo, a anorexia nervosa é considerada um dos grandes desafios da clínica psiquiátrica, sendo considerado um dos transtornos mentais com elevadas morbidade e mortalidade e com um tratamento notadamente complicado. A anorexia tem um forte componente egossintônico, ou seja, os sintomas se alinham aos valores do indivíduo, que não identifica seu peso corporal como sendo algo preocupante ou problemático.

Isso leva a uma grande ambivalência em relação ao tratamento, com frequentes interrupções ou completa recusa ao tratamento, principalmente por receio de que as medicações possam promover ganho de peso. Mesmo nos pacientes que conseguem sucesso em manter um estado nutricional adequado, até 50% dos pacientes apresentam reagudizações do quadro em menos de um ano e cerca de um terço deles apresenta um quadro cronificado. Em quadros crônicos, 70% dos pacientes não se recuperam e a taxa de mortalidade chega em 20%, uma das mais altas da psiquiatria.[6,7]

As evidências para o uso de psicodélicos no tratamento dos transtornos alimentares são bastante escassas até o momento. A justificativa para o uso dos alucinógenos em tais quadros se deve às evidências do potencial dessas substâncias em promover mudanças em padrões cognitivos disfuncionais e seu efeito terapêutico em diversos quadros psiquiátricos, notadamente ansiosos e depressivos, que possuem elevada comorbidade com os transtornos alimentares, além de agir em potenciais mecanismos neurobiológicos associados ao transtorno, envolvendo a neurotransmissão serotoninérgica, a neuroplasticidade e a modulação de vias neurais.[6,7] Entretanto, os mecanismos neurobiológicos subjacentes aos transtornos alimentares são pouco compreendidos.

A partir disso, alguns estudos observacionais foram publicados explorando essa possibilidade de tratamento. Dois estudos envolvendo usuários diagnosticados com algum transtorno alimentar (anorexia nervosa, bulimia), que participaram de pelo menos uma cerimônia de ayahuasca,[7] revelaram que os participantes apresentaram um aumento na autopercepção, se sentindo mais capazes de entrar em contato com as causas psicológicas de seus transtornos e desenvolverem uma maior capacidade de amor-próprio, autoindulgência e regulação emocional diante de estressores, com participantes relatando melhora dos padrões alimentares e mudanças na imagem corporal.

Outro estudo, publicado em 2021, entrevistou pacientes com diagnóstico de transtornos alimentares que fizeram uso de psicodélicos (além dos alucinógenos clássicos, foram incluídos ibogaína e *Salvia divinorum*). Embora o estudo não tenha avaliado diretamente os efeitos das substâncias sobre o quadro, os pesquisadores reportaram uma melhora em sintomas de humor e aumento na qualidade de vida desses pacientes.[7]

Em 2023, foi publicado o primeiro ensaio clínico aberto (sem placebo) envolvendo a administração de 25 mg de psilocibina em 10 mulheres com anorexia nervosa, associada à psicoterapia. Notadamente, a administração de psilocibina apresentou uma boa segurança e tolerabilidade: embora pacientes com anorexia nervosa possam se apresentar com a saúde física fortemente debilitada em consequência da desnutrição, ocorreram apenas dois eventos de hipoglicemia, que não demandaram intervenção médica, e todos os participantes completaram o estudo.

Importante ressaltar que as pacientes apresentavam quadros leves a moderados, com um índice de massa corporal (IMC) médio de 19,5 kg/m^2 (o limite inferior para um peso normal é 18,5 kg/m^2). Nesse estudo, não houve um aumento significativo do IMC e 40% dos pacientes apresentaram uma redução dos sintomas associados ao transtorno alimentar até três meses depois do experimento, além de melhoras em avaliações sobre a percepção corporal e sintomas ansiosos, porém os resultados apresentaram grande variabilidade.[8] As evidências são escassas, porém o campo é promissor. No momento, três ensaios clínicos estão em andamento envolvendo o uso de psilocibina para os transtornos alimentares (NCT05481736, NCT04505189 e NCT04052568).

OUTRAS POSSIBILIDADES

Diversas outras aplicações terapêuticas dos alucinógenos vêm despertando o interesse da comunidade científica, demonstrado por meio de evidências preliminares de plausibilidade.

Transtorno afetivo bipolar

Em virtude de os efeitos antidepressivos de diversas drogas alucinógenas terem sido repetidamente demonstrados, é natural que se especule se essas substâncias poderiam ter efeitos terapêuticos em outros quadros depressivos que não o transtorno depressivo maior. No caso da depressão bipolar, há diversos desafios relacionados a essa exploração. Em razão de diversos relatos de caso e outras evidências anedóticas descrevendo quadros de virada maníaca provocada após a ingestão de alucinógenos em quadros de pacientes com depressão bipolar, a maioria dos ensaios clínicos realizados até o momento acaba por excluir pacientes com depressão bipolar por preocupações com a segurança dos pacientes.[9]

Além disso, um estudo observacional em usuários recreativos sugere que a coadministração de psicodélicos em indivíduos em uso de lítio, fármaco amplamente utilizado para o tratamento do transtorno afetivo bipolar (TAB), está associada a uma incidência extremamente alta de efeitos colaterais graves, como convulsões (reportadas por 47% dos entrevistados), além de um quinto da amostra ter relatado efeitos indesejavelmente intensos e *bad trips* ("viagens ruins").[10]

Apesar dessas dificuldades, a psilocibina já foi estudada em pacientes com quadros de TAB tipo II. O TAB-II é caracterizado pela ausência de episódios maníacos completos, alternando entre episódios hipomaníacos e episódios depressivos, estes usualmente duradouros e difíceis de tratar. Um ensaio clínico não randomizado publicado por Aaronson e colaboradores em 2023, envolvendo 15 voluntários que receberam 25 mg de psilocibina e suporte psicológico, resultou em uma melhora rápida e duradoura (até 12 semanas) dos sintomas depressivos, da suicidalidade e da qualidade de vida para até 80% dos pacientes incluídos no estudo, e, por outro lado, não esteve associado à emergência de sintomas maniatiformes.[11]

Quadros neurodegenerativos

Especula-se que os alucinógenos possam ter um papel no tratamento de quadros neurodegenerativos, como a doença de Alzheimer. As evidências de que os alucinógenos podem aumentar a conectividade neuronal funcional, estimular a neurogênese e restaurar a plasticidade sináptica, além de sua ação sobre quadros quadros inflamatórios e sobre os receptores serotoninérgicos 5-HT_2 (que aparentemente estão relacionados às alterações cognitivas, afetivas e comportamentais observadas nos quadros demenciais),[12] tornam esses compostos uma estratégia interessante para o tratamento dos quadros demenciais, para os quais os tratamentos atuais apresentam resultados muitas vezes insatisfatórios.[12]

Em 2021, dois estudos foram iniciados nos Estados Unidos, a fim de avaliar os efeitos da psilocibina sobre a cognição e sintomas ansiosos ou depressivos associados a quadros demenciais, bem como explorar a segurança e a tolerabilidade nessas populações. O primeiro (NCT04123314) envolve a administração de psilocibina (15-25 mg/70 kg) em pacientes com doença de Alzheimer em fase inicial ou comprometimento cognitivo leve, e o segundo (NCT04932434) investiga a psilocibina (10-25 mg) em pacientes com quadros iniciais de doença de Parkinson.

Transtorno do epectro autista

Os pacientes portadores do transtorno do espectro autista (TEA) apresentam uma série de dificuldades na interação e comunicação social. Como demonstrado no capítulo sobre alucinógenos e cognição social, os psicodélicos podem promover diversas alterações benéficas na socialização, empatia e comportamentos pró-sociais, além de agir sobre alvos neurobiológicos comuns à fisiopatologia do TEA (como modular a atividade do córtex pré-frontal) e poder, teoricamente, promover efeitos positivos sobre comportamentos aberrantes e quadros ansiosos e depressivos comórbidos.

Nos anos 1960, explorou-se o uso de LSD para tratar crianças com quadros de esquizofrenia autística,[13] sendo reportada grande melhora em termos de desorganizações comportamentais e vinculação. Além das óbvias limitações éticas relacionadas à administração de substâncias psicoativas em crianças, características próprias dos quadros de TEA dificultam fortemente a exploração desse campo de estudo, pelo fato de os quadros autísticos estarem relacionados a comorbidades de risco, como a esquizofrenia e a epilepsia. Mesmo nos estudos relacionados nos anos 1960, apesar dos benefícios, foi relatada uma série de efeitos colaterais graves, como episódios de heteroagressividade, convulsões e episódios de pânico severos.[13]

Todavia, recentemente tem-se renovado o interesse pelo uso de alucinógenos em pacientes com TEA, sendo desenvolvidas estratégias para melhorar o risco-benefício associado a essas intervenções em uma população com tantas particularidades. No momento, há um ensaio clínico em andamento no Reino Unido (NCT05651126), envolvendo a administração de psilocibina em doses baixas (2-5 mg) em adultos com diagnóstico de TEA.

Transtorno dismórfico corporal

O transtorno dismórfico corporal é um transtorno psiquiátrico grave, definido por preocupações patológicas a respeito da própria aparência física, interpretada pelos pacientes como sendo distorcida, feia ou defeituosa, resultando em uma série de impactos na vida cotidiana, trabalho e relacionamentos interpessoais, com a presença de sintomas de humor (ansiosos, depressivos), sintomas obsessivo-compulsivos e uma alta incidência de suicídios.[7,14]

A partir da observação de que o transtorno dismórfico corporal pode ser tratado por meio do uso de inibidores seletivos da recaptação da serotonina, especula-se que a sinalização serotoninérgica possua um papel na fisiopatologia desse transtorno. Além disso, o transtorno dismórfico corporal possui uma aproximação com quadros de TOC e transtornos alimentares, de forma que é válido pensar que os potenciais benefícios dos psicodélicos sobre tais quadros também possam ser estendidos aos quadros de transtorno dismórfico corporal.[7]

Em 1996, foi publicado um relato de caso descrevendo um homem de 27 anos com um quadro de transtorno dismórfico corporal desde a adolescência. O paciente percebia que seus sintomas pioravam nas ocasiões nas quais fumava maconha, porém reduziam durante o uso de cogumelos alucinógenos. Em três ocasiões distintas, ao observar seu rosto em um espelho sob o efeito dos cogumelos, o paciente notava que sua aparência física havia "mudado", chegando à conclusão de que sua percepção habitual sobre seu corpo não era real. Com isso, o paciente, consciente da distorção da própria percepção, concordou em realizar um tratamento com fluoxetina, conseguindo alívio dos seus sintomas.[7]

Após esse relato de caso, o tema permaneceu adormecido até o ano de 2023, no qual foi publicado um ensaio clínico aberto envolvendo 12 pacientes com quadros de transtorno dismórfico corporal. No estudo, que envolveu a administração de psilocibina (25 mg) em dose única, apoiada por psicoterapia, foi observado um efeito clinicamente significativo, apresentando até cerca de 60% de resposta terapêutica após 12 semanas da administração.[14] Importante ressaltar que essa resposta ainda é inferior à resposta dos tratamentos convencionais, que podem chegar a até 80%.[14]

POR UM OTIMISMO CAUTELOSO

Estamos vivendo atualmente o maior momento da história da pesquisa científica com alucinógenos. O reconhecimento crescente de seus possíveis benefícios em diversas áreas da saúde mental e os colossais avanços nas neurociências e na psicofarmacologia têm lançado luz sobre seus mecanismos terapêuticos e suas aplicações potenciais.

Isso tem criado uma comunidade científica cada vez maior e mais diversificada, trazendo novas ideias e explorando novas possibilidades, criando um horizonte de possibilidades extremamente empolgante. Uma busca na base de dados ClinicalTrials.gov (Tabela 1), que reúne informações a respeito dos ensaios clínicos registrados, fornece uma amostra do quão rico é esse horizonte.

Paralelamente, tem-se observado um grande aumento do interesse nessas substâncias por parte do público, da mídia, de movimentos sociais e corporações privadas. O debate político a respeito da descriminalização e legalização vem se intensificando, discussões transdisciplinares sobre acesso e formas de uso estão acontecendo, e o mercado financeiro busca se consolidar, desenvolvendo estratégias de capitalizar o uso de psicodélicos, com a multiplicação de clínicas privadas e retiros terapêuticos, a busca por novas moléculas, formas de administração e modalidades terapêuticas patenteáveis, além da oferta de cursos de formação. Embora esses movimentos sejam, em grande parte, salutares e desejáveis, é importante que haja bastante cautela.

Os resultados já obtidos na pesquisa com psicodélicos resultaram na aplicação do selo de *breakthrough therapy* pelo órgão regulatório norte-americano FDA (Food and Drug Administration) para a psilocibina, em duas aplicações relacionadas ao transtorno depressivo maior. Essa denominação garante um trâmite facilitado para a pesquisa clínica, porém não deve ser vista como um passe livre. Atualmente não há nenhum tipo de autorização para o uso de psicodélicos em outros quadros clínicos e, em grande parte dos países do mundo, o uso da maioria dos alucinógenos

TABELA 1 Estudos já finalizados, interrompidos ou em andamento registrados no ClinicalTrials.gov (consultado em 01/05/2024)

Psilocibina	Transtorno depressivo maior (recorrente, resistente ao tratamento) Transtorno por uso de substâncias (álcool, opioides, tabaco, metanfetamina, cocaína, maconha) Transtorno de estresse pós-traumático Transtorno afetivo bipolar Transtorno obsessivo-compulsivo Transtorno de personalidade *borderline* Transtorno dismórfico corporal Suicidalidade crônica Transtornos alimentares (anorexia, compulsão alimentar) Sintomas comportamentais e cognitivos na síndrome do X frágil *Burnout* relacionado à covid-19 em profissionais de saúde Sintomas de humor em pacientes paliativos, oncológicos e soropositivos Fibromialgia Dor oncológica Lombalgia crônica Dor crônica Transtorno do espectro autista Doença de Alzheimer Doença de Parkinson Comprometimento cognitivo leve Transtornos neurológicos funcionais (transtornos conversivos) Cefaleia em salvas Cefaleia pós-traumática Migrânea (enxaqueca) *Short-lasting Unilateral Neuralgiform Headache Attacks* (SUNHA) Síndrome do membro fantasma Síndrome do intestino irritável Doença de Lyme

(continua)

TABELA 1 Estudos já finalizados, interrompidos ou em andamento registrados no ClinicalTrials.gov (consultado em 01/05/2024) (*continuação*)

LSD	Transtorno depressivo maior Transtorno por uso de substâncias (álcool) Transtorno de ansiedade generalizada Ansiedade de doença Cuidados paliativos (sintomas de humor, sobrecarga do cuidador) Cefaleia em salvas Transtorno de déficit de atenção e hiperatividade (TDAH)
DMT	Transtorno depressivo maior Transtorno de estresse pós-traumático Transtorno de ansiedade generalizada Transtorno por uso de substâncias (álcool) Transtorno afetivo bipolar Depressão pós-parto Sintomas de humor em pacientes oncológicos

Fonte: elaborada pelos autores.

ainda é ilegal. Diante disso, é necessário que um recado seja exposto de maneira muito clara:

> Nenhuma das aplicações de alucinógenos expostas neste capítulo fornece evidências suficientes para justificar seu uso terapêutico na prática médica habitual.

A pesquisa relacionada ao desenvolvimento de novos fármacos é uma área da ciência complexa e pouco compreendida. A demanda por mais pesquisas e estudos de alta qualidade se dá não apenas a fim de obter dados sobre eficácia, mas também por abordar questões essenciais relacionadas à ética e à segurança. Qual o impacto a longo prazo dos alucinógenos sobre os pacientes? Quais pacientes teriam maior benefício nessa modalidade terapêutica e quais correm um risco maior de apresentar efeitos adversos? Como podemos garantir acesso equitativo e seguro para o maior número possível de pessoas, minimizando riscos e prevenindo potenciais abusos? Essas, dentre diversas outras questões de fundamental importância, devem nortear o trabalho de diversos agentes, como pesquisadores, profissionais de saúde, agências regulatórias e agentes políticos, a fim de que se possa beneficiar o maior interessado no tratamento psiquiátrico com alucinógenos: o paciente.

O estado da arte na pesquisa com psicodélicos aponta em uma direção da qual essas substâncias contêm uma grande promessa para o tratamento de diversos transtornos mentais, notadamente os refratários ao tratamento usual, e é natural que exista uma expectativa razoável para que esses fármacos cheguem ao maior número possível de pacientes o mais rapidamente possível e ajude-os a aliviar seu sofrimento. Essa expectativa razoável envolve tolerar ocasionais fracassos e certos momentos de incerteza, exatamente o momento apresentado neste capítulo.

Se o modelo que adotaremos para o uso de tratamentos baseados em psicodélicos for próximo do modelo utilizado para todas as outras modalidades de tratamento dentro da medicina – a chamada medicina baseada em evidências – então nossa expectativa precisa estar voltada para que os alucinógenos demonstrem eficácia de maneira repetida e consistente, atingindo os níveis mínimos de embasamento científico para que possamos tratar pacientes com diagnósticos específicos, melhorando os desfechos clínicos com base na melhor evidência de qualidade disponível.

REFERÊNCIAS

1. Pittenger C. Obsessive-compulsive disorder in adults: Epidemiology, clinical features, and diagnosis [Internet]. UpToDate. Wolters Kluwer. Acesso em: 29 abr. 2024.
2. Brandrup E, Vanggaard T. LSD treatment in a severe case of compulsive neurosis. Acta Psychiatr Scand. 1977;5(2):127-41.
3. Buot A, Pallares C, Oganesyan A, Dauré C, Bonnelle V, Burguière E, et al. Improvement in OCD symptoms associated with serotoninergic psychedelics: a retrospective online survey. Sci Rep. 2023;13(1):13378.
4. Moreno FA, Wiegand CB, Taitano EK, Delgado PL. Safety, tolerability, and efficacy of psilocybin in 9 patients with obsessive-compulsive disorder. J Clin Psychiatry. 2006;67(11):1735-40.
5. Kelmendi B, Adams T, Depalmer G, Kichuk S, Forte J, Gaziaplene R, Pitterger C. T129. Examining the acute effect of psilocybin in treatment-resistant obsessive compulsive disorder. ACNP 59th Annual Meeting: Poster Session II. Neuropsychopharmacology. 2020;45(S1):170-277.

6. Gukasyan N, Schreyer CC, Griffiths RR, Guarda AS. Psilocybin as a novel pharmacotherapy for treatment-refractory anorexia nervosa. OBM Neurobiology. 2021;5(2):102.
7. Ledwos N, Rodas JD, Husain MI, Feusner JD, Castle DJ. Therapeutic uses of psychedelics for eating disorders and body dysmorphic disorder. J Psychopharmacol. 2022;37(1):3-13.
8. Peck SK, Shao S, Gruen T, Yang K, Babakanian A, Trim J, et al. Psilocybin therapy for females with anorexia nervosa: a phase 1, open-label feasibility study. Nat Med. 2023;29:1-7.
9. Bosch OG, Halm S, Seifritz E. Psychedelics in the treatment of unipolar and bipolar depression. Int J Bipolar Disord. 2022;10(1).
10. Nayak SM, Gukasyan N, Barrett FS, Erowid E, Erowid F, Griffiths RR. Classic psychedelic coadministration with lithium, but not lamotrigine, is associated with seizures: an analysis of online psychedelic experience reports. Pharmacopsychiatry. 2021;54(05):240-5.
11. Aaronson ST, van der Vaart A, Miller T, LaPratt J, Swartz K, Shoultz A, et al. Single-dose synthetic psilocybin with psychotherapy for treatment-resistant bipolar type II major depressive episodes: a nonrandomized controlled trial. JAMA Psychiatry. 2024;81(6):555-62.
12. Pilozzi A, Foster S, Mischoulon D, Fava M, Huang X. A brief review on the potential of psychedelics for treating Alzheimer's disease and related depression. Int J Mol Sci. 2023;24(15):12513.
13. Markopoulos A, Inserra A, De Gregorio D, Gobbi G. Evaluating the potential use of serotonergic psychedelics in autism spectrum disorder. Front Pharmacol. 2022;12.
14. Schneier FR, Feusner J, Wheaton MG, Gomez GJ, Cornejo G, Naraindas AM, Hellerstein DJ. Pilot study of single-dose psilocybin for serotonin reuptake inhibitor-resistant body dysmorphic disorder. J Psychiatr Res. 2023;161:364-70.

19

Psicoterapia assistida por psicodélicos: modelos e perspectivas

José Carlos Bouso
Rafael Guimarães dos Santos
Jaime Eduardo Cecilio Hallak

DESTAQUES

- O capítulo investiga os principais paradigmas históricos e contemporâneos, como os modelos psicotomimético, psicolítico e psicodélico, e como esses modelos influenciaram o desenvolvimento da psicoterapia assistida por substâncias psicodélicas.
- São discutidos os resultados de estudos clínicos e observacionais que avaliam a eficácia dessas terapias no tratamento de diversos transtornos mentais, destacando as limitações metodológicas e os desafios na replicação dos resultados.
- O capítulo aborda as questões relacionadas à regulamentação, treinamento de terapeutas, e adaptação dos sistemas de saúde para incorporar essas terapias de maneira segura e acessível, explorando as possibilidades de expansão para outras condições médicas além da saúde mental.

INTRODUÇÃO

As drogas psicodélicas são de utilidade para a psicoterapia moderna por serem uma *via regia* de acesso aos processos mentais subjacentes às diferentes manifestações sintomáticas dos transtornos mentais. Por sua própria natureza de "fazer que a mente se manifeste", as drogas psicodélicas funcionam "revelando" os processos mentais dos pacientes. Isso permite trabalhar em psicoterapia com esses processos, o que transforma as drogas psicodélicas em instrumentos fascinantes como facilitadores e potencializadores dos processos psicoterapêuticos. Nas palavras do psiquiatra Stanislav Grof, "as drogas psicodélicas, administradas convenientemente, podem ser para a psiquiatria o que o microscópio é para a biologia e o telescópio é para a astronomia".[1]

HISTÓRIA E MODELOS DA PSICOTERAPIA PSICODÉLICA

Praticamente desde suas origens, a pesquisa com drogas psicodélicas se desenvolveu dentro de três paradigmas distintos: o modelo psicotomimético, o modelo psicolítico e o modelo psicodélico. Os primeiros pesquisadores que se interessaram pela experiência psicodélica entendiam essas substâncias como ferramentas úteis para induzir o que foi denominado "psicoses experimentais" (modelo psicotomimético), já que pensavam que induziam estados alterados de consciência transitórios similares aos que vivem de forma mais ou menos permanente as pessoas que sofrem algum tipo de transtorno psicótico.

O modelo psicotomimético permitiu aos pesquisadores conhecer melhor a natureza da experiência psicótica e sua fenomenologia, o que possibilita uma melhor compreensão dos pacientes com psicose e, portanto, estabelecer mais facilmente uma aliança terapêutica com eles, ao permitir-lhes compreender melhor como se sentiam.

O modelo psicotomimético também permitiu aprofundar nas bases neurobiológicas da doença mental. O paradigma psicotomimético segue vigente hoje em dia na pesquisa básica,[2] o que possibilita o desenvolvimento de novos medicamentos para tratar os transtornos mentais.

O modelo de terapia psicolítica foi circunscrito quase exclusivamente à Europa e um de seus maiores expoentes foi o psiquiatra alemão Hans Carl Leuner, embora tenham existido muitos outros. A terapia psicolítica era praticada dentro do paradigma psicanalítico e consistia em administrar doses baixas de LSD (entre 50 e 150 mcg, embora às vezes fossem combinadas com sessões de doses mais altas) a pacientes neuróticos ou com doenças psicossomáticas (às vezes também a pacientes psicóticos) para reduzir suas defesas psicológicas, desbloquear memórias, induzir catarses emocionais e facilitar *insights*.

Como mencionado, os tratamentos, de acordo com o paradigma psicanalítico, duravam vários anos, e o LSD era administrado entre 2 e 100 vezes durante todo o processo terapêutico. Uma aplicação especialmente interessante da terapia psicolítica foi sua utilização no tratamento da chamada "síndrome do campo de concentração" a sobreviventes do Holocausto, e seu maior expoente foi o psiquiatra holandês Jan Bastiaans, cujo programa terapêutico começou em 1960 e durou até 1989. As substâncias que Bastiaans utilizou foram o LSD (principalmente), a psilocibina e a cetamina. Um dos pacientes de Bastiaans, sobrevivente de um campo de concentração nazista e tratado com LSD, publicou um interessante livro em que narra em primeira pessoa sua experiência terapêutica.[3]

Paralelamente ao desenvolvimento europeu dos paradigmas psicotomimético e psicolítico, nos Estados Unidos surgiu de forma um pouco casual o modelo psicodélico. O psiquiatra Humphrey Osmond (que cunhou o termo psicodélico, ou "revelador da mente"), tendo constatado após uma observação sistematizada que muitos alcoólatras deixavam a bebida após sofrerem *delirium tremens* (ou síndrome de abstinência alcoólica), administrou, seguindo o modelo psicotomimético, doses altas de LSD a pessoas dependentes de álcool com o objetivo de induzir-lhes "*deliria tremens* experimentais" e observar se o LSD poderia ser uma boa estratégia terapêutica para o tratamento do alcoolismo.

Para a surpresa de Osmond, muitos de seus pacientes, longe de passarem por uma experiência de delírio pavoroso, vivenciavam uma experiência de caráter místico-espiritual que lhes produzia uma mudança na personalidade, levando-os a abandonar a bebida. Parecia confirmar a sentença de William James, que dizia que "a dipsomania é curada com religiosomania".[4]

Esses estudos foram retomados recentemente com a psilocibina, sendo utilizada no tratamento da dependência ao álcool[5] e de tabaco,[6] embora sejam necessários mais estudos duplo-cegos e randomizados para a confirmação de seu real potencial terapêutico. A terapia psicodélica foi sendo aplicada ao tratamento de outros transtornos mentais à medida que seu interesse crescia na psiquiatria norte-americana.

O desenvolvimento da pesquisa terapêutica com drogas psicodélicas foi tão impressionante que, entre 1950 e meados da década de 1960, foram publicados mais de mil artigos científicos que detalhavam os resultados observados após a administração dessas substâncias a 40 mil pacientes, além de várias dezenas de livros e a realização de seis congressos internacionais.

A terapia psicodélica foi usada, com resultados variáveis, no tratamento de transtornos neuróticos (agora chamados transtornos de ansiedade – como o transtorno obsessivo-compulsivo, a ansiedade generalizada ou o transtorno de estresse pós-traumático – e transtornos de humor – como a depressão), doenças psicossomáticas, esquizofrenia e autismo infantil, na reabilitação de criminosos, no tratamento de dependências e em terapia paliativa com pacientes terminais, entre outros usos.

No entanto, apesar da vasta quantidade de pesquisas realizadas sobre terapia psicodélica, nem sempre foi possível provar consistentemente a eficácia dessa forma de terapia em virtude das sérias limitações metodológicas da maioria dos estudos. Atualmente, as técnicas para avaliar a eficácia de novos tratamentos avançaram enormemente, permitindo desenhos mais adequados para avaliar rigorosamente a possível eficácia da terapia psicodélica,[7] como será visto mais adiante.

Por outro lado, numerosos estudos de acompanhamento realizados na época com milhares de pacientes tratados com terapia psicodélica sugerem que os riscos para os pacientes não parecem ser superiores aos de outras terapias de cunho emocional ou profundo (como a psicanálise e outras terapias psicodinâmicas). Mas, apesar do entusiasmo que essa terapia suscitou durante duas décadas, com a expansão do consumo recreativo dessas drogas entre a juventude norte-americana as autoridades deixaram de permitir pesquisas, tornando-as muito restritas no final da década de 1970.

Atualmente, o interesse não só foi renovado, mas, como veremos mais adiante, já existe pelo menos um medicamento psicodélico autorizado, a cetamina; espera-se a autorização para uso do MDMA (3,4-metilenodioximetanfetamina) no tratamento do transtorno de estresse pós-traumático ao longo de 2024; e em 2025 espera-se a autorização de substâncias como psilocibina, LSD, dimetiltriptamina (DMT) e 5-metoxi-N,N-dimetiltriptamina (5-MeO-DMT) para o tratamento de transtornos de ansiedade e humor, entre outras substâncias e usos.

Apesar de a pesquisa clínica e terapêutica com drogas psicodélicas ter sido interrompida no final dos anos 1970, pelo menos em dois países europeus continuou-se a permitir o uso de drogas psicodélicas em psicoterapia. Uma dessas exceções foi a Holanda, onde o Dr. Bastiaans, como já mencionado, continuou utilizando LSD, psilocibina e cetamina até 1989.

Entre 1992 e 1994, Bastiaans, em colaboração com o Dr. Howard Lotsof, obteve permissões para tratar dependentes de opiáceos com ibogaína. Também na Suíça, entre os anos de 1988 e 1993, permitiu-se a alguns psiquiatras agrupados na Sociedade Médica Suíça para Terapia Psicolítica (*Swiss Medical Society for Psycholytic Therapy*) implementar LSD, mescalina, psilocibina e MDMA no curso de suas terapias psicológicas.

Em um estudo de acompanhamento realizado com 171 pacientes que foram tratados com LSD e MDMA nessa época, aos quais foi perguntado sobre o grau de satisfação e de melhoria de seus sintomas tanto durante quanto após o tratamento, foi observado que, durante o curso do tratamento, 46,3% obtiveram uma boa melhora, 38,8% uma pequena melhora, 5,8% não sentiram diferença, 4,2% sentiram uma pequena piora, e 5% relataram flutuações em seus sintomas; ao finalizar o tratamento, 65% relataram uma boa melhora, 25,6% uma pequena melhora, 4,1% não sentiram diferença, 2,5% relataram uma pequena piora, e 2,5% sentiram flutuações.[8] Atualmente, e já faz anos, na Suíça voltou a permitir a utilização de psicodélicos em programas de uso compassivo.[9]

PSICOTERAPIA ASSISTIDA POR PSICODÉLICOS OU PSICODÉLICOS ASSISTIDOS POR PSICOTERAPIA

Embora no contexto da medicina psicodélica seja comum referir-se sempre ao uso terapêutico com psicodélicos como "psicoterapia assistida por psicodélicos", o fato é que uma análise detalhada dos diferentes estudos que estão sendo desenvolvidos atualmente não reflete fielmente esse conceito. A psicoterapia assistida por psicodélicos seria similar ao modelo psicolítico, no qual, no curso de uma psicoterapia habitual, administra-se um psicodélico para trabalhar com os conteúdos mentais dos pacientes. Como o modelo psicolítico foi desenvolvido durante a década de 1950, o modelo de psicoterapia utilizado era psicanálise e terapias de abordagem psicodinâmica.

Hoje, esse modelo poderia incluir qualquer outra abordagem psicoterapêutica, desde a própria psicodinâmica até terapias vivenciais, cognitivo-comportamentais, construtivistas ou qualquer outra. A ideia continuaria sendo a mesma: a substância é utilizada dentro de um quadro formal de psicoterapia com o objetivo de impulsionar o processo psicoterapêutico.[10] A substância não teria propriedades psicoterapêuticas por si mesma, mas seria uma ferramenta coadjuvante ao processo psicoterapêutico.

No entanto, a maioria dos estudos terapêuticos para tratar problemas de saúde mental hoje não segue esse enfoque psicolítico, adotando mais o modelo psicodélico. O modelo psicodélico, que em suas origens era o modelo psicolítico, mas com doses altas para induzir experiências espirituais eventualmente transformadoras, tem se transformado, ao longo do tempo, em um modelo que confia nas propriedades intrínsecas da substância para produzir a mudança.

Dessa forma, em vez de uma psicoterapia ou modelo terapêutico, realiza-se um tipo de acompanhamento terapêutico que utiliza certas técnicas psicoterapêuticas *ad hoc*, sem ser em si mesmos modelos psicoterapêuticos, convertendo-se em abordagens ecléticas que são, portanto, muito difíceis de replicar. Por exemplo, em uma revisão sistemática recente que analisa 11 estudos diferentes com psilocibina, há uma grande heterogeneidade nas técnicas utilizadas, nas horas de psicoterapia empregadas, nos tipos de professionais que aplicam a terapia, no número de sessões de psicoterapia e no número de vezes que se administra a psilocibina. Em média, dedicaram-se cerca de 6 horas de psicoterapia antes da administração da substância e cerca de 8 horas às sessões posteriores (hoje chamadas de integração).

É notável que todos os enfoques são não diretivos, inclusive em um estudo em que o modelo de psicoterapia é o cognitivo-comportamental, uma abordagem que é altamente diretiva por natureza. O restante dos estudos não se caracteriza por nenhum enfoque específico, mas sim como sendo de "apoio" ou "motivacional". A formação dos terapeutas também é variável, havendo inclusive terapeutas sem formação específica em psicoterapia.[11]

No extremo das terapias psicodélicas está a forma de administração do Spravato® (Janssen-Cilag Farmacêutica Ltda.), um *spray* nasal que contém escetamina ou dextrocetamina. A cetamina, um psicodélico atípico que tem sido amplamente utilizado dentro do modelo psicodélico de "terapia assistida com cetamina",[12] está autorizada no tratamento da depressão, sendo entendida como um medicamento sintomático, para ser administrado sem acompanhamento de psicoterapia. De acordo com a bula, justamente os efeitos psicológicos, que são a essência da terapia assistida com cetamina, são considerados adversos. Há quem vá além e considere que o efeito psicológico é desnecessário para o efeito terapêutico.[13]

A heterogeneidade e o ecletismo das terapias psicodélicas também se devem ao fato de terem sido realizadas em contexto de ensaios clínicos, nos quais a eficiência em termos de menor tempo com o máximo benefício é prioritária. A realidade é que, no uso *underground*, ainda se segue bastante o modelo psicolítico, e essa é a realidade do uso psicoterapêutico dos psicodélicos quando realizado fora de ensaios clínicos, seja em contextos *underground*, seja em países onde seu uso é permitido dentro da via dos usos compassivos.[9]

Em qualquer caso, o modelo psicolítico continua sendo predominantemente europeu, mais centrado na psicoterapia e menos na substância, em contraste com o modelo psicodélico, que foca mais na substância e menos na psicoterapia.

O CASO ESPECIAL DO MDMA

Embora o MDMA não seja objeto de tratamento neste livro, vale mencioná-lo porque, após a cetamina, será a primeira substância com perfil psicodélico que será autorizada para uso médico. Sua autorização pela FDA é esperada para agosto de 2024. De toda a série de estudos clínicos que foram feitos com psicodélicos, também são os estudos com MDMA os que mais se ajustam ao modelo de psicoterapia assistida por psicodélicos, neste caso com MDMA.

Além disso, os ensaios clínicos com MDMA seguiram uma psicoterapia "manualizada",[14] algo essencial para poder harmonizar tratamentos, reproduzir estudos e poder determinar quais fatores estão envolvidos nos resultados. Enquanto os ensaios clínicos com psilocibina e outros psicodélicos seguiram o modelo de ensaio clínico farmacêutico, os ensaios com MDMA seguiram o modelo de ensaio psicoterapêutico.

A terapia assistida com MDMA está baseada no modelo terapêutico de Grof,[1] não em relação com as explicações da origem e resolução dos transtornos mentais, mas com o contexto terapêutico ou *setting*. O modelo consiste em três sessões de doses médias/altas de MDMA separadas entre si por três sessões de psicoterapia verbal, começando e terminando também com três sessões de psicoterapia, cada uma de 90 minutos. Esse modelo poderia ser extrapolado para terapias assistidas com psicodélicos clássicos.

A peculiaridade da psicoterapia assistida com MDMA é estar desenhada especificamente para o tratamento do transtorno de estresse pós-traumático, por isso deverá mudar no caso de outros transtornos e/ou utilizando outras substâncias. No entanto, a quantidade de horas necessárias para seguir o modelo de MDMA pode elevar o preço desse tratamento e, portanto, limitar seu acesso. Isso é especialmente relevante no caso de grupos sociais menos favorecidos socioeconomicamente, ou em países onde o acesso a esse tipo de serviço de saúde é limitado.

QUAL MODELO SEGUIR?

Não existe uma receita para seguir um modelo ou outro. De fato, na década de 1950, quando a terapia psicodélica foi desenvolvida, dedicava-se mais tempo às sessões prévias do que às posteriores, algo que hoje é ao contrário, mas que, na nossa opinião e na de outros colegas, deveria começar a ser revertido.[15] Seja como for, cada abordagem tem seus prós e contras.

O modelo focado na substância requer menos sessões, menos especialização dos terapeutas, é de menor duração e economicamente mais barato e, portanto, acessível para um maior segmento da população, inclusive assumível pelos serviços de saúde pública.

O modelo mais orientado na psicoterapia é o contrário. Até que os psicodélicos estejam novamente regulados e disponíveis para uso médico, não será possível saber qual abordagem, ou combinações de abordagens, funcionam melhor. O certo é que, uma vez autorizados seus usos médicos, ocorrerá o que acontece com qualquer medicamento e com qualquer prática clínica: seu uso se adaptará às necessidades de cada paciente. Isso é algo que já estamos observando nos países que autorizaram a psilocibina e a MDMA para uso médico, como é o caso da Austrália, ou nos países onde se está autorizando o uso compassivo, como Suíça, Estados Unidos, Israel e Canadá.

Esse cenário se vê cotidianamente nas terapias *underground* e nas clínicas de cetamina. Dependendo do paciente, de sua demanda, do transtorno, da abordagem terapêutica dos terapeutas, do processo terapêutico e de todos os fatores que influenciam em um processo terapêutico, o uso será adaptado.

Nesse sentido, nos consultórios particulares não haverá nenhum desafio especial na utilização dos psicodélicos; o desafio estará na saúde pública. Questões relevantes são a formação específica necessária para esses profissionais; o que será economicamente coberto e o que não será; e como os sistemas de atenção à saúde terão que se adaptar para poder praticar terapias com psicodélicos, levando em conta que as sessões, dependendo da substância utilizada, podem durar entre alguns minutos (como é o caso da DMT e 5-MeO-DMT vaporizadas ou pela via intravenosa), entre 4 e 6 horas (como é o caso da ayahuasca, do MDMA e da psilocibina), ou mesmo prolongar-se por mais de 12 horas (como é o caso do LSD e da mescalina).

Está claro que as drogas psicodélicas estão se tornando medicamentos e que sua autorização para fins não apenas psicoterapêuticos, mas também médicos em geral (em doenças neurodegenerativas, inflamatórias, em dor crônica etc.), será um fato no futuro imediato. Cabe aos gestores e aos profissionais de saúde fazer seu uso ser o mais proveitoso possível para os pacientes em particular e para a sociedade em seu conjunto. Apresenta-se uma realidade imediata fascinante, cheia de desafios, de oportunidades, de esperanças e, esperamos, de bem-estar geral nesse contexto atual de presumida epidemia mundial de saúde mental.

REFERÊNCIAS

1. Grof S. LSD psychotherapy. The healing potential of psychedelic medicine. Sarasota, FL. Multidisciplinary Association for Psychedelic Studies; 2001.
2. Gouzoulis-Mayfrank E, Heekeren K, Neukirch A, Stoll M, Stock C, Obradovic M, Kovar KA. Psychological effects of (S)-ketamine and N,N-dimethyltryptamine (DMT): a double blind, cross-over study in healthy volunteers. Pharmacopsychiatry. 2005;38(6):301-11.
3. Ka-Tzetnik 135633. Shivitti. A vision. San Francisco: Harper & Row; 1989.
4. James W. The varieties of religious experience. a study in human nature. Harmondsworth, Middlesex, England; New York, N.Y.: Penguin Publishing Group; 1982.

5. Bogenschutz MP, Forcehimes AA, Pommy JA, Wilcox CE, Barbosa PC, Strassman RJ. Psilocybin-assisted treatment for alcohol dependence: a proof-of-concept study. J Psychopharmacol. 2015;29(3):289-99.
6. Johnson MW, Garcia-Romeu A, Griffiths RR. Long-term follow-up of psilocybin-facilitated smoking cessation. Am J Drug Alcohol Abuse. 2017;43(1):55-60.
7. Grinspoon L, Bakalar JB. Psychedelic drugs reconsiderer. Nova York: The Lindesmith Center; 1998.
8. Gasser P. Psycholytic therapy with MDMA and LSD in Switzerland. MAPS Bulletin. 1995;5(3):3-7.
9. Oehen P, Gasser P. Using a MDMA- and LSD-group therapy model in clinical practice in Switzerland and highlighting the treatment of trauma-related disorders. Front Psychiatry. 2022;13:863552.
10. Grinspoon L, Bakalar JB. Can drugs be used to enhance the psychotherapeutic process? Am J Psychother. 1986;40(3):393-404.
11. Horton DM, Morrison B, Schmidt J. Systematized review of psychotherapeutic components of psilocybin-assisted psychotherapy. Am J Psychother. 2021;74(4):140-9.
12. Wolfson P, Vaid G. Ketamine-assisted psychotherapy, psychedelic methodologies, and the impregnable value of the subjective-a new and evolving approach. Front Psychiatry. 2024;15:1209419.
13. Olson DO. The subjective effects of psychedelics may not be necessary for their enduring therapeutic effects. ACS Pharmacol Transl Sci. 2021;4(2):563-7.
14. Mithoefer MC. A Manual for MDMA-Assisted Psychotherapy in the Treatment of Posttraumatic Stress Disorder. Disponível em: https://maps.org/research-archive/mdma/MDMA-Assisted-Psychotherapy-Treatment-Manual-Version7-19Aug-15-FINAL.pdf. Acesso em: 6 set. 2024.
15. Aixalá M. Psychedelic integration: psychotherapy for non-ordinary states of consciousness. Santa Fe, NM: Synergetic; 2022.

Índice remissivo

A

Abram Hoffer 16
Adrenocromo 16
Alan Watts 20
Albert Hofmann 14
Alcaloides 3
Aldous Huxley 20, 182
Allen Ginsberg 20
Alterações neurobiológicas 61
Alucinógenos 2, 70
  experiências sociais 70
  globalização 7
  medicalização 10
  potencial antidepressivo 18
  primórdios 13
  uso ritual 4
Amígdala 73
Anorexia nervosa 210
Ansiedade 28
Arquitetura do sono 106
Ayahuasca 4, 33, 82, 118
  estudos naturalísticos 82

B

Bases neurocognitivas 72
  empatia 74
  mentalização 74
  percepção facial 72
  tomada de perspectivas 74
Betacarbolina 33
Bulimia 210

C

Cefaleias 195
Cefaleia em salvas 196
  busting 198
  oxigenoterapia 196
  pulsoterapia com corticosteroides 196
Ciclo circadiano 105
Ciência moderna 9
Cognição social 68
  componentes 68
  definição 68
  Importância na saúde mental 69
Comportamento tipo-depressivo 31
Covid-19 118, 126
  consequências psicológicas 126
Cuidados paliativos 180
  estudos clínicos mais recentes com psicodélicos 188
  LSD 188

primeiros estudos clínicos com psicodélicos 183
psilocibina 189
Cultura ocidental 13

D
Delirium tremens 18
Depressão 28
Depressão maior 142
ayahuasca 147
dietilamida do ácido lisérgico 144
dimetiltriptamina 153
psilocibina 146
Dimetiltriptamina 4, 25
Distúrbios do sono 105
Doença de Alzheimer 213
Doenças em estágio terminal 181
Dor 47
aguda 48
alucinógenos 48
arruda síria 50
ayahuasca 49
betacarbolinas 50
crônica 48
efeitos antinociceptivos 50
estudos pré-clínicos de alucinógenos 49
harmalina 50
harmina 50
neuropática 48
nociceptiva 47
nociplástica 48
psicodélicos 48
psilocibina 49
testes de placa quente 50
Dor crônica 200
neuromodulação 201
primária 201
psicodélicos serotoninérgicos clássicos 202
secundária 201
Dor lombar não específica 200

E
Efeitos subjetivos agudos 61
Emoções 68
Empatia 68, 74
cognitiva 75
emocional 75
Ensaios clínicos controlados 85
Enxaqueca 196
Ernst Späth 14
Escala TCI-R 83
Escândalo de Harvard 21
Escitalopram 119
Estresse 28
Estudos clínicos 91
administração de doses repetidas 93
administração de dose única 92
baixas doses de LSD 91
baixas doses de psilocibina 95
Estudos de dose-resposta 96
dose baixa como condição de controle 96
Estudos de laboratório controlados com placebo 95
dose única, efeitos agudos 95
Estudos de neuroimagem 56
Estudos naturalísticos 82
ayahuasca 82
Estudos transversais 81
policonsumidores 81
Experiência psicodélica 15

F
Faces 68
Fibromialgia 200

G
Gordon Wasson 19
Guerra às drogas 24

H
Humphry Osmond 16

I

Ibogaína 34
ICEERS 119
Inventário dos Cinco Grandes Fatores 83

K

Kurt Beringer 15

L

Labirinto em cruz elevado 30
LSD 14, 17, 33, 98
- comportamento tipo-ansioso 33
- comportamento tipo-depressivo 34
- doses baixas 98

M

Macarthismo 21
MDMA 227
Mecanismos moleculares 34
Medo condicionada
- ao estímulo 31
- ao contexto 31
- ao som 31

Mentalização 74
Mescalina 15
Microdosagem 90, 99
- efeitos indesejados 100
- expectativa 101
- potencial terapêutico de doses altas 99
- regimes de dosagem 99
- relatos dos usuários 102

Migrânea 196
Mismatch negativity 63
Modelos animais 39
- tarefas de autoadministração 39
- teste de preferência por lugar 39

Modelos de ação das drogas psicodélicas no cérebro 64
- ciclos de *feedback* córtico-estria-do-tálamo-corticais 64
- hipótese do cérebro entrópico 64
- modelo de conectividade do claustro 64
- modelo do filtro talâmico 64

Modelos experimentais 30
Modelos psicotomiméticos 16
Moduladores da experiência 59

N

Noribogaína 34

P

Panaceia 16
Paradigmas comportamentais 30
Percepção facial 72
Personalidade 79
- ensaios clínicos controlados 85
- maleabilidade 80

Plasticidade 35
Policonsumidores 81
- estudos transversais 81

Preditores dos efeitos subjetivos 59
Protocolo de estresse crônico 33
Psicodélicos 24, 53, 56, 68, 79, 90, 118
- algias 53
- avaliação dos efeitos subjetivos 58
- covid-19 118
- microdosagem 90
- modelos de ação das drogas no cérebro 64
- personalidade 79
- publicações 24

Psicodélicos clássicos 142
- depressão maior 142

Psicoterapia assistida por psicodélicos 225
- MDMA 227

Psicoterapia psicodélica 222
- história 222
- modelo de terapia psicolítica 222
- modelo psicotomimético 222

modelos 222
Psilocibina 19, 32, 98
comportamentos tipo-ansioso 32
doses baixas 98
estresse 32
Psiquiatria psicodélica 25

Q
Quadros neurodegenerativos 213
Questionário de Estados Alterados de Consciência de 5 Dimensões 58
Questionário de Experiência Mística 59

R
Ranstorno dismórfico corporal 215
Regiões cerebrais 62
ansiedade 62
controle e cognição prejudicados 63
descorporificação 63
estado de bem-aventurança 63
experiência de unidade 62
experiência espiritual 63
imagens elementares e complexas 62
mudança no significado das percepções 62
perspicácia 63
sinestesia audiovisual 62
Richard Alpert 21
Richard Nixon 20
Richard Strassman 25

S
Sabedoria tradicional 9
Saúde mental 8
Saúde pública 118
ayahuasca 118
metodologia dos estudos 121
principais resultados 122
Serotonina 76
Set 59
Setting 59
Sono 106
não REM 106
neurotransmissão 108
psicodélicos 111
REM 106
saúde individual 109
Substâncias psicoativas 12

T
Teste de neofobia 30
Teste do nado forçado 30
Timothy Leary 21
Tomada de perspectivas 74
Transtorno afetivo bipolar 212
Transtorno alimentar restritivo/evitativo 210
Transtorno de compulsão alimentar 210
Transtorno de ruminação 210
Transtorno do espectro autista 214
LSD 214
Transtorno do estresse pós-traumático 157
tratamentos atuais 161
Transtorno obsessivo-compulsivo 208
Transtorno por uso de substâncias 38
ayahuasca 43
ibogaína 41
LSD 42
mecanismos moleculares 44
modelos animais 39
psilocibina 42
Transtornos alimentares 210
Transtornos por uso de substâncias 170
ayahuasca 174
ibogaína 175
LSD 172
psilocibina 173
tratamentos atualmente disponíveis 170

Tratamento da dor crônica 195
Tratamento nos transtornos por uso de substâncias 167
Traumas 157
    tratamentos atuais 161

V

Voluntários saudáveis 131
    ayahuasca 132
    DMT 132
    efeitos adversos 131
    efeitos adversos graves 136
    ibogaína 135
    LSD 134
    protocolo de pesquisa 137
    psilocibina 134
    relato de caso 136
    segurança 131
    tolerabilidade 131